Gabriele Kahn

Das Innere-Kinder-Retten

Therapie & Beratung

Gabriele Kahn

Das Innere-Kinder-Retten

Sanfte Traumaverarbeitung bei Komplextraumatisierung

Psychosozial-Verlag

Bibliografische Information der Deutschen Nationalbibliothek
Die Deutsche Nationalbibliothek verzeichnet diese Publikation
in der Deutschen Nationalbibliografie; detaillierte bibliografische Daten
sind im Internet über http://dnb.d-nb.de abrufbar.

Originalausgabe

Walltorstr. 10, D-35390 Gießen
Fon: 06 41 - 96 99 78 - 18; Fax: 06 41 - 96 99 78 - 19
E-Mail: info@psychosozial-verlag.de
www.psychosozial-verlag.de

Umschlagabbildung: Pablo Picasso: »Kind mit Taube«, 1901.

Umschlaggestaltung & Satz: Hanspeter Ludwig, Gießen
www.imaginary-art.net
ISBN 978-3-8379-2085-7

»Alles sollte so einfach wie möglich gemacht werden, aber nicht einfacher.«
Albert Einstein

Inhalt

Einleitung

Ein Paradigmenwechsel kündigt sich meist in mehreren Teilen eines Wissenschaftsbereiches an, so auch in der Therapietheorie für Komplextraumatisierung. In verschiedensten Therapierichtungen und Verfahren, wie psychoanalytischen und imaginativen (psychodynamisch-hypnotherapeutischen) Verfahren, der Ego-State-Therapie, der EMDR-Methode (Eye Movement Desensitization and Reprocessing) und großen Teilen der Verhaltenstherapie finden sich Hinweise für einen grundlegenden Wechsel: Die Prämisse der Notwendigkeit von differenzierter, ausführlicher Exposition und Durcharbeitung von Traumata in der Kindheit wird zugunsten von Ressourcenaktivierung und Bestärkung positiver Persönlichkeitsanteile verlassen. Lediglich manche Verhaltenstherapeutinnen und manche EMDR-Therapeutinnen sind auch heute noch der Meinung, dass – wie beim Akuttrauma von Erwachsenen erfolgreich – auch bei der Komplextraumatisierung in der Kindheit eine ausführliche Konfrontation mit den Traumata das Mittel der Wahl zur Heilung sei. Insbesondere bei den sexuellen Traumatisierungen führt dies meist zu großen Komplikationen in der Therapie. Bei ca. 90% der erwachsenen Klientinnen, die an einer Posttraumatischen Belastungsstörung (PTBS) leiden und Therapie suchen, findet sich sexuelle Gewalt in der Kindheit. Das Problem der rein ressourcenorientierten Ansätze ist jedoch, dass sie das grundlegende Dilemma der Therapie mit komplex Traumatisierten nicht lösen können: Beschränkt sich die Therapie auf Stabilisierung, Ressourcenaktivierung und -installation sowie Erhöhen der Achtsamkeit, entsteht zwar Distanz zu den Traumata und Selbstvertrauen in die eigene Wehrhaftigkeit bei den Betroffenen, sodass die akute Symptomatik zurückgeht. Bei Konfrontation mit Triggern besteht jedoch noch immer die Gefahr von Überforderung. Damit einhergehend kommt es zu Symptomrückfall oder Retraumatisierung, da die nicht integrierten Traumata noch immer im Hintergrund »lauern«. Zudem versucht die Selbstheilungskraft unbewusst, die noch abgespaltenen Traumatisierungen zu verarbeiten, und reinszeniert zu diesem Zweck abgeschwächte traumatische Situationen. Wird andererseits mittels Exposition der Traumata (mit Verhaltenstherapie [VT], EMDR, innerer Bühne oder Screentechnik) versucht, diese zu verarbeiten und zu integrieren, ist die Erwachsene häufig so überfordert, dass sie erneut dissoziiert oder bei der stufenweisen Integration (teilweise) retraumatisiert wird und somit erneute psychische Verletzungen durch die Behandlung davonträgt.

Angeregt durch die Selbstheilungskraft von Klientinnen – fast alle hilfreichen Instrumente der Traumatherapie wurden so gefunden –, habe ich aus der eben beschriebenen Not heraus eine Methode entwickelt, die diesem Dilemma konsequent entgeht. Sie ermöglicht wirkliche Traumaintegration ohne Retraumatisierung, auch bei stark bis völlig abgespaltenen Anteilen, die mit keiner mir bekannten anderen Methode emotional überhaupt erreichbar sind. Die für Betroffene beste Nachricht ist: Es ist nicht notwendig, die alten Schmerzen noch einmal zu durchleben, um Heilung zu erfahren.

Die Methode des »Innere-Kinder-Rettens« ist ein tiefenpsychologisch fundierter Ansatz, jedoch mit jeder der geläufigen Traumatherapie-Methoden kombinierbar und, wie Kolleginnen mir berichteten, auch bei etwas älteren Kindern und Jugendlichen mit großem Erfolg einzusetzen (das Kind muss so alt sein, dass es in der Lage ist, mit therapeutischer Unterstützung bewusst eine positive Dissoziation zwischen heute und damals über einige Minuten aufrechtzuerhalten, und es darf keinen Täterkontakt mehr geben).

Wohl jede Traumatherapeutin hatte angesichts gequälter Kindanteile von komplex traumatisierten Erwachsenen den schon rein biologisch in uns angelegten Impuls, diese Kinder aus ihrem Leid herauszuholen. Nur, wer soll das tun, wohin soll das traumatisierte Kind kommen und vor allem, wie soll das geschehen, ohne dass das ganze Grauen mit hochkommt und die Erwachsene mit unerträglichem Schmerz, panischer Angst, Ohnmachtsgefühlen, Hass und Ekel überflutet wird, was nicht heilsam, sondern retraumatisierend wäre? Die erwachsene Klientin ist damit völlig überfordert, was einer der Gründe dafür ist, dass sie Therapie suchte. Die traumatisierten inneren Kinder versuchen seit Beginn der offensichtlichen Symptomatik einer PTBS verstärkt und gezielt, aus ihrem Trauma herauszukommen. Denn die auffälligen Symptome der Erwachsenen, wie starke Ängste, Panikattacken, Flashbacks, Albträume etc., haben ja keinen anderen Sinn, als die von der PTBS Betroffene darauf aufmerksam zu machen, dass traumatisierte Kindanteile noch abgespalten sind.[1] Diese Hypothese lässt sich belegen: Sobald das betreffende Kind in Sicherheit ist, löst sich die mit ihm verbundene Symptomatik sofort auf. Die Erwachsene ist jedoch mit diesen sich im Symptom meldenden inneren Kindern so überfordert, dass sie erneut »verschwindet« (dissoziiert) oder somatisiert, die Symptome medikamentös oder mit anderen Drogen wieder unterdrücken möchte oder andere Abwehrreaktionen dagegen zeigt. Anstelle der überforderten Klientin könnte die Therapeutin auch die traumatisierten inneren Kinder der Klientin in den Klinik- oder Praxisraum einladen. Wenn das jeweilige Kind genügend Vertrauen hat, wird es sich – in Reaktionen oder Gefühlen der Klientin oder als imaginiertes Bild – in Ansätzen zeigen, nur: Was soll dann mit ihm geschehen und wohin soll es kommen? Die Versuche, ihm begreiflich zu machen, dass es keine Angst mehr zu haben braucht, weil das Trauma längst vorbei ist, bleiben vergeblich, solange sich das Kind durch die Gefühlsabspaltung noch im Trauma erlebt. Es wird sich von der Therapeutin nur unverstanden fühlen. Und bezüglich seines Verbleibs hat Luise Reddemann völlig Recht, wenn sie schreibt, dass nur sehr ichstarke Klientinnen ihre traumatisierten inneren Anteile an einen sicheren Ort holen können (Reddemann 2004a, S. 122f.). Durch ihre Kindheitstraumata und oft jahre- oder jahrzehntelange PTBS-Symptomatik geschwächte Klientinnen sind jedoch meist alles andere als ichstark.

So war es auch im Jahr 2001 bei meiner Klientin Y., die »nur« einmalig als Kind sexuell traumatisiert wurde, allerdings extrem und über Stunden. Ich machte ihr den Vorschlag, dieses Kind in

1 Ich verwende die Begriffe Abspaltung und Dissoziation synonym.

Sicherheit bringen zu lassen, nicht von ihr selbst, da sie sich das nicht zutraute, sondern von starken, imaginierten Helfern. Die Idee gefiel ihr natürlich gut, nur sagte sie sofort: »Ich will mit diesem Kind aber auf keinen Fall etwas zu tun haben.« Jede in der Kindheit Traumatisierte wird es ihr nachfühlen können, denn wenn die Erwachsene mit einem traumatisierten Kind wirklich »zu tun bekommt«, empfindet sie wieder die grauenhaften Gefühle, die schon damals so unerträglich waren, dass sie zur Abspaltung des Kindanteils führten. Sie bekommt also den starken Flashback, den wir in der Traumatherapie zu vermeiden suchen. Was war zu tun? Ich konnte die Abwehr der Klientin so gut verstehen, dass ich keinen Versuch unternahm, sie zu überzeugen, dieses innere Kind anzunehmen. Andererseits konnte es nicht angehen, das Kind weiter hilflos in seinem Leiden zu lassen. So kam ich auf die recht nahe liegende Idee, es an einen anderen, ebenfalls ideal abgesicherten Ort bringen zu lassen, der so beschaffen sein musste, dass es sich dort wirklich wohl fühlen und heilen konnte, also auch in Begleitung der Helfer blieb. Damit war die Klientin sofort einverstanden. Die Durchführung dieser ersten Rettungsaktion war noch recht holprig und von großen inneren Gefahren gekennzeichnet. Mit der heutigen Versiertheit in der Methode gelingt dies sehr viel besser und ist durch die positive Dissoziation, also das gesteuerte, konsequente Getrennthalten von der heutigen Erwachsenen und dem traumatisierten Anteil, praktisch risikofrei. Aber auch damals schon gelang das Unterfangen: Das Kind war in Sicherheit, die Helfer blieben bei ihm, der Erwachsenen ging es sofort besser. Damals erkannte ich noch nicht, warum die Symptomatik dennoch nicht völlig verschwunden war. Heute weiß ich, dass in einer stundenlangen Traumatisierung mehr als ein inneres Kind abgespalten wird.

Der Erfolg dieser Rettung ermutigte mich, mit allen traumatisierten inneren Kindern von komplex Traumatisierten so zu verfahren, die Methode zu verfeinern und herauszufinden, welches die Vorbedingungen für ihren Erfolg sind. Sie wurde mir im Laufe der Jahre selbstverständlich und ich empfand sie als nahe liegend, sehr wirkungsvoll und den bis dahin von mir verwendeten Methoden (Screentechnik und EMDR) durch ihr weitaus schonenderes Vorgehen vorzuziehen. Einzelne Teile dieser Methode gab es bereits (sicherer Ort, Helfer), und ich erweiterte sie um den sicheren Ort für traumatisierte Kindanteile und kombinierte sie so, dass sie das größte Problem in der Therapie mit komplex Traumatisierten lösten: die Retraumatisierungsgefahr durch die Konfrontation mit dem Trauma. Meine Klientinnen kommen erst *nach* der Rettung mit dem traumatisierten Anteil in Berührung, was dann nicht nur völlig ungefährlich, sondern sehr heilsam ist, da es dem Kind sofort gut geht, wenn es sich in einer ideal geschützten Umgebung und in behütender, unterstützender Begleitung befindet. So kann dieses Kind dann von der Erwachsenen nicht nur problemlos, sondern sehr glücklich angenommen und somit integriert werden.

Die neue Methode verbindet einige für komplex Traumatisierte sehr günstige Elemente: Sie ist einerseits im Vorgehen sehr strukturiert, kann und sollte also im Ablauf genau vorbesprochen werden. Dies vermittelt große Sicherheit, was im Umgang mit »hoch gefährlichem Material« außerordentlich wichtig ist. Andererseits ist die Methode in der persönlichen Ausgestaltung (Auffinden der Kindanteile, Gestaltung des Ortes und der Helfer) völlig frei und individuell und unterlässt jegliche Fremdbestimmung durch die Therapeutin – abgesehen von deren Versuch zu verhindern, dass sich unbewusst Negatives einschleicht, worüber mit der Klientin jedoch Konsens besteht. Diese persönliche Freiheit ist für komplex Traumatisierte fast eine Voraussetzung, damit sie ein angebotenes Vorgehen wirklich innerlich akzeptieren können.

Zum Dritten ist die Methode nicht nur ressourcenorientiert, sondern in allen Phasen bestmöglich schutzorientiert, was für komplex Traumatisierte das Wichtigste überhaupt ist.

Das wohl Wirkungsvollste an der Methode ist jedoch, dass sie nicht, wie bisher alle Traumaverarbeitungsmethoden, versucht, gegen den verständlichen Widerstand der Klientinnen den rettenden Abwehrmechanismus der Dissoziation allmählich aufzuheben, sondern, im Gegenteil, diesen mit allen Mitteln perfektioniert. Dies geschieht so lange, bis er durch die Rettung des traumatisierten Anteils überflüssig geworden ist und daher von selbst wegfällt.

Neben meinen Klientinnen verdanke ich die Basis für mein neues Vorgehen vor allem den beiden kreativen und innovativen Traumatherapeutinnen Luise Reddemann und Michaela Huber: Sie haben die äußerst hilfreichen imaginativen Methoden in die Traumatherapie eingeführt. Ich bin sehr froh, dass ich bei beiden ausführlich von ihrem Wissen und ihrer Erfahrung profitieren konnte. Sehr hilfreich zum Verständnis von Komplextraumatisierung war zudem das Konzept der strukturellen Dissoziation des holländischen Teams Onno van der Hart, Ellert Nijenhuis und Kathy Steele (2008). Zur stabilisierenden Vorarbeit für die Rettungsaktionen hat sich u.a. der Ego-State-Ansatz nach Watkins und Watkins als hilfreich erwiesen, der erst in den letzten Jahren in Europa Eingang in die Traumatherapie gefunden hat. Bei vielen komplex Traumatisierten lässt sich auch ein hypnotherapeutischer Ansatz gut zur Stabilisierung einsetzen. Ich verwende auch häufig die Methoden des EMDR (Francine Shapiro 1998) und des Brainspotting von David Grand (noch keine Veröffentlichung dazu). Beide Verfahren setze ich jedoch hauptsächlich zur Stabilisierung, zur Ressourceninstallation oder bei Problemen der positiven Neuorientierung ein. Zur eigentlichen Verarbeitung von Traumatisierungen verwende ich diese beiden Methoden nur bei Monotraumata, und dort sehr erfolgreich. Das EMDR ist zudem für die unterstützende Begleitung der Rettungsaktionen sehr hilfreich, wenn auch nicht unbedingt notwendig.

Natürlich habe ich auch von unzähligen Traumatherapie-Kolleginnen gelernt, in Seminaren, aus Büchern und im kollegialen Austausch. Besonders zu erwähnen sind hier meine Kolleginnen aus der ersten Berliner Brainspotting-Gruppe.

An dieser Stelle noch kurz zu den Betroffenen, die dieses Buch lesen: Auch wenn es im Grunde eine Anleitung zur systematischen Selbstheilung enthält, rate ich dringend davon ab, diese im Alleingang zu beginnen. Wenn Traumatisierungen in der Kindheit vorkamen, ist es eine absolute Überforderung und hat wenig Aussicht auf Erfolg, diese ohne therapeutische Unterstützung heilen zu wollen. Dabei ist es gleichgültig, mit welcher Methode dies versucht wird, und wie intelligent, fähig, kraftvoll und normal die nicht traumatisierten Persönlichkeitsanteile der Betroffenen sind. Im Anschluss an eine Therapie jedoch, die die schlimmsten Traumata integriert hat, ist es sehr sinnvoll, die Methode selbst weiter anzuwenden, denn es finden sich oft noch lange Zeit kleinere, bis dahin unerkannte Traumafolgenreste, die mit der Rettungsmethode relativ leicht beseitigt werden können, so lange, bis die Betroffene völlig von den Traumatisierungsfolgen geheilt ist. Dies bedeutet konkret, dass sie zwar noch eine besondere und oft hilfreiche Sensibilität für Grenzüberschreitungen behält, sonst jedoch »normalneurotisch« ist wie wir alle.

Um nicht zu triggern, habe ich versucht, keine konkreten Traumaerlebnisse zu schildern. Jedoch ist es zum Verständnis nicht zu umgehen, manches zu benennen, was für Traumatisierte Symptom auslösend sein könnte. Daher bitte ich Sie, besonders die *kursiv* gedruckten Beispiele mit Vorsicht zu lesen. Da die Anzahl männlicher und weiblicher von Komplextraumatisierung Betroffener ungefähr im Verhältnis 1:4 steht (neuere Zahlen sprechen von 1:2, UNICEF 2009), habe ich die weibliche Sprachform verwendet, die aber natürlich männlichen Betroffenen ebenso gilt.

1. Komplextraumatisierung

In diesem Überblick über das Krankheitsbild der komplexen Posttraumatischen Belastungsstörung (komplexe PTBS) wird für Leserinnen, die sich damit auskennen, vielleicht nur die Systematik der Einteilung in Freeze-, Flight- und Fight-Symptome und der Abschnitt über den Selbstheilungsprozess neu sein. Letzterer enthält eine andere Sicht auf die innere Logik der Traumafolgen und sollte Betroffenen und Behandlerinnen helfen, den Sinn der vielen scheinbaren Absurditäten im Leben von komplex Traumatisierten besser zu verstehen.

In der Kindheit komplex, also mehrfach und auf unterschiedliche Weise traumatisierte Klientinnen, die nicht »nur« körperliche und emotionale Gewalt und Verwahrlosung, sondern auch sexuelle Misshandlung erlebt haben, entwickeln *durchgängig* eine Posttraumatische Belastungsstörung mit mehr oder weniger auffälliger Symptomatik sehr unterschiedlicher Ausprägung und machen den bei Weitem größten Teil der erwachsenen Klientinnen mit komplexer PTBS aus. Daher wird es im Folgenden vor allem um diese gehen. In einer erfolgreichen Traumatherapie müssen aber natürlich auch die übrigen Traumatisierungen integriert werden, und dies oft als Erstes, denn sinnvollerweise sollte sich der Schweregrad der zu verarbeitenden Traumata allmählich steigern.

Ich habe es nicht selten erlebt, dass Klientinnen, die viel Gewalt in der Kindheit erlebt hatten und später eine auffällige PTBS-Symptomatik mit Panikattacken etc. entwickelten, behaupteten, zum Glück wenigstens nicht sexuell traumatisiert zu sein. Im Laufe der Behandlung mehrten sich jedoch die Anzeichen und bewahrheiteten sich schließlich durch Erinnerungen, dass doch sexuelle Traumata vorhanden waren und völlig abgespalten wurden. Panikattacken deuten auf noch abgespaltene (nicht zwangsläufig sexuelle) Erlebnisse hin, zu denen die Panik ursprünglich gehört und auf die sie aufmerksam machen will. Da die Erwachsene sich jedoch davon überfordert fühlt, wird oft nur die Panik bewusst, nicht aber deren Ursprung.

Die Therapiemethode des Innere-Kinder-Rettens ist nicht nur bei Erwachsenen für sexuelle Traumata aus der Kindheit anwendbar, sondern für alle Traumatisierungen, egal ob sie in der Kindheit, der Jugend oder im Erwachsenenalter erfolgten, seien es Trennungen von den Eltern, Operationen, Unfälle und Krankenhausaufenthalte, Todesfälle von Angehörigen oder geliebten Haustieren etc. Immer, wenn der automatisch einsetzende Abwehrmechanismus die Dissoziation war, ist diese Methode äußerst hilfreich. Zudem ist sie mit allen bekannten Traumatherapiemethoden kombinierbar.

Bei vielen von Komplextraumatisierung Betroffenen wird, oft von Psychiaterinnen oder in Kliniken, zusätzlich zur PTBS eine Persönlichkeitsstörung diagnostiziert, meist vom Typ Borderline-Störung oder emotional instabile oder abhängige Persönlichkeit. Der Psychoanalytiker Mathias Hirsch setzt in seinem Buch *Psychoanalytische Traumatologie – Das Trauma in der Familie* (2004) die Folgen von Komplextraumatisierung sogar mit der Persönlichkeitsstörung gleich. Selbst wenn dies der Beschreibung der Symptome nach in vielen Fällen richtig sein mag, ist diese Diagnose problematisch, weil sie in den Konzepten der Behandlerinnen große Therapieresistenz impliziert. Dieser Pessimismus ist jedoch unangebracht: Oft verschwinden die sogenannten Borderline-Symptome mit der Verarbeitung der Traumata. Sie waren also eigentlich Symptome der PTBS, meist verursacht durch die strukturelle Dissoziation, die zu Polarisierung führt. Ist dies nicht der Fall, bleiben also bei starker, früher Vernachlässigung Borderline-Symptome nach Verarbeitung der sexuellen Traumata bestehen, ist die Rettungsmethode mit einiger Übung auch für innere Säuglinge, Kleinkinder, Geburtstraumata und sogar im Mutterleib abgelehnte oder auf andere Weise geschädigte Ungeborene anwendbar und von erstaunlicher Wirksamkeit. Von sexueller Komplextraumatisierung Betroffene haben ohne Ausnahme einen mehr oder weniger ausgeprägten Mangel an früher Geborgenheit und Bindung erlebt. Ohne diesen würden sie nicht später sexuell misshandelt werden, denn Kinder mit genügend Schutz und Geborgenheit in frühem Lebensalter »tragen« diesen Schutz als Ausstrahlung um sich herum, auch wenn die Eltern gerade nicht anwesend sind. Und pädophile Täter suchen sich ihre Opfer intuitiv danach aus, dass sie durch den Geborgenheitsmangel leicht zum Opfer werden und dass niemand ihnen helfen wird.

Ein Sonderfall unter den Komplextraumatisierungsfolgen ist die Dissoziative Identitätsstörung (DIS), früher multiple Persönlichkeit genannt. Es ist eines der vielen Verdienste der Autoren van der Hart, Nijenhuis und Steele (2008), dass die DIS den Nimbus von unheimlich-geheimnisvoller Exotik etwas verloren hat, indem sie als Extremausprägung von struktureller Dissoziation verständlich wurde, die bei jeder Komplextraumatisierung als Folgeerscheinung vorkommt. In der Therapie mit DIS-Klientinnen kann vieles von dem hier Beschriebenen angewandt werden, es sind aber natürlich noch andere Vorgehensweisen nötig, die z. B. Michaela Huber in ihrem Standardwerk *Multiple Persönlichkeiten* (1995) dargestellt hat.

1.1 Sexuelle Traumatisierung

Sexuelle Traumata haben andere und stärker einschneidende Folgen für die Persönlichkeit der Betroffenen als alle anderen Traumatisierungen und sollten deshalb separat diskutiert werden, was in vielen Büchern zum Thema Traumatisierung nicht der Fall ist. Auch bei anderen Traumata, wie beispielsweise nichtsexueller körperlicher Gewalt oder plötzlicher Trennung, entsteht Gefühlsdissoziation, jedoch sehr viel seltener Dissoziation der Erinnerung. Bei sexueller Traumatisierung in Kindheit und Jugend müssen für das psychische Überleben laut Michaela Huber in bis zu 50% der Fälle die Erinnerungen an die Traumata *komplett* abgespalten werden (mündliche Mitteilung 1998). Eine *teilweise* Abspaltung von Traumaerinnerung kommt meiner Erfahrung nach bei fast 100% der Betroffenen vor. Bei jahrelang sexuell Misshandelten, die die Traumata erinnern, stellt sich während der Therapie fast immer heraus, dass die jeweils ersten und daher bedrohlichsten Male jeder Traumatisierungsart von Amnesie betroffen sind.

Außerdem sind bei sexueller Gewalt die als Reaktion entstehenden (Auto-)Aggressionen und die aggressiven Täterintrojekte noch ausgeprägter und destruktiver als bei anderen Traumata: Dadurch, dass im sexuellen Trauma das eigene Triebgeschehen, die Fähigkeit, sexuelle Lust zu empfinden, ausgebeutet, verletzt, beeinträchtigt und beschädigt wird, bleibt dem Opfer nichts anderes übrig, als sich massiv gegen diese eigenen Bedürfnisse zu wenden, um sich einigermaßen geschützt zu fühlen. Es muss also ein zentraler, positiver Teil der Persönlichkeit entweder unterdrückt werden, bis hin zu Asexualität, oder völlig von gesunden Ich-Anteilen abgespalten und entfremdet werden, bis hin zu Prostitution. Unter anderem deshalb wurde sexuelle Misshandlung nicht zu Unrecht Seelenmord genannt (Wirtz 1989), denn die entstehende Aggression ist im wahrsten Sinne (selbst-)mörderisch und daher extrem beängstigend.

Durch das Unmöglichwerden einer normalen, integrierten, nicht abgespaltenen Befriedigung der sexuellen Bedürfnisse betrifft die Beschädigung den zentralen Kern der sexuellen Identität, erschwert also auch erheblich die Identifikation mit dem eigenen Geschlecht, was nicht selten zu Homoerotik führt. Zudem können zeitweise sämtliche Lebensbereiche negativ mit »Traumaatmosphäre« gefärbt sein. Dazu entstehen meist zahlreiche Folgeschäden, u.a. die Notwendigkeit, für die sexuelle Triebenergie ein – durch die Beschädigung destruktives – Ersatzventil zu finden, wie z.B. Sucht, Promiskuität, Prostitution, Gewalt, Tätertum oder Selbstverletzung, Magersucht, Esssucht, Bulimie. Bei den meisten Klientinnen, jedenfalls denen, die in eigener Entscheidung zur Therapie gehen, findet sich ausgeprägte Autoaggression mit irrationalen, auf die sexuelle Misshandlung bezogenen Schuldgefühlen. Letztere rühren daher, dass diese Misshandlungen sehr häufig in der von Freud so genannten genitalen Phase beginnen (mit drei bis sechs Jahren), wenn also im Kind die genitale Sexualität erwacht. Oft spürt das Kind berechtigt, dass seine sexuellen Gefühle und Impulse anziehend für die Täter sind, schließt daraus aber völlig falsch, dass es also selbst »schuld« sei an den Traumatisierungen. Erst recht meint es dies fälschlich, wenn durch körperliche Stimulation neben Dissoziation und Entsetzen zwangsläufig auch Lustgefühle entstanden. In jedem Fall wird es die eigene Sexualität als gefährlich erleben. Diese durch sexuelle Misshandlung entstehenden, langfristigen Schäden werden bis heute von Nichtbetroffenen gravierend unterschätzt.

Ein weiterer und m. E. der wichtigste Unterschied zu anderen Traumata ist folgender: Es geschehen beim sexuellen Trauma mindestens zwei, meistens drei existenzielle Traumatisierungen kurz nacheinander, was für ein Kind in keiner Weise zu verkraften ist. Bei anderen Traumatisierungen, Unfällen o. Ä. finden sich doch meist ein oder mehrere Erwachsene, die das Trauma wenigstens etwas abzumildern versuchen und dem betroffenen Kind Trost und Halt geben, es seelisch auffangen. Mindestens wird das Trauma als solches angesehen und anerkannt. Beim sexuellen Trauma (= »Trauma A«) hingegen passiert das Gegenteil: *Alle* Erwachsenen, die Verantwortung für das Kind tragen, weigern sich aktiv, ihrer Verantwortung nachzukommen und es zu schützen (= »Trauma B«). Es wird nicht einmal anerkannt, dass Unrecht geschieht. Besonders in Bezug auf die Mutter oder die Eltern ist dieser Verrat, den das Kind plötzlich realisiert, ein auf andere Weise ebenso extremes Trauma wie die aktive, sexuelle Misshandlung. Weil es sich meist um Vertrauenspersonen handelt, die diesen unerklärlichen Verrat begehen, muss dieses zweite Trauma oft noch tiefer abgespalten werden als das erste, und wird oft nicht einmal in einer spezifischen Traumatherapie genügend erkannt und geheilt. Die Taten der Mittäterinnen, die sich durch aktives Wegsehen, unterlassene Hilfeleistung, oft sogar Vorschubleisten mitschuldig machen, sind ein unerträglicher Vertrauensverlust, der – zumindest in seinem wahren Ausmaß – vom Kind verleugnet werden *muss*, um psychisch überleben zu können. Denn wie soll es mit solch einer Mutter den Alltag überstehen, von ihr gekochtes Essen zu sich nehmen? Nach der Pubertät, mit mehr Unabhängigkeit, geht das oft gar nicht mehr: Das Essen wird verweigert oder ihr wieder »vor die Füße« gekotzt, allerdings ohne den Grund dafür zu erinnern. Inzwischen leidet ein erschreckend hoher Teil der jungen Mädchen an Anorexie oder Bulimie, und viele versuchen, es erträglicher zu machen, indem sie es in Chats im Internet als »Ana« und »Mia« bagatellisieren. Bewusstmachung ist in diesem Alter meist nicht möglich, u. a. weil die existenzielle Abhängigkeit von den Eltern noch zu groß ist. Gelernt haben sie diesen Abwehrmechanismus in der eigenen Familie, denn Bagatellisierung der Folgen ist eines der probatesten Abwehrmittel von nicht schützenden Erwachsenen.

In den meisten Fällen der sexuellen Traumatisierung geht ein Vertrauensmissbrauch bereits voraus: Das Vertrauen des nichts ahnenden

Kindes wird benutzt, um es in eine Situation zu locken, in der der sexuelle Missbrauch möglich wird. Meist geschieht dies durch das Versprechen von Belohnung, von etwas Interessantem oder durch spielerische Verführung, in jedem Fall aber durch perfides Ausnutzen des unbefangenen kindlichen Vertrauens in die Erwachsenen.

> *Der »lustige« Onkel von Frau T. nahm sie als Vierjährige in Gegenwart der Eltern und Großeltern auf den Schoß und ließ sie abwechselnd in sein Ohr flüstern: »Ich habe dich ganz doll lieb«, was ihn sichtlich erfreute, und: »Ich habe dich nicht lieb«, was ihn »sehr traurig« machte, von lustigen Grimassen begleitet, die das Kind zum Lachen brachten … Das Lachen verging ihm sehr bald darauf beim ersten sexuellen Übergriff.*

Nach dem aktiven, sexuellen Missbrauch erfolgt sozusagen zwangsläufig, aber für das Kind dennoch unerwartet und daher traumatisch, die zweite Art von Traumatisierung: das Im-Stich-gelassen-Werden von allen, die Verantwortung für das Kind tragen. Dies geschieht meist durch mehrere Personen. Am schwerwiegendsten ist es jedoch fast immer durch die eigene Mutter oder die Person, die für das Kind deren Stelle vertritt, von der also am meisten Schutz erwartet wird. Wenn der sexuelle Täter nicht der Vater ist, ist der Verrat durch den Vater oft genauso gravierend wie durch die Mutter.

Dieses zweite Trauma durch die nicht schützenden Verantwortlichen hat zusätzlich zu den Folgen der aktiven Misshandlung verheerende Auswirkungen:

- Selbstverleugnung und Abspaltung der traumatischen Geschehnisse: Die Erinnerung und/oder die traumatisierende Bedeutung der Taten wird dissoziiert.
- Enorme innere Verunsicherung: Das Kind ist von Stund an allein auf der Welt und fühlt sich auch so. Der Vertrauensverlust betrifft *alle* Erwachsenen.
- Verleugnung von eigenen Wahrnehmungen und/oder der Einordnung und Bewertung von Wahrnehmungen, eine Verunsicherung, die universell und als starke Irritierbarkeit im Erwachsenenalter bestehen bleibt. Beispiel: Wenn jemand zu irgendetwas eine andere Meinung äußert, wird diesem sofort Recht gegeben.

- Innere Werteverdrehung und/oder Orientierungsverlust: Schlecht wird gut und umgekehrt; oft kommt die Fähigkeit zu Wertungen völlig abhanden bzw. wird sich nicht mehr (zu-)getraut.

Bei sexueller Komplextraumatisierung kommt in den meisten Fällen ein drittes Trauma hinzu (»Trauma C«): Da die nicht schützenden Erwachsenen – wenn sie nicht völlig bar jeden Verantwortungsgefühls sind – ihre Schuldgefühle wegen ihres Versagens nicht aushalten, schieben sie die Verantwortung dafür dem Kind zu: Irgendetwas war falsch an ihm, es hätte anders handeln müssen, ist selber schuld an dem, was ihm geschah. Das Kind, das versucht, sich selbst zu erklären, warum ihm das sexuelle Trauma angetan wird, nimmt diese Zuschreibung an. Denn sie ist zwar entsetzlich, beinhaltet aber den »Vorteil«, dass das absolut unerträgliche Gefühl von Ausgeliefertsein dadurch abgemildert wird: Wenn es selbst schuld ist, war es anscheinend gar nicht so ohnmächtig, hätte etwas anders machen können. Dieser Selbstvorwurf (»selber schuld«) – manchmal konkret, meist diffus – zementiert »endgültig« die dauerhaften Schäden in der kindlichen Psyche: Jegliche Wut wird unmöglich bzw. sie wird gegen sich selbst gerichtet. Oft müssen erst diese unbewussten Selbstvorwürfe (Introjekte von Tätern und Mittäterinnen) aufgelöst werden, bevor die Erwachsene sich wert fühlt, geheilt zu werden. Diese fatalen autoaggressiven Folgeerscheinungen des dritten Traumas bei sexueller Misshandlung sollten noch sehr viel mehr Beachtung finden. Viele meiner Klientinnen verstanden erst bei Aufdeckung dieses Traumas (»selbst schuld«), warum sie noch immer nicht aus der Selbstabwertung herausfanden, trotz besseren Wissens als Erwachsene.

1.2 Traumafolgen

Die in diesem Abschnitt aufgezählten Folgen und Symptome sind logische, »normale« Konsequenzen von Fehlverhalten der Erwachsenen gegenüber ausgelieferten Kindern und nicht »Persönlichkeitsmängel«. Im Gegenteil beginnen Betroffene sofort in und nach jedem Trauma, bestmöglich an dessen Bewältigung zu arbeiten.

Die (sexuelle) Komplextraumatisierung gibt es natürlich nicht. Es ist eine noch zu leistende wissenschaftliche Aufgabe, den Begriff so zu differenzieren, dass wenigstens eine Art Clusterbildung von Traumatisierungsarten nach verschiedenen Kriterien mit den vorrangigen Traumafolgen möglich wird, ohne die Einmaligkeit des Einzelschicksals infrage zu stellen. Bisher lässt sich lediglich sehr grob feststellen, was die Psyche schwerwiegender beeinträchtigt.

Die Folgen der Traumatisierung sind umso schwerer *(Vorsicht: Triggergefahr)*,

- ➢ je näher der Täter zum familiären Umfeld gehörte;
- ➢ je größer der Unterschied zur Beziehung vor dem Trauma ist, sodass das Kind sich auch nicht ansatzweise (innerlich) abgrenzen konnte;
- ➢ je früher im Leben die Traumatisierungen begannen;
- ➢ je mehr Täter es gab;
- ➢ je brutaler und sadistischer die Taten waren;
- ➢ je körperlich intrusiver die sexuellen Misshandlungen waren;
- ➢ ob neben der Sexualität des Täters auch die des Kindes stimuliert wurde;
- ➢ je häufiger und je länger im Leben misshandelt wurde;
- ➢ je bewusster und aktiver die Mittäterinnen (die Mitwisser und Komplizen) waren;
- ➢ je weniger Ausweichmöglichkeiten und hilfreiche Menschen und/oder Tiere es im Umfeld gab;
- ➢ je mehr und frühere Ablehnung, Verwahrlosung und Gewalt es vor und neben den sexuellen Misshandlungen gab;
- ➢ je mehr somatisiert werden musste, und vermutlich etliche weitere Kriterien, z. B.
- ➢ je weniger konstitutionelle u. a. Resilienzfaktoren vorhanden sind, also Möglichkeiten und Kraft, mit Stress fertig zu werden.

Zu untersuchen wäre auch, von welchen Faktoren es abhängt, ob ein traumatisiertes Kind sich als Erwachsene eher täteridentifiziert entwickelt, also im Extremfall als Täterin im Gefängnis landet, oder großteils opferidentifiziert, was im besten Fall zu einer spezialisierten Traumatherapie führt. In jedem Fall haben komplex Traumatisierte beide Anteile in sich.

Bei jedem Trauma, akut oder komplex, lassen sich die Reaktionen darauf in die drei Kategorien Freeze, Flight und Fight einteilen, die alle Selbstschutz- und Selbstheilungsfunktion haben. (Hier finde ich die englischen Ausdrücke sprachlich besonders prägnant: Bei Freeze ist das Erstarren regelrecht zu hören, und Fight/Flight macht deutlich, wie nahe beides beieinander liegt und manche Symptome auch beides beinhalten, z.B. Sucht oder Asexualität.) Das Gehirn beginnt noch im Trauma und sofort danach mit dessen Heilung und kommt erst zur Ruhe, wenn diese gelungen ist, und sei es Jahrzehnte später. Einer der Belege dafür: In der Methode des Brainspotting von David Grand gibt es zu jedem Problempunkt einen entsprechenden Ressourcen- oder Heilungspunkt – anscheinend meist, aber nicht zwangsläufig auf der anderen Seite des Gesichtsfeldes. Bei den mehrfach bis chronisch traumatisierten Kindern, um die es bei der Komplextraumatisierung geht, überwiegen in der Kindheit, bedingt durch das weitere Ausgeliefertsein des Kindes, die Reaktionen Freeze und Flight. Die Fight-Reaktion wird vor allem gegen sich selbst gewandt.

Die Freeze-Reaktion, der Totstellreflex, entspricht der Dissoziation, die in Kapitel 1.4.1 im Detail beschrieben wird: Im Trauma tritt automatisch die Notreaktion der äußeren Erstarrung und inneren Abspaltung ein. Damit ist dieser Rettungsweg gebahnt und kann leicht wieder benutzt werden, häufig nicht nur bei erneuter Traumatisierung, sondern universell als Reaktion auf jede Art von Überforderung. Das Kind ist fast immer gezwungen, nach den Traumatisierungen weiter Kontakt mit dem/den Täter/n zu haben, zumindest mit den »passiven« Mittäterinnen, also den nicht schützenden Erwachsenen. Zudem hat es ständige, meist berechtigte Angst vor Wiederholung der Traumatisierungen und weiß, dass es wieder schutzlos ausgeliefert und ohnmächtig sein wird. Unter diesen Umständen ist die vernünftigste Reaktion die »Flucht nach innen«, also die Dissoziation des inneren Anteils, der die Traumatisierung erlebt hat. Diese Reaktion erlaubt es, sich nicht ständig selbst durch Angst zu schwächen, sondern etwas Kraft aus der relativen Normalität des Alltags außerhalb von Traumata schöpfen zu können. Dies gilt nicht nur für die Abspaltung während der Traumatisierung als Schutzreaktion vor dem physischen und psychischen Schmerz, sondern oft auch für die Abspaltung der Erinnerung danach, um den Alltag bewältigen zu können.

Wenn die Traumata eher selten vorkommen, gelingt es Kindern und sogar Jugendlichen, die Erinnerung an das Vorgefallene komplett abzuspalten, sodass möglichst viel »normales Leben« möglich wird und der Kontakt zu aktiven und passiven Tätern besser aushaltbar ist. Die Traumatisierung ist entweder automatisch »weg«, wie ausgestanzt, oder sie wird so lange wie ein »böser Traum« oder »Einbildung« behandelt, bis der Rest der Persönlichkeit davon überzeugt ist, dass sie nie passiert ist. Bei häufiger und chronischer Traumatisierung ist dieser »Selbstbetrug« dem Gehirn meist nicht mehr möglich. Dann bleiben zwar die Erinnerungen bestehen, aber es werden die zugehörigen Gefühle dissoziiert und/oder die – sehr wohl wahrgenommene – traumatische Bedeutung der Taten bagatellisierend umdefiniert. Dafür wird vor allem die verleugnende Haltung der Mittäterinnen übernommen, was eine Generalisierung zur Folge hat und eine äußerst destruktive Werteverdrehung im Denken verursacht.

Trotz der vielen negativen Langzeitfolgen ist Dissoziation zunächst der ökonomischste und hilfreichste Umgang mit den Traumata. Jede neue, deutlich veränderte Traumatisierung führt zu einer neuen – kompletten oder gefühlsmäßigen – Abspaltung des jeweiligen Kindes, das das Trauma erlebt hat; bei Extremtraumata geschieht dies sogar mit mehreren Kindanteilen. Wiederholen sich dagegen Traumatisierungen in sehr ähnlicher Weise, werden die beim ersten Mal entstandenen neuronalen Netzwerke des Gehirns assoziativ angereichert. Das erneut betroffene Kind wird dann jedes Mal getriggert, d. h. es »wird« innerlich so alt wie beim ersten Mal. Dies ist eine Erklärung dafür, warum sich auch ältere Kinder oder Jugendliche nicht zur Wehr setzen können; eine andere ist die Dissoziation an sich, das Nicht-richtig-anwesend-Sein.

Durch chronische Traumatisierung und die dadurch nötigen ständigen Abspaltungen entwickelt sich im Kind eine tief gehende Persönlichkeitsspaltung, »strukturelle Dissoziation« genannt (van der Hart et al. 2008), die für die häufigen und extremen inneren Konflikte und Anspannungen verantwortlich ist: Ein dem Leben zugewandter Anteil möchte nur so gut wie möglich den Alltag mit allen Anforderungen bewältigen und dabei so viel Bedürfnisbefriedigung wie irgend möglich erreichen (von den Autoren nach Pierre Janet *»Anscheinend normaler Persönlichkeitsanteil«*, *ANP*, genannt). Dabei sind Traumaerinnerungen oder Symptome natürlich hinderlich und sollen deshalb abgespalten bleiben. Alle inneren Anteile hingegen, die die Traumata bewusst oder unbewusst »tragen« *(»Emotionaler Persönlichkeitsanteil«, EP)*, »möchten« anerkannt und integriert werden, damit die Persönlichkeit wieder ein heiles Ganzes wird. Da die Dissoziationen nicht *einmal* geschehen und dann abgespalten bleiben, sondern die Abspaltung ständig aufrechterhalten werden muss, verursacht dieser Dauerkonflikt einen erheblichen Energieverschleiß.

> *Als Herr J. diesen Energieaufwand realisierte, verglich er es mit einer »Firewall«, die aufrechterhalten werden muss.*

Sobald die Persönlichkeit genügend Kraft gesammelt hat, werden die abgespaltenen Anteile stärker und mutiger und wollen sich vermehrt zeigen. Sie werden aber teilweise abgewehrt, was zu den Symptomen der akuten PTBS führt (Panikattacken, Albträume Flashbacks etc.); dies allerdings meist erst bei den erwachsenen Betroffenen.

Die Flight-Reaktion: Das Kind versucht sofort nach einem Trauma, sich vor weiterer Traumatisierung zu schützen: Es versucht zu vermeiden, mit dem Täter allein zu sein; ist dieser äußere Schutz nicht möglich, bleibt nur die innere Flucht durch chronische Dissoziation. Das Kind ist ständig innerlich auf der Hut: Es hat meist große Probleme einzuschlafen, um die Kontrolle nicht aufgeben zu müssen, muss evtl. bei Licht schlafen (was natürlich nicht bedeutet, dass jedes Kind, das zeitweise bei Licht einschlafen möchte, sexuell traumatisiert ist, es kann sich auch um andere Ängste handeln), zieht sich vor Erwachsenen generell innerlich zurück; flüchtet häufig in der Fantasie in eine schönere, beschützte Welt (diesen spontanen Rettungsmechanismus von vielen komplex Traumatisierten haben Traumatherapeutinnen zum »inneren sicheren Ort« erweitert). Um möglichst rechtzeitig fliehen oder dissoziieren zu können, wird die Bereitschaft zur Angstreaktion extrem erhöht (sogenannte *Hypervigilanz*, also erhöhte Wachsamkeit).

Alle Assoziationen zu Traumata machen Angst. Die Angst kann so überhandnehmen, dass sie kontraproduktiv wird, weil sie zu viel Energie benötigt. Wie immer, wenn die Psyche sehr überfordert ist und keinen Ausweg mehr weiß, kommt der Körper zu Hilfe: Die unerträgliche Angst wird somatisiert mit Einnässen, Bauchweh, Schlafstörungen und anderen funktionellen Störungen, bei denen Angst im Vordergrund steht.

Die Fight-Reaktion: Die sehr starke Aggressionsreaktion auf sexuelle

Traumata kann nicht direkt nach außen agiert werden, da Kinder aufgrund ihrer Lage in der Regel ohnmächtig sind und offene Aggression die Situation noch verschlechtern würde, es sei denn, sie nimmt eine ungezielte Form an (z.B. als ADS-Symptomatik, die m.E. nicht selten eine unerkannte PTBS ist). Die Aggression ist in extremer Ausprägung vorhanden und muss irgendwie »untergebracht« werden. Das einfachste und für die betreuenden Erwachsenen – und damit auch für das Kind – erträglichste Mittel dafür ist die »Identifikation« mit den Aggressoren, also den Tätern und Mittäterinnen, und damit die Wendung der Aggression gegen sich selbst. Dies ist keine freiwillige Identifikation, sondern ein *Introjekt*, also keine allmähliche, sozusagen »klein zerkaute«, psychische Aufnahme von ausgewählten, weil bewunderten Anteilen der Erwachsenen, sondern ein Hinein-gedrückt-Bekommen von »Klumpen« der Täteraggression. Diese unterdrückte und gegen sich selbst gewandte Aggression führt zu starker Depression des Kindes bis hin zu kindlichen Suizidversuchen, Unfallneigung und/oder zu Somatisierungen, bei denen Aggression im Vordergrund steht: Nägelkauen, Kopf- oder Magenschmerzen und andere funktionelle, autoaggressive Störungen. Bei entsprechender genetischer und/oder erlebnisbedingter, erworbener Disposition kann es auch zum Ausbruch oder zur Verschlechterung von psychosomatischen Erkrankungen wie Neurodermitis, Asthma, Allergien, Krebs u.a. kommen.

Die Täter und Mittäterinnen hingegen werden meist innerlich geschützt oder sogar in Reaktionsbildung als Barriere gegen den eigentlichen Hass idealisiert, um den Alltag mit ihnen ertragen zu können. Da sowohl die Übernahme der Täteraggression als auch die Idealisierung der Täter aus Angst und innerer Not heraus geschieht, und nicht aus Akzeptanz und Bewunderung (auch nicht von deren »Stärke«, denn das Kind spürt genau die Schwäche in der Gewalt), würde ich auch hier nicht von Identifikation, sondern von Introjektion sprechen.

Wenn die Umstände es erlauben, versucht das Kind auch, seine Aggression gegen die es quälenden Erwachsenen mehr oder weniger indirekt auszudrücken: durch Einkoten, Leistungsverweigerung und andere »Unartigkeiten«, die jedoch meist nur zu weiteren Machtdemonstrationen der Erwachsenen führen. Manche komplex traumatisierten Kinder entwickeln dennoch mithilfe der Dissoziation eine erstaunliche

»Unempfindlichkeit« gegenüber Bestrafungen und setzen sich, so gut es geht, weiter indirekt zur Wehr.

In der Fantasie findet die Aggression häufig einen Ausweg in machtvollen Größenvorstellungen und innerer Unterstützung durch mächtige Helfer wie Tiere, Märchen- oder Fantasiegestalten und starke Comic- oder Filmhelden.

Es gibt jedoch bei (m.E. allen) sexuell Traumatisierten auch eine äußerst destruktive, aber für den Moment psychisch lebensrettende, wirkliche Identifikation mit dem Täter. Dies ist ein meist völlig abgespaltenes Kind, das nicht anders überleben konnte als dadurch, dass es sich »einverstanden« erklärte mit dem, was da geschah und sich somit als »Liebespartner« des Misshandlers fühlt. Dieser abgespaltene Anteil hat sehr großen, unbewussten Einfluss auf das Leben der erwachsenen Betroffenen. Dies ist der eigentliche Hintergrund dafür, dass sie immer wieder an Partner »gerät«, die sie auf die eine oder andere Art wieder ausbeuten. Denn anders kann dieser Teil sich nicht zeigen, nicht klarmachen, dass er zum Persönlichkeitssystem dazugehört und integriert werden sollte.

1.3 Der Selbstheilungsprozess

Wird das Leben und die Symptomatik von erwachsenen komplex Traumatisierten nicht nur kausal betrachtet (»wo kommen die Symptome her?«), sondern auch final (»was haben sie für einen Sinn, was sollen sie bewirken?«), erhellen sich viele bis dahin unverständliche Verhaltensweisen.

Die stärkste Kraft der Persönlichkeit ist der Selbsterhaltungstrieb, der sich nach Traumatisierungen vor allem auch als starke Selbstheilungskraft äußert, die sofort nach jeder Kindheitstraumatisierung mit ihrer Heilungsarbeit beginnt. Diese besteht nach Komplextraumatisierung aus drei Aufgaben:

1. Das Kind muss trotz der beschriebenen Traumafolgen den Alltag so unbeschadet wie möglich durchstehen und möglichst früh »groß und unabhängig« werden. Dies ist am besten durch die Entwicklung starker, struktureller Dissoziation erreichbar, die dazu führt,

dass von den Traumatisierungen möglichst wenig in den Alltag gelangt.

2. Durch Ressourcen wird möglichst viel psychische und physische Kraft und Kompetenz gesammelt: Dazu zählen positive Beziehungen, positive Erlebnisse, eigene Leistungen, »Normalität« des Alltags und bei vielen Betroffenen Kreativität, Fantasien, Lektüre, Filme, Musik und idealisierte Idole.
3. Sobald es irgend machbar ist, wird in bestmöglicher Dosierung mit der Verarbeitung und Bewältigung der Traumata begonnen. Hier besteht dann ein kraftraubender Konflikt, weil die Bestrebungen, einerseits Kraft zu sammeln (der Anscheinend normale Persönlichkeitsanteil, ANP), und andererseits zu verarbeiten (der Emotionale Persönlichkeitsanteil, EP) sich diametral entgegenstehen. Das Kind, ebenso wie später die Jugendliche und Erwachsene, ist in ständigem inneren, oft unbewussten Kampf: Einerseits müssen die Traumaerinnerungen stark abgewehrt werden, um eine Überflutung zu vermeiden; sie sind durch die starke Dissoziation kaum zu dosieren, kommen also, wenn überhaupt, meist mit emotionaler Wucht hoch. Andererseits fordern die inneren Anteile, die die Traumata tragen, auf verschiedene Weise das »Heraufholen« des Abgespaltenen ins Bewusstsein, um es zu verarbeiten und zu heilen.

Die Selbstheilungskraft lässt sich als Teil einer diesem Konflikt übergeordneten, inneren, großenteils unbewussten Instanz beschreiben. Sie könnte im Unterschied zum bewussten Ich als »das Selbst« bezeichnet werden, also als eine Art »innere Beobachterin« mit Überblick über alle Persönlichkeitsanteile. Dieses Selbst verfügt über einen großen psychologischen Sachverstand und ermöglicht sowohl Selbsterkenntnis als auch eine klare Einschätzung der Umgebungsfaktoren, sodass es ihm gelingt, in jedem Moment die für das Gesamtsystem der Persönlichkeit perfekt passende Entscheidung zu treffen, welche Seite des Konfliktes gerade zum Zuge kommt. Es ist nie nur Phase 2 oder nur Phase 3 vorhanden: Vielmehr gibt es immer auch, oft unauffällige, Ventile für 3, das Abgespaltene, während 2, also die Stabilisierung, überwiegt. Und sobald Traumaverarbeitung »angesagt« ist, sorgt die Selbstheilungskraft so gut wie irgend möglich auch für stabilisierende Anteile, sodass die

Psyche nicht völlig überfordert wird. Jede Betroffene wird diese innere Bedachtsamkeit auch in schwierigsten und chaotischsten Situationen bestätigen können, selbst wenn manche dieser Situationen der unbewussten Traumaverarbeitung äußerlich sehr desolat waren.

Die Phasen 2 und 3 werden so lange mit allen noch nicht verarbeiteten Traumatisierungen wiederholt, bis alles gelöst ist. Ohne spezialisierte Therapie reicht bei schwerer, kindlicher Komplextraumatisierung dafür ein Menschenleben jedoch meist nicht aus, zumal die ständigen Retraumatisierungen, die zwangsläufig mit den Selbstheilungsansätzen verbunden sind, sich sehr schwächend auswirken.

Die Autoren von *Das verfolgte Selbst*, Onno van der Hart et al. (2008), beschreiben sehr eindringlich diesen starken Konflikt, allerdings mehr als Traumafolge, der die Betroffenen dann ohne Therapie lebenslänglich hilflos ausgeliefert sind. Ich betone hingegen in jeder der drei Phasen die sinnvolle und konstruktive, wenn auch, besonders ohne Therapie, sehr mühevolle Arbeit der Selbstheilungskraft.

Solange Kinder und Jugendliche den (Mit-)Täter(innen) noch ausgesetzt sind, sind sie oft nur in der Lage, die erste Aufgabe – den Alltag mit Traumata und/oder Traumafolgen zu überstehen – und bedingt die zweite – Kraft zu sammeln – zu erfüllen. Als Kraftressource sind Beziehungen zu freundlichen Erwachsenen, anderen Kindern und oft Tieren wichtig. Letztere sind die einzigen Lebewesen, denen bedingungslos zu vertrauen ist, weil sie keine Doppelbödigkeit kennen. Außerdem bauen sich viele traumatisierte Kinder eine positive Fantasiewelt auf, die heilsam ist, weil sie den überlebensnotwendigen Glauben an das Gute im Leben aufrechterhält. Dieselbe Funktion kann der religiöse Glaube übernehmen.

Die dritte Aufgabe der Selbstheilungskraft, die Traumaverarbeitung, findet in der Kindheit, wenn überhaupt, meist nicht direkt statt, da dies die Alltagsbewältigung behindern und überfordern würde. Die Traumata werden jedoch in symbolischer Form bearbeitet, in häufig sich wiederholenden Albträumen, in Fantasien, in denen mithilfe von »Helden« gegen Bedrohliches gekämpft wird, und durch symbolische Traumainszenierungen im Spiel oder in gemalten Bildern. Diese sind gleichzeitig ein verzweifelter und meist vergeblicher Versuch, die Umgebung auf das traumatische Geschehen aufmerksam zu machen, werden dem Kind aber regelmäßig verboten, wenn sie zu deutlich sind *(»so etwas malt man nicht«)*. Direktere Traumaverarbeitung ist erst möglich, wenn nicht nur die Traumatisierungen durch die ursprünglichen Täter beendet sind, sondern auch der Kontakt zu diesen abgebrochen ist. Denn jeder Täterkontakt aktiviert zumindest unbewusst die Traumaerinnerungen und retraumatisiert dadurch.

Spätestens mit der Pubertät enden in den meisten Fällen die sexuellen Traumatisierungen, entweder weil die Täter vor (inzestuöser) Schwangerschaft zurückschrecken, oder weil Jugendliche nicht mehr stimulierend wirken; denn der eigentliche »Reiz« liegt für die Täter vor allem in der Macht über unschuldig Ausgelieferte. Zudem trauen sich manche Jugendliche, den erwachsenen Täter zu bedrohen, sei es körperlich oder mit einer Anzeige. Sie trauen sich dies nicht nur, weil sie größer und körperlich kraftvoller geworden sind, sondern vor allem, weil sie wissen, dass sie notfalls ohne die Familie überleben könnten.

Sobald die sexuellen Traumatisierungen nicht mehr vorkommen und die Jugendlichen sich nicht mehr völlig abhängig fühlen, geraten sie in ein besonderes Dilemma: Sie erwarten von sich selbst, sich aus der ausgelieferten Lage zu befreien, sich zu wehren und/oder möglichst schnell erwachsen und unabhängig zu werden. Andererseits stehen diesem Bestreben mehrere starke innere Widerstände entgegen: Sie spüren genau, dass das Erwachsenwerden allein sie nicht aus der inneren Not und Ohnmacht befreien wird, denn sie »wissen«, wie schwer sie durch die Traumatisierungen und die daraus folgenden Dissoziationen beschädigt sind. Dennoch suggeriert ihnen der Verstand (und abwertende Täterintrojekte), sie müssten doch jetzt unabhängig und stark handeln und sich wehren, da sie ja »keine kleinen Kinder mehr sind«. Dies ist der eine Konflikt, der schon unerträglich werden kann, weil die Jugendlichen es sich selbst außerordentlich übel nehmen, wenn sie es nicht schaffen, sich gegen Übergriffe jeder Art zu wehren. In ihnen bildet sich dann eine brisante Mischung aus Hass und Selbsthass.

Es kommt jedoch ein weiterer Konflikt hinzu: Komplex traumatisierte Kinder haben von Erwachsenen sehr viel, manchmal fast ausschließlich Negatives erlebt: Traumatisierung und Im-Stich-gelassen-Werden. Infolgedessen haben sie neben und trotz der Idealisierung der Erwachsenen gelernt, diese zu hassen und zu verachten. Und nun sollen und wollen sie selbst zu diesen nur abzulehnenden Wesen werden. Sie spüren auch die sexuelle Triebenergie in sich, mit der sie gar nicht zurechtkommen, weil sie sie nicht annehmen können.

Ein dritter Konflikt entsteht dadurch, dass die Jugendlichen durch den Kontakt zu den Tätern und Mittäterinnen und die dadurch gegebene Notwendigkeit der Verleugnung der Traumata meist weiterhin ständig retraumatisiert werden. Durch die zunehmenden Kräfte wächst aber auch die innere Aggressivität gegen diese Täter, die sich wegen der Angst der inneren traumatisierten Kinder und wegen der realen Abhängigkeit jedoch meist nicht gegen die wirklich Gemeinten richten kann. Daher wird die Autoaggressivität immer höher.

Diese mehrfache innere Konfliktlage führt bei vielen als Kinder sexuell traumatisierten Pubertierenden oder Jugendlichen zu extremen Verweigerungs- und (auto-)aggressiven Reaktionen, wie beispielsweise Magersucht: *»Ich will eigentlich gar nicht leben, aber zumindest nicht wie ihr erwachsen werden oder gar weiblich attraktive Formen annehmen.«* Oder umgekehrt Esssucht: *»Wenn ich schon nicht verhindern kann, erwachsen zu werden, sorge ich wenigstens für eine Schutzschicht um mich herum; niemand wird mich so vergewaltigen wollen; außerdem ist Essen tröstlich und die einzige ungefährliche Befriedigung.«* Oder beides in einem, wie bei Bulimie: *»... und außerdem finde ich alle Erwachsenen und überhaupt das Leben zum Kotzen.«*

Häufig wird die überschießende Aggression aktiver und direkter als früher gegen sich selbst gerichtet: in selbstverletzendem Verhalten, meist Ritzen an Armen, Beinen und Bauch. Das bietet den Vorteil, die unerträgliche aggressive Spannung deutlich zu reduzieren und hilft oft auch gegen das unangenehme Dissoziationsgefühl des Neben-sich-Stehens. Zudem ist es eine Möglichkeit, auf das eigene Leiden aufmerksam zu machen, ohne es erinnern oder gar ansprechen zu müssen. *Frau B. beschrieb ihre Gefühle bei der Selbstverletzung mit: »Jetzt kommt der ganze Schmerz endlich raus.«*

Meiner Erfahrung nach kommt Selbstverletzung – auch später im Leben – nur vor, wenn noch Täterkontakt oder sehr täterähnlicher Kontakt besteht, durch den die mörderische Aggression auf den Täter jedes Mal neu aufgeladen wird und kein Ventil nach außen findet. Oft darf sie noch nicht einmal wahrgenommen werden, weil es sich tatsächlich um »Killerwut« (ein Ausdruck von Peter Levine) handelt, die zu Recht, bewusst oder unbewusst, als richtig gefährlich eingeschätzt wird. Wenn diese Art Wut, z. B. durch PC-Killerspiele, genügend aufgepeitscht wird und sich Mut verschafft, kann es im Extremfall zu Amokläufen kommen. Es ist für mich immer wieder erstaunlich, dass im Falle von Amokläufen bei der stets gestellten Frage nach dem »Warum« niemand an abgespaltene, kindliche Komplextraumatisierung denkt, wo doch eigentlich offensichtlich ist, dass bei einem derartigen Ausmaß an Extremaggression eine Komplextraumatisierung im Hintergrund zu vermuten ist.

Manche Betroffenen mit großem frühen Geborgenheitsmangel entwickeln in den Konflikten der Pubertät und Adoleszenz »psychotische« Symptome, die oft fälschlich für Schizophrenie gehalten werden: Sowohl die paranoide als auch die halluzinatorische Symptomatik sind dann Extremausprägungen der PTBS-Symptomatik. Die Paranoia besteht aus Ängsten, die in konkrete Verfolgungsängste gebannt wurden und daher erträglicher sind als frei flottierende Angst. Sie treten nur dann auf, wenn keine Erinnerung an die Traumatisierungen besteht.

Relativ häufig sind auch starke Phobien vor bestimmten, symbolhaften Tieren, z. B. Spinnen oder Schlangen, manchmal begleitet von halluzinatorischen Wahrnehmungen.

> *Bei der türkischen Klientin I., die in ihrer Kindheit in der Türkei realistische Angst vor Giftschlangen hatte, trat in ihrem Leben in Deutschland irrationale Schlangenphobie immer dann auf, wenn innerlich die sexuelle Gewalttat aus der Kindheit aktiviert war.*

Auch in Albträumen symbolisieren Schlangen nicht selten den bedrohlichen Penis.

Pseudohalluzinatorische Stimmen, die im Gegensatz zur Psychose als innere erkannt werden, sind entweder akustische Täterintrojekte und/oder Stimmen von traumatisierten inneren abgespaltenen Kindern.

> *Eine Klientin, Frau D., die mit fünf Jahren von mehreren Pornomafia-Tätern über längere Zeit schwersttraumatisiert worden war, hörte als Erwachsene innerlich immer wieder den Befehl, sich vor ein Auto zu werfen. In der Therapie wurde schließlich verstanden, dass dies die kleine Fünfjährige war, die sich selbst übel nahm, dass sie sich nicht in ein Krankenhaus »gerettet« hatte, indem sie sich auf*

dem Weg zum Traumatisierungsort vor ein Auto warf. Mit zwölf Jahren simulierte dieselbe Klientin, um sich wenigstens zeitweise vor den sexuellen Traumatisierungen durch den Stiefvater zu retten, eine Blinddarmentzündung, die tatsächlich zu einer körperlich völlig überflüssigen Operation führte.

Häufig beginnen mit der relativen inneren Unabhängigkeit in der Pubertät auch die inneren Verarbeitungsversuche durch sexuelle masochistische, gelegentlich auch sadistische oder pädophile Fantasien.

Es hängt sicher auch mit der Komplextraumatisierung zusammen, dass sehr viele in der Kindheit Traumatisierte in der Pubertät oder auch später eine homoerotische Ausrichtung entwickeln. Bei Mädchen erscheint dies auf den ersten Blick als Abwehr gegen die meist männlichen Täter. Dass Jungen, die ebenfalls meist durch Männer traumatisiert wurden, homosexuell werden, ist weniger verständlich. Vielleicht ist in beiden Fällen der wichtigere Aspekt, dass durch die homoerotische Wahl die Sexualität nicht dem eigenen Körper entspricht, und damit weniger ichsynton und weniger bedrohlich erlebt, also leichter auslebbar wird.

Manche, meist männliche, Jugendliche mit sehr starken Täterintrojekten geben die eigene Traumatisierung an Kinder weiter und missbrauchen jüngere Geschwister oder andere Kinder. Dies verstärkt die inneren Konflikte durch ein hinzukommendes massives, berechtigtes Schuldgefühl, das dann wiederum durch Gewalt, Sucht und andere Symptomatik abgewehrt werden muss.

Wenn betroffene junge Leute das Elternhaus verlassen, geraten sie oft in eine heftige Krise mit Ängsten und Depressionen. Meist wird dies für Ablösungsprobleme von der Familie und Angst vor der Selbstständigkeit gehalten. Meiner Vermutung nach entstehen diese Symptome eher dadurch, dass die Distanz zu den (Mit-)Tätern die abgespaltenen Traumata innerlich näherrücken lässt.

Spätestens, wenn die Betroffenen erwachsen sind und sich nicht mehr völlig ausgeliefert fühlen, beginnen sie mit der Aufarbeitung der Traumata: Sie sammeln zunächst Kraft und konfrontieren sich dann mit abgeschwächten Varianten ihrer frühen Traumatisierungen, um das noch immer bestehende kindliche Gefühl von Ohnmacht zu überwinden. Mit ihren Peinigern im Erwachsenenleben können sie, im Gegensatz zu denen aus der Kindheit, kämpfen oder auf andere Weise versuchen, ihre Intelligenz und Power einzusetzen, um mit den traumatischen und damit auch retraumatisierenden Anteilen in Beziehungen oder Situationen fertig zu werden, und sei es »nur«, um als Erwachsene *weggehen* zu können. Kämpfen ist für den Abbau des Aggressionsstaus aber natürlich zunächst besser.

So erklären sich z. B. die »völlig unverständlichen« Rückfälle bei Frauen, die vor ihren gewalttätigen Männern ins Frauenhaus flüchteten und dann, trotz starker Unterstützung der dortigen professionellen Helferinnen, zu ihren prügelnden und häufig auch vergewaltigenden Ehemännern zurückkehren: Sie verarbeiten dabei durch das wenigstens ansatzweise Sich-Wehren unbewusst kindliche Traumatisierungen.

Oft nimmt die Phase des Kräftesammelns mithilfe der Dissoziation Jahre oder sogar Jahrzehnte in Anspruch. Diese Tatsache macht es dringend erforderlich, dass die Verjährungsfrist für sexuelle Misshandlung aufgehoben wird. Häufig ist es erst jahrelang nach den Taten möglich, diese zu erinnern. Durch die starke (Gefühls-)Dissoziation der Anteile, die die Traumatisierungen tragen, können Betroffene oft lange Jahre fast frei von offensichtlicher Symptomatik leben. Die automatische Dissoziation bei Traumaassoziationen wird meist wenig bemerkt: von den Betroffenen aus Gewohnheit nicht und von der Umwelt deshalb nicht, weil die Dissoziation als »Verträumtheit« oder Unkonzentriertheit fehlinterpretiert und fälschlich für einen Charakterzug gehalten wird. Wie lange diese Phasen des Kräftesammelns dauern, ist u. a. von der Schwere der Traumatisierungen abhängig, also davon, wie viel psychische Kraft für deren Verarbeitung benötigt wird, und davon, ob der Kontakt zu den Tätern durch Trennung oder deren Tod beendet werden konnte. Erst dann kann die Kraft »angesammelt« werden und wird nicht jedes Mal durch den retraumatisierenden Kontakt wieder (weitgehend) zunichte gemacht.

Nach außen, und nicht selten auch für die Betroffenen selbst, wirkt es also oft so, als wären sie lange Zeit psychisch »völlig gesund« gewesen. Und »unerklärlicherweise« entwickeln sie plötzlich oder innerhalb kurzer Zeit das Vollbild einer schweren PTBS nach einem oft scheinbar geringfügigen Auslöser. Wie so häufig verstehen sich die Betroffenen dann selbst nicht und die Umwelt schon gar nicht. Bei genauerem Nachforschen ändert sich das Bild der lange Zeit »gesunden« Betroffenen: Meines Erachtens haben alle in der Kindheit sexuell Traumatisierten durchgängig PTBS-Symptomatik, die nur häufig nach außen nicht deutlich in Erscheinung tritt: Wer ist schon ohne entsprechende Schulung in der Lage, das Hauptsymptom Dissoziation zu erkennen, zumal oft die Betroffenen selbst sich kaum anders kennen, den dissoziativen Zustand des »Nicht-ganz-anwesend-Seins« also für normal halten? Auch Angstsymptome werden oft jahrzehntelang erfolgreich verborgen, indem Auslöser möglichst konsequent vermieden werden und nur wenige Eingeweihte von den gelegentlich doch zutage tretenden, irrationalen Ängsten der Betroffenen wissen. Bei Depressionen erfolgt ein sozial relativ unauffälliger Rückzug. Somatisierungen gelten als »normale« Erkrankungen. Selbst Magersucht und andere Essstörungen werden häufig nicht mit sexueller Komplextraumatisierung in Verbindung gebracht. Sie treten auch meist dann auf, wenn die *Erinnerung* an die Traumatisierungen abgespalten ist, sind also ein indirekter Versuch, diese ans Tageslicht zu bringen. Die Magersucht wird meist trotz ihrer Dramatik, die nicht ganz selten bis zum Tod führt, als allgemeine Angst vor dem Erwachsenwerden fehlinterpretiert oder gar als Folge der gesellschaftlichen Überbewertung von Schlankheit angesehen. Ich vermute, dass jeder Essstörung sexuelle Komplextraumatisierung zugrunde liegt, wobei die Essstörung vorrangig eine Reaktion auf das zweite Trauma ist: das Im-Stich-gelassen-Werden, vor allem durch die Mutter. Mütter, die bei sexueller Traumatisierung nicht schützen, haben das Kind bereits nach der Geburt teilweise abgelehnt, daher die orale Symptomatik. Da die Erinnerung an die Traumata abgespalten ist und nicht wiederkehren kann, solange Mittäterkontakt besteht, kann die Erkrankung meist nur abgemildert, nicht aber geheilt werden. Hier liegt m. E. die eigentliche Problematik der großen Schwierigkeiten in der Behandlung schwerer Essstörungen.

Erst, wenn die Angst sich zu Panik mit Herzrasen und Todesangst steigert, oder Arbeitsunfähigkeit eintritt, weil das Persönlichkeitssystem sich absolut weigert, noch jemals etwas zu »müssen«, oder die Betroffene von Suizidalität, Schlaflosigkeit, Albträumen und/oder Flashbacks in unerträglichem Ausmaß gequält wird, erkennen Fachleute, dass es sich um eine PTBS infolge Komplextraumatisierung in der Kindheit handeln muss.

Eine Klientin kam zur ambulanten Traumatherapie auf Anraten der Psychiaterin, die erspürt hatte, dass Traumatisches im Hintergrund sein müsse. Frau F. konnte nicht mehr als Krankenschwester arbeiten, weil sie zunehmend häufig am Arbeitsplatz heftig weinen musste, manchmal mit äußerst quälenden Erstickungsgefühlen. Die zusätzliche Qual: Sie wusste absolut nicht, weshalb. Es gab scheinbar keinerlei Anlass. Sie liebte ihre Tätigkeit, die sie sehr engagiert ausübte, war eine sehr geschätzte Mitarbeiterin und hatte keine Konflikte am Arbeitsplatz. Das von mehreren Psychiatern vermutete Burn-out-Syndrom, weil sie jahrelang ihre Großmutter gepflegt hatte, leuchtete ihr nicht wirklich ein, zumindest nicht als alleinige Ursache. Dazu war die Symptomatik zu spezifisch. Auch in der Therapie dauerte es lange, bis sich allmählich der Sinn des Weinens herauskristallisierte: An der dienstältesten und kompetenten Kollegin der Klientin vorbei war allen ein als arrogant und machtmissbräuchlich erlebter Vorgesetzter »vor die Nase gesetzt« worden. Es gab gemeinsame Versuche der Kolleginnen, etwas an der Situation zu ändern, die erfolglos blieben. Obwohl die Patientin keinen direkten Konflikt mit dem neuen Vorgesetzten hatte, erinnerte sie die Konstellation unbewusst an ihre Eltern und die eigene Ohnmacht als Kind. Hinzu kam, dass durch den Tod der Großmutter ein wichtiger Mittäterkontakt beendet war, sodass das Trauma sich zu zeigen beginnen konnte. Zu den Eltern hatte sie den Kontakt schon lange abgebrochen, sie konnten ihr aber täglich begegnen, da sie in derselben Gartenkolonie lebten. Zu diesem Zeitpunkt »wusste« Frau F. daher noch nichts von sexueller Traumatisierung durch den Vater, obwohl sie eindeutige Bilder von nächtlichen Szenenanfängen hatte, diese jedoch nie in ihrer Bedeutung ernst genommen hatte. Dazu wurde sie nun »gezwungen«, indem das innere traumatisierte Kind sich durch das Symptom des Weinens und der Luftnot immer wieder und so unübersehbar meldete, dass sie nach vielen Umwegen über verschiedene Ärzte einsah, psychotherapeutische Unterstützung zu brauchen. Das nächste Dilemma war, dass die über lange Zeit arbeitsunfähige Klientin einen Rentenantrag stellte und dieser trotz ausführlicher Bescheinigungen der Therapeutin zweimal abgelehnt wurde: Die Gutachter(innen), die mit komplexer PTBS, struktureller Dissoziation und dissoziativer Amnesie nicht vertraut waren, hatten bei ihr eine leichte depressive Episode oder sogar eine »leicht zu behebende Fehlhaltung« diagnostiziert. Das Problem war, dass Frau F. die Szenen nicht in den Missbrauchsdetails erinnern konnte, solange sie zwangsläufig noch Täterkontakt hatte. Sie zu überzeugen, dass ein Umzug sinnvoll sei, war ebenfalls nicht einfach, da innere Jugendliche von ihr es als einen Triumph des Vaters empfanden, wenn er sie »vertreiben« konnte.

Wenn die Erinnerung an sexuelle Traumatisierung fehlt, wird Psychotherapeutinnen, die aus eindeutiger Symptomatik auf die große Wahrscheinlichkeit solcher Traumata schließen, nicht selten unterstellt, dies ihren Klientinnen zu suggerieren. Abgesehen von der Frage, wozu sie das tun sollten – Traumaklientinnen gibt es noch immer weit mehr, als die darauf spezialisierten Praxen bewältigen können –, zeigt sich, wie schwer es ist, diesen Klientinnen etwas einzureden, wenn sie beispielsweise überzeugt werden sollen, dass sie sich heute in Sicherheit befinden. Erst wenn sie dies *spüren* können, glauben sie daran. Ebenso haben sie bei dissoziativer Amnesie der Traumata meist große Angst davor, jemanden zu Unrecht zu verdächtigen.

Das Dilemma der erwachsenen Verarbeitungsansätze, z. B. durch Reinszenierungen im »wahren Leben«, außerhalb von Therapie, besteht darin, dass die Erwachsene sich zwar beweist, dass sie nicht mehr hilflos ausgeliefert ist wie als Kind, sondern sich auf die eine oder andere Art in Sicherheit bringen kann, aber einen sehr hohen Preis dafür zahlt. Denn alle ihre Versuche zur Traumaintegration – durch Albträume, Panikattacken, Flashbacks und Reinszenierungen – führen zu weiteren traumatisierenden Erlebnissen bis hin zu realen Vergewaltigungen, sodass erneut (starke) Schädigung eintritt, die wiederum der Heilung bedarf. Zudem ist das Leben mit für sich selbst unbewussten Traumaverarbeitungsansätzen nicht gerade leicht, sondern immer wieder dramatisch und zusätzlich quälend, weil für die Betroffene in großen Teilen unverständlich, ganz abgesehen vom Unverständnis der Umwelt. Dennoch stimmt der Eindruck, den die Umgebung und oft auch die

Betroffene von sich selbst hat, keineswegs, dass sie immer wieder die gleichen Fehler macht. Es findet im Gegenteil ein äußerst sinnvoller Verarbeitungsprozess statt, die scheinbaren Wiederholungen sind tatsächlich fein angepasste Abstufungen, je nachdem, was gerade wichtiger ist: Selbstvertrauen aufzubauen durch Erfolgserlebnisse, oder sich mit einer weiteren, also heftigeren Stufe von Traumatisierung auseinanderzusetzen, was dann so wirkt, als würden die Dinge im Erwachsenenleben immer schlimmer. Tatsächlich »weiß« die Betroffene genau, was sie sich zumuten kann. Autoaggressive Symptome sind stets Verhinderung von Schlimmerem: *»Lieber schneide ich mich selbst, als mich umzubringen oder Amok zu laufen«* – eine unbewusste Entscheidung. Durch die wiederkehrende Dramatik von Ereignissen ist jedoch nicht leicht zu erkennen, dass es tatsächlich immer besser wird, so lange, bis die Lebenskräfte irgendwann aufgebraucht sind, was beispielsweise unter Sucht auch sehr schnell geschehen kann.

Die Traumaverarbeitung im Selbstheilungsprozess geschieht auf verschiedene Weise:

➢ Durch symbolische Verarbeitung in Albträumen. Diese Art der Verarbeitung ist am besten dosierbar, da sie nur vom eigenen Unbewussten gesteuert wird, also keine Beteiligung von anderen Menschen beinhaltet; sie wird jedoch von der Erwachsenen (dem ANP) am ehesten ignoriert: *»Was für einen Quatsch ich immer zusammenträume.«*
➢ Durch »zwanghafte« Fantasien, oft sexueller Art. Sie unterscheiden sich von »normaler« Fantasietätigkeit durch das Gefühl, die Fantasien kaum steuern oder stoppen zu können. Oft wiederholen sich diese Fantasien mit gleichen oder sehr ähnlichen Inhalten. Und sehr häufig sind sie mit Schuldgefühlen und dem Gefühl, unnormal zu sein, verbunden, was eine psychische Selbstschädigung durch Abwertung darstellt.
➢ Durch Panikattacken und »irrationale« Angstgefühle. Diese Symptome sind Gefühls- und Körper-Flashbacks ohne Erinnerungsbilder. Betroffene merken dabei sehr deutlich, dass etwas mit ihnen »nicht stimmt«, da die Panik eine offensichtliche Überreaktion auf relativ harmlose Auslöser darstellt oder sogar scheinbar aus dem Nichts auftaucht. Sie sind dann meist »gezwungen«, professionelle Hilfe

aufzusuchen, da sie allein den Ursprung der extremen Angst nicht erkennen können.

- Durch Flashbacks, also (meist) bildhaftes, emotionales Wiedererleben von Traumaszenen, die bei äußerem oder innerem Kontakt zu Traumaassoziationen auftreten. Flashbacks haben oft nur den Sinn, nichts in Vergessenheit geraten zu lassen, stellen damit aber eine erhebliche Qual dar. Vermutlich treten sie umso hartnäckiger auf, je geneigter die Erwachsene ist, die Missbrauchserinnerungen *durch Bagatellisieren* erträglicher zu machen. In den Flashbacks wird deutlich, wie grauenhaft es wirklich war.
- Durch Reinszenierungen, also reale, negative Erlebnisse, die in ihrer Struktur den früheren Traumatisierungen ähnlich sind und unbewusst aufgesucht oder mitgestaltet werden. Ziel dabei ist es, den ursprünglichen, kindlichen Ohnmachtsgefühlen zu entkommen und mit den Erlebnissen innerlich wie äußerlich fertig zu werden. Diese Reinszenierungen können durch die Beteiligung anderer natürlich am leichtesten »aus dem Ruder laufen« und zu heftigen Verletzungen der Betroffenen oder auch aller Beteiligten führen. Sie beinhalten für die Traumatisierte immer eine Mischung aus Gewinn von Stärke und Selbstbewusstsein und zwangsläufig auch Retraumatisierung. Der Preis, der für die allmähliche Heilung auf diese Weise »im wahren Leben« zu zahlen ist, ist also erheblich.

Patienten, die unter Panikattacken leiden, haben meist nur den Wunsch, sie mögen aufhören, ohne dass sich sonst etwas ändert. Wenn auf diesen verständlichen Wunsch, etwa in einer Verhaltenstherapie – natürlich in bester Absicht – eingegangen wird, ohne die Ursachen und Hintergründe zu eruieren, kann erneut und vermutlich stärker als zuvor eine Dissoziation von traumatisierten Anteilen entstehen. Manchmal, wenn die Erwachsene sehr erleichtert darüber ist, kann diese Symptomauflösung ohne Ursachenfindung aber auch der besseren Dosierung dienen, indem erst einmal die Alltagspersönlichkeit wieder »funktioniert« und erneut Kraft ansammeln kann, bis der nächste Anlauf zur Traumaverarbeitung möglich ist.

Die Klientin Frau G. hatte jahrelang Probleme, U-Bahn zu fahren. Sie tat es dennoch gelegentlich, um sich nicht völlig einschränken zu lassen, litt dabei aber unter Schmerzen über dem einen Auge, Atemnot, zunehmender Übelkeit und Angstgefühlen. In der Therapie fand sie heraus, dass diese Symptome mit einem Kind verbunden waren. Dieses Kind war vom Vater, der es regelmäßig missbraucht hatte, in den Keller gesperrt worden, wo es unerträgliche Angst hatte, nie mehr herauszukommen. Dieses Gefühl wurde getriggert durch das zeitweilige Nicht-heraus-Können aus der U-Bahn. Als dem Kind, welches das Eingesperrtsein das erste Mal erlebt hatte, versprochen wurde, es in Sicherheit zu bringen, war das Symptom sofort dauerhaft verschwunden. Die Patientin bemerkte es erst bei der zweiten U-Bahn-Fahrt und war deshalb überzeugt, dass es nicht auf ein bewusstes Gegensteuern nach dem Gespräch über das Angstkind zurückzuführen war. Es reichte, dem Kind das Versprechen zu geben, denn es wusste durch vorangegangene Rettungsaktionen, dass auf die Einhaltung des Versprechens durch die Erwachsene Verlass war. Die Therapeutin sollte darauf mit achten, da manchmal so viel »innerlich los« ist, dass die Klientin den Überblick verlieren kann, wenn mehrere Kindanteile »in der Warteschleife« sind. Klientinnen sollten sich solche Versprechen vorsichtshalber notieren.

Durch die oben beschriebenen unterschiedlichen Verarbeitungsarten erfolgt im Leben von erwachsenen komplex Traumatisierten ein ständiger Wechsel zwischen Stabilisierung und Traumaverarbeitung, wie er auch in einer guten Traumatherapie angestrebt wird. Da jedoch die Steuerung der Selbstheilung unbewusst vor sich geht, ist es für die Betroffenen sehr schwer, sich selbst und den positiven Sinn ihrer Handlungen zu erkennen, insbesondere, wenn die Erinnerung an die Traumata fehlt. Dann fühlen sich Betroffene z. B. »verrückt«, weil sie »nicht anders können«, als sich wieder so einen »faszinierenden Macho« zu suchen, weil die netten Männer »langweilig« sind.

Noch komplexer und undurchschaubarer wird die Situation dadurch, dass mehrere solcher Selbstheilungsprozesse parallel in unterschiedlichen Stadien verlaufen. Dadurch können die Betroffenen sich selbst noch schwerer verstehen, denn sie wirken in manchen Bereichen »normal« oder sogar besonders stark, weil kampferprobt, zeigen in anderen jedoch völlig irrationale, hilflos-aggressive oder ängstliche Überreaktionen.

Und diese Prozesse verändern die Reaktionsbereitschaften, ohne dass klar wird, wodurch, da auch die Selbstheilung großenteils unbewusst verläuft – ein wirklich anstrengendes Leben.

Möglicherweise ist die folgende Tatsache ein kleiner und mit der Heilung zunehmender Trost für Betroffene: Es gibt wohl nichts, was die Intelligenz und Selbstheilungskraft stärker fördert als Komplextraumatisierung in der Kindheit.

1.4 Symptomatik der erwachsenen Betroffenen

Wie schon Freud erkannte, sind Symptome Kompromissbildungen zwischen dem Verdrängten bzw. Dissoziierten, das zurückkehren möchte, und dem Bewusstsein, das sich davon überfordert fühlt und die mühsam aufgebaute Stabilität nicht verlieren möchte. Die Symptome der erwachsenen komplex Traumatisierten sind Hinweise auf abgespaltene, innere Kindanteile, denen es sehr schlecht geht und die sich zeigen, weil sie aus dem Trauma, in das sie durch die Dissoziation »hineingebannt« blieben, heraus wollen. Sie beruhigen sich, wenn ihre Lage deutlich erkannt und ihnen überzeugend Rettung versprochen wird. Vor allem, wenn bereits innere Kinder in Sicherheit gebracht wurden, beruhigen sich die nächsten inneren Kinder, die sich durch Symptome zeigen, sofort durch das Versprechen, sie ebenfalls an den sicheren Kinderort zu bringen, sobald dies möglich ist. Dies ist der Fall, wenn die Betroffene sich stark genug dafür fühlt und alle nötigen Vorbereitungen getroffen wurden.

Alle PTBS-Symptome sind also nicht lediglich als Einschränkungen, Mängel und Behinderungen anzusehen, sondern vor allem als bestmögliche und bestmöglich dosierte Schritte zur Heilung. Sie sind der jeweiligen Gesamtsituation genial angepasste und aufeinander abgestimmte Traumaverarbeitungsschritte: Bis zum Ende der realen Kindheitstraumatisierungen sind vor allem Schutzreaktionen vonnöten; danach sammelt die Psyche durch die relative »Normalität« des Lebens Kraft, um sich dann, sobald sie sich stark genug dafür fühlt, auf verschiedene Weise mit den Traumata auseinanderzusetzen, um sie zu integrieren und zu heilen, so schnell wie nur irgend möglich.

Wie schon erwähnt, lassen sich die Folgen von Komplextraumatisierung wie beim Akuttrauma in die drei Kategorien Freeze, Flight und Fight einteilen, die ich auf den folgenden Seiten näher beschreiben werde.

1.4.1 Freeze: Dissoziation

Wenn ein Tier einer plötzlichen, lebensbedrohlichen Gefahr ausgesetzt ist und keine Möglichkeit zu Flucht oder Kampf sieht, erstarrt es im Totstellreflex, im Englischen Freezing genannt. Damit der Feind keine unwillkürliche Bewegung, kein Zucken oder dergleichen wahrnimmt und daran erkennt, dass es sich um Lebendiges, also Essbares handelt, hat das Tier den Reflex entwickelt, das Nervensystem völlig vom Körper »abzukoppeln«. Aller Wahrscheinlichkeit nach passiert beim Tier dasselbe wie beim Menschen in der Dissoziation: Die »Psyche« des Tieres oder des Menschen »verlässt« vorübergehend den Körper – weswegen dieser nicht mehr uneingeschränkt bewegt werden kann –, um sich innerlich in Sicherheit zu bringen, wenn es äußerlich nicht möglich ist oder erscheint. Diese innere Flucht und äußere Erstarrung ist dann der beste zur Verfügung stehende Rettungsmechanismus; er hat jedoch den Nachteil, dass er handlungsunfähig macht, solange er wirkt. Komplex Traumatisierte fragen sich immer wieder vorwurfsvoll: »*Warum habe ich nichts getan, bin nicht weggelaufen, warum wehre ich mich heute nicht, wenn ich angegriffen werde, wie ich es doch eigentlich könnte?*« »Schuld« ist einerseits die Dissoziation: Jemand, der nicht (richtig) anwesend ist, weil er im Trauma oder später bei Triggern dissoziiert, kann nicht handeln; und zum anderen die Regression bei Triggern: Die Jugendliche oder Erwachsene, die durch einen oder mehrere assoziative Auslöser getriggert ist, »wird« sofort, automatisch und meist unbewusst, innerlich zu dem dissoziierenden Kind, dem das getriggerte Trauma zum ersten Mal passierte. Viele komplex Traumatisierte realisieren zunehmend, dass sie sich in solchen Situationen nicht erwachsen, sondern wie ein Kind fühlen.

Es gibt verschiedene Arten der Dissoziation, die in unterschiedlichen Kombinationen vorkommen. Alle können sowohl während einer Traumatisierung als direkte Abwehr- und Schutzreaktion auftreten als auch später durch innere oder äußere Trigger (Traumaassoziationen) erneut ausgelöst werden, als würde das Trauma erneut geschehen, was eine mehr oder weniger starke Retraumatisierung verursacht:

- Vollständige Dissoziation
- Dauerhafte, völlige Dissoziation
- Körper-Verlassen mit Erinnerung
- Zersplitterte Dissoziation
- Teilweise Dissoziation
- Dissoziation von Gefühlen
- Dissoziation zwischen Sexualität und Gefühl
- Dissoziation von Erinnerungen (dissoziative Amnesie)
- Dissoziativer Zustand
- Dissoziation in das »Traumaland«
- Strukturelle Dissoziation
- Somatoforme Dissoziation

Bei der *vollständigen Dissoziation* »trennt sich« das gesamte Bewusstsein vom Körper und verschwindet »weit weg«, der Ort wird meist nicht näher spezifiziert. Manchmal, z.B. bei Nahtoderlebnissen, befindet er sich in beschreibbaren Gegenden bzw. Zuständen, die jedoch nichts mit der physischen Realität zu tun haben. Wird der Ort nicht erinnert, ist diese Art von Dissoziation danach von »Zeitverlust« geprägt, also retrograder Amnesie: Die Betroffenen wissen nach der »Rückkehr« nicht, was sie in den letzten Minuten, Stunden oder – bei DIS-Klientinnen – auch Tagen getan haben.

Diese Dissoziation tritt bei extremer körperlicher Bedrohung mit Todesangst, bei extremer sexueller Misshandlung mit Todesangst, bei Klientinnen mit dissoziativer Identitätsstörung, also bei sehr frühen, sexuellen Extremtraumata mit Todesbedrohung, bei Nahtoderlebnissen durch Unfälle oder körperliche Extremerkrankungen, bei Folter mit Todesangst und Ähnlichem auf. Die komplette Dissoziation kann dann später bei Überforderung (u. U. durch Trigger) erneut auftreten.

Herr B. wurde als Erwachsener schwersttraumatisiert, als nach einem Pfortaderverschluss vergeblich versucht wurde, bei Bewusstsein den Thrombos aufzulösen, was unerträgliche Schmerzen verursachte.

Später dissoziierte er bei Überforderung immer wieder völlig mit Zeitverlust.

Die *dauerhafte, völlige Dissoziation* tritt bei kindlichen Extremtraumata auf. Dabei flüchtet ein Teil des betroffenen Kindes und will dauerhaft wegbleiben, *will* nicht nur sterben, sondern »stirbt« psychisch tatsächlich. Eigentlich geht es natürlich nicht ums Sterben, sondern um eine dauerhafte Flucht aus unerträglicher Gegenwart. Dies gelingt, weil Kinder erst ab dem ca. siebten Lebensjahr realisieren, was Leben und Sterben bedeuten. Es ist nicht ganz leicht, bei der Erwachsenen zu erkennen, ob es einen solchen völlig abgespaltenen Anteil gibt; manchmal versteckt er sich in einem Körpersymptom. Wenn er gefunden und integriert werden kann, bedeutet dies eine starke Veränderung des Lebensgefühls für die Betroffenen. Sie fühlen sich wieder präsenter und nehmen ihre Umgebung viel deutlicher, farbiger wahr (s. Kap. 4.1.4).

Beim *Körper-Verlassen mit Erinnerung* trennt sich in extremer (sexueller) Traumatisierung die Psyche vom Körper, »schwebt« darüber, meist etwas entfernt, z.B. in einer Zimmerecke, und kann wahrnehmen, was geschieht, ohne etwas körperlich zu empfinden oder zu fühlen. Diese »Beobachterin« ist zwar im Raum anwesend, ist aber völlig gelähmt, kann nichts tun, da sie ja keinen Körper hat.

Bei der *zersplitterten Dissoziation* spalten sich in einem extrem traumatischen Erlebnis mehrere Anteile ab, die in der Therapie einzeln wieder aufgefunden werden können. Oft haben sie sich in verschiedene unerträgliche Gefühle aufgeteilt: Ohnmachtsgefühl, Panik, extreme Wut, Schmerz u.a.

Teilweise Dissoziation bedeutet, dass das Bewusstsein teilweise »weggeht«, sodass sich die Betroffene »nicht ganz anwesend«, »etwas neben sich stehend« (Depersonalisation) oder »wie im falschen Film« (Derealisation) fühlt. Diese traumabezogene Variante der teilweisen Dissoziation tritt durch ein Ausblenden von assoziativ angetriggerten Traumaerinnerungen auf. Die Betroffene ist dann noch passiv anwesend und kann auf Anweisung reagieren, jedoch nicht aktiv initiativ werden, bis der Zustand abgeklungen ist. Das ist wichtig zu wissen, falls dieser Zustand in der Therapie auftritt: Durch klare Anweisungen ist Reorientierung möglich. Diese Art von Dissoziation ist meist gemeint, wenn bei der

Beschreibung von PTBS-Symptomatik von Dissoziation gesprochen wird, z.B. im ICD-10-Diagnoseschlüssel.

Es gibt auch eine normale, ökonomische Variante der teilweisen Dissoziation, die wir alle täglich erleben: das teilweise Ausblenden der Gegenwart, wenn die Aufmerksamkeit nicht beansprucht wird, z.B. beim Autofahren oder Spazierengehen mit gleichzeitigem Nachdenken oder Tagträumen. Dies ist die Grundlage der Möglichkeit zur positiven Dissoziation (s. Kap. 2.4), die auf verschiedene Weise zur Heilung von Traumata eingesetzt werden kann.

Bei der *Dissoziation von Gefühlen* bleibt das Bewusstsein anwesend im Trauma, schaltet jedoch das körperliche und emotionale Empfinden entweder völlig ab oder schwächt es sehr ab. Dies führt zu einer kompletten Erinnerung des Traumageschehens, ohne es jedoch als eigenes Erleben völlig zu realisieren.

Das Phänomen der *Dissoziation zwischen Sexualität und Gefühl* findet sich als Folge bei *allen* in der Kindheit sexuell Traumatisierten. Entweder wird im Erwachsenenalter gar keine Partnerschaft eingegangen oder eine (zunehmend) asexuelle, oder aber die Sexualität ist scheinbar erstaunlich normal, eventuell sogar besonders ausgeprägt. Bei gelebter Sexualität, auch autoerotischer, stellt sich jedoch bei genauerer Betrachtung heraus, dass sie zwar u.U. durch große Erregungsfähigkeit gekennzeichnet ist, aber völlig abgespalten bleibt von Liebesgefühlen. Stattdessen ist die Sexualität indirekt verbunden mit der sexuellen Misshandlung durch masochistische, sadistische oder promiskuöse Bilder oder Fantasien und/oder Negativempfindungen zu sich selbst wie Selbstablehnung, Selbstabwertung oder Selbstbestrafung. In manchen Fällen bezieht sich die Abspaltung auf das Liebesobjekt: Die Betroffene empfindet starke sexuelle Erregung *und* starke Liebesgefühle, aber stets nur bei einem Partner, der dies nicht verdient, da er die Liebe nicht erwidert, sondern im Gegenteil auf verschiedene Weise quält.

Die *Dissoziation von Erinnerungen (dissoziative Amnesie)* ist eine häufige Form von Dissoziation, die auch Nichttraumatisierte kennen: Um im Umfeld einigermaßen konfliktfrei leben zu können, ist es oft das ökonomischste Vorgehen, die Erinnerung an bestimmte Erlebnisse unbewusst abzuspalten. Kindern und dissoziationsgeübten Jugendlichen gelingt dies leicht. Kinder fangen erst mit drei Jahren an, allmählich zwischen Wachzustand und Traum zu unterscheiden (Holzinger 2007). So wird die traumatische Erinnerung behandelt wie ein böser Traum, den man hinter sich lässt, und wenn dies chronisch geschieht – unterstützt durch die Abwehr von verleugnenden Erwachsenen – und generalisiert wird, fehlt später den erwachsenen Traumatisierten entweder »die gesamte Kindheit« – zumindest empfinden sie es so, meist lassen sich natürlich doch bestimmte Erinnerungen eruieren –, oder die Betroffenen sind – wenn es auch viele gute und neutrale Erlebnisse gab, die mittels selektiver Dissoziation als einzige erinnert werden – trotz vielleicht schwerster Traumatisierungen der ehrlichen Meinung, eine »schöne Kindheit« durchlebt zu haben. Die dissoziative Amnesie ist meist nicht aufzuheben, solange Täter- oder Mittäterkontakt besteht. Da bei sexueller Traumatisierung zumindest der Mittäterkontakt oft bestehen bleibt, ist die Erinnerung an den Verrat durch die nicht schützenden Erwachsenen noch viel häufiger von dissoziativer Amnesie betroffen als die Erinnerung an die sexuelle Gewalt. Außerdem fehlt hier meist auch das vage Gefühl, etwas Wichtiges über sich selbst nicht zu wissen, das in Bezug auf das sexuelle Trauma oft vorhanden ist.

Dissoziativer Zustand wird der »getriggerte« Zustand genannt, in den Traumatisierte geraten, wenn eine Assoziation unbewusst ein dissoziiertes Trauma aktiviert hat. Der Zustand kann, abhängig von der Stärke der notwendigen Abwehr, teilweise oder komplette Dissoziation beinhalten.

Mit *Dissoziation in das »Traumaland«* benenne ich einen getriggerten Zustand, in dem sich mehrere Traumatisierungen über die sogenannten Traumabrücken zu einer Gesamtatmosphäre von mehr oder weniger extremer Schwere, Schwärze, Ohnmacht, Hoffnungs- und Aussichtslosigkeit verbunden haben. Durch einen meist unbewussten Trigger kann die Stimmung plötzlich in diese Schwärze »kippen«. In manchem günstigen Fall, z. B. mittels Humor, kippt sie auch fast ebenso schnell zurück, aber meist ist ein großer innerer und äußerer Aufwand nötig (s. Kap. 3.2.1, darin »Trigger erkennen«), um aus diesem schrecklichen Zustand wieder zu relativer »Normalität« des Lebensgefühls zu finden. Triggerung ins »Traumaland« kann schon bei kleineren Auslösern passieren, wenn die inneren Traumabrücken stark sind, sodass schnell mehrere Traumata aktiviert sind. Oft tritt sie nach starken Triggerungen auf und bleibt dann lange bestehen. Ein Beispiel dafür ist die sogenannte »postnatale

Depression« oder »Wochenbettpsychose«, die ich in vielen – eventuell den meisten – Fällen nicht für eine reaktive Depression halte, sondern für ein nicht erkanntes PTBS-Symptom nach der starken genitalen Triggerung durch die Geburt. Die Frauen sind in diesem Zustand nicht einfach niedergeschlagen, sondern in einem so starken dissoziativen Ausnahmezustand, dass sie sich selbst kaum wiedererkennen und nicht selten für psychotisch gehalten werden.

Der Begriff der *strukturellen Dissoziation* wurde von van der Hart, Nijenhuis und Steele in mehreren Veröffentlichungen (zusammengefasst in *Das verfolgte Selbst*, 2008) eingeführt, um in Anlehnung an Janet eine stets nach kindlicher Komplextraumatisierung auftretende, ohne Therapie dauerhafte Persönlichkeitsspaltung in zwei miteinander in Konflikt stehende Seiten zu bezeichnen: Die eine Seite versucht, möglichst frei von Traumafolgen – also zwangsläufig verleugnend –, dem Streben nach Bedürfnisbefriedigung eines »normalen« Lebens nachzugehen. Sie wird »Anscheinend normaler Persönlichkeitsanteil« (ANP) genannt, da ihr die Traumafolgen so gut wie nicht anzumerken sind.[2] Die andere Seite trägt bewusst und/oder unbewusst die Traumaerinnerung und die Traumafolgen und ist bestrebt, diese so bald wie möglich wieder in die Persönlichkeit zu integrieren, was dann zunächst die bekannten, auffälligen PTBS-Symptome verursacht. Dieser Anteil wird »Emotionaler Persönlichkeitsanteil« (EP) genannt.[3] Bei komplex Traumatisierten spaltet sich der EP weiter in mehrere Anteile auf.

Der Begriff *der somatoformen Dissoziation* wird verwendet, um körperliche Symptome zu bezeichnen, die durch abgespaltene Traumata entstanden sind und diese sehr bewusstseinsfern »tragen«.

Der Abwehrmechanismus der Dissoziation ist bei Traumatisierung äußerst hilfreich, da sie, insbesondere die strukturelle Dissoziation, ein relativ normales Leben ermöglicht. So sind viele komplex Traumatisierte in der Lage, einen anspruchsvollen Beruf zu erlernen und auszuüben,

2 Die Bezeichnung *»Anscheinend normaler Persönlichkeitsanteil«* ist etwas unglücklich, sie wird von vielen Betroffenen als abwertend empfunden.

3 Auch die Bezeichnung *»Emotionaler Persönlichkeitsanteil«* ist missverständlich, weil nur die traumaassoziierten Gefühlsanteile gemeint sind, die die Traumaerinnerungen und -folgen »tragen«.

auch weil im Beruf die Beziehungen meist nicht so nah, daher nicht so leicht triggernd sind. Dennoch bringt die Dissoziation auch viele Probleme mit sich:

Zum einen die oben erwähnte Amnesie, die zugleich das Identitätsgefühl erheblich beeinträchtigt. Komplex Traumatisierte haben oft das berechtigte Gefühl, sich nicht wirklich zu kennen, d. h., nicht zu wissen und zu empfinden, wer sie wirklich sind und was sie erlebt haben. Die komplette Dissoziation führt zu Erlebnissen von »plötzlich irgendwo sein und nicht wissen, wie man dorthin gekommen ist«, die zu extremer Verunsicherung führen. Wenn kein Verlass auf die eigene Wahrnehmung ist, worauf dann überhaupt im Leben?

Bei sehr starker Dissoziation eines großen psychischen Anteils der Betroffenen entsteht eine so starke Fixierung im betreffenden Alter, dass sich die/der Erwachsene in bestimmten Situationen insgesamt so alt fühlt wie zum Zeitpunkt der ersten entsprechenden Traumatisierung.

Herr S., von frühester Kindheit an durch einen sadistischen Vater gequält, wurde im Alter von zwölf bis 14 Jahren von der Mutter sexuell missbraucht. Davon erinnerte er nur den Beginn von Traumaszenen mit starkem Ekel und Panik, die Traumatisierungen selbst musste er komplett dissoziieren. In der Therapie wurde ihm bewusst, dass er sich immer, wenn er unter Menschen ist, wie ein Zwölfjähriger fühlt und Angst vor allen Erwachsenen hat.

Durch chronische Dissoziation entsteht ein manchmal durchgängiges Lebensgefühl des Ausgeschlossenseins von der Welt und allen anderen Menschen, ein Nicht-ganz-auf-der-Welt-anwesend-Sein, das oft auch körperlich empfunden wird.

Bei Frau W. fiel in einer Körpertherapie auf, dass die Zehen stets leicht vom Boden abgehoben waren. Sie berichtete, dass sie als Kind schon orthopädische Übungen deswegen machen musste, und dass sie seit der Pubertät ein ausgesprochen schlechtes Verhältnis zu ihren Füßen hatte. Sie hatte eine so starke Abwehr gegen das Füßewaschen, dass sie als Jugendliche oft mit Socken ins Bett ging und dachte, dass sie nie heiraten könne, denn das sei einem Mann ja nicht verständlich zu machen. In der Traumatherapie erkannte sie die missbrauchsbedingte Abwehr von Sexualität und den über die Zehen und Füße ausgedrückten Versuch, insgesamt nicht ganz auf dieser Erde zu sein.

Das völlige Dissoziieren bei extremer sexueller Traumatisierung hinterlässt eine »Durchlöcherung« der Ich-Grenzen, die nicht nur die eigene, aktive Abgrenzung gegen andere sehr erschwert, sondern auch dafür anfällig macht, als »Opfer« des frühen Abwehrmechanismus der projektiven Identifikation durch andere zu fungieren – das bedeutet, diese können unbewusst ihren »Seelenmüll« bei der Traumatisierten »abladen«, die diesen für eigene Gefühle und Impulse hält. Viele Betroffene werden es kennen, plötzlich zu entdecken, dass bestimmte negative Gefühle gar keine eigenen waren, sondern von der Umwelt übernommene.

Nach Extremtraumatisierung kann dieser Mechanismus sogar dazu führen, dass die Betroffene bei entsprechendem Kontakt anfällig wird, die »gesamte Psyche« bzw. das Identitätsgefühl von Sterbenden bzw. Verstorbenen zu übernehmen.

Frau I., die bereits erwähnte, türkische Klientin mit der Schlangenphobie, die seit langen Jahren sehr erfolgreich und verantwortungsvoll als Krankenschwester auf einer Intensivstation arbeitet, kam in der Phase der Bearbeitung des kindlichen sexuellen Missbrauchs (mit Penetration) einmal zur Sitzung und war sehr verlangsamt, nicht ganz anwesend, wirkte insgesamt verändert und sagte wörtlich: »Es ist vorbei. Ich warte nur noch auf mein körperliches Ende. Vielen Dank für Ihre Bemühungen, Frau Kahn, Sie haben mir sehr geholfen, aber es nützt jetzt alles nichts mehr.« Auf meine erschrockene Nachfrage antwortete sie: »Nein, ich will mich nicht umbringen. Ich fühle mich nur zu schwach zum Weiterleben und warte auf das Ende.« Ich erinnerte mich daran, dass sie in der letzten Sitzung vom gerade miterlebten Tod einer Patientin auf ihrer Station, einer alten Dame, berichtet hatte, die mit dem Sterben extra auf den Dienst meiner Klientin gewartet hatte, sich von ihr bis zum Schluss die Hand halten ließ, und so auf sie fixiert war, dass die Kolleginnen meiner Klientin rieten, gut auf sich aufzupassen. Ich äußerte die Hypothese, dass sie die Psyche der Verstorbenen aufgenommen haben könnte, worauf sie die Augen schloss, noch weiter dissoziierte und in sich zusammensank. Ich bat innerlich um einen Engel, der die Seele der alten Frau weiterführen möge, und konnte kurz darauf »beobachten«, wie meine Klientin von der anderen Psyche befreit wurde und sich wieder etwas aufrichtete. Sie öffnete die Augen, war noch sehr schwach und flüsterte: »Es war ihr Tod, nicht meiner«, ein Satz, an den sie sich später nicht erinnern konnte, sie war also noch in einem sehr dissoziativen Zustand. Nach ca. einer halben Stunde hatte sie sich soweit erholt und war durch reorientierendes Gespräch mit mir wieder bei sich selbst angekommen, sodass sie die Praxis verlassen konnte. In diesem Gespräch vermutete sie, dass ihr diese Art von Übernahme schon mehrmals mit Verstorbenen passiert war. Zum Glück hatte sie einige Tage frei, in denen sie sich in gewohnter Weise mittels sicherem Ort und positivem EMDR stabilisierte, und wenige Tage später konnte sie ihren Dienst wieder völlig normal antreten und ausfüllen. Und zum Glück war sie nicht in Behandlung bei einer Therapeutin mit wenig Erfahrung mit Komplextraumatisierung, die sich womöglich verpflichtet gefühlt hätte, sie als psychotisch einweisen zu lassen. Diese Klientin ist auch ein gutes Beispiel für die schützende Tätigkeit der strukturellen Dissoziation, die bewirkt, dass große Anteile der Psyche (der ANP) unbehelligt von Traumafolgen funktionsfähig bleiben.

Wenn bei geringsten assoziativen Auslösern oder sogar generell bei jeder Art von Überforderung erneut automatisch (teilweise) Dissoziation als Selbstschutz einsetzt, ist die Konzentrationsfähigkeit sehr beeinträchtigt.

Lehrer beklagen dann irrtümlicherweise Kinder, die »ständig vor sich hinträumen«, die »mehr könnten, wenn sie nur wollten«, die »unerklärlicherweise außerordentlich wechselhafte Leistungen bringen« Die Kinder – und oft ebenso die als Kind traumatisierten Erwachsenen – wissen selbst nicht, woran es liegt, dass sie sich so schlecht konzentrieren können und lasten es sich als eigenes, charakterbedingtes Unvermögen an.

Wer dissoziiert, sobald er angegriffen wird, kann sich logischerweise nicht zur Wehr setzen. Dies ist schon schlimm genug. Wer zusätzlich jedoch nicht weiß, dass er dissoziiert, was das ist und warum er es tut, wird sich selbst den Vorwurf machen, zu blöd zu sein, sich zur Wehr zu setzen, zu feige, zu ängstlich etc. Zudem entsteht auch hier wieder das höchst unangenehme und unverständliche Gefühl, sich nicht auf sich selbst verlassen zu können, was zur schon vorhandenen eine zusätzliche Verunsicherung hinzufügt. Hier gibt es Beispiele ohne Zahl, wo Betroffene sich im Nachhinein vorwerfen, sich nicht angemessen gewehrt zu haben gegen ungerechtfertigte Angriffe oder ausbeuterische Grenzüberschreitungen.

Als Erwachsene leiden komplex Traumatisierte durch chronische Dissoziation an qualvoller Selbstentfremdung und Selbstabwertung. *»Wenn ich zeitweise ganz normal empfinde und reagiere, dann aber wieder völlig unverständlich, überzogen und irrational, muss ich ja wohl irgendwie verrückt sein, zumal mir das alle meine Partner attestierten.«*

Am stärksten ausgeprägt ist diese Selbstbezichtigung, wenn es in der Kindheit »nur« eine oder wenige Traumatisierung(en) gab, die nicht nur emotional abgespalten wurden, sondern als komplette Erinnerung. Solange die Erinnerung nicht wiedergekehrt ist, hat die Erwachsene kaum eine Chance, sich selbst in ihren »unangemessenen« Reaktionen wie starkem Misstrauen, irrationalen Ängsten, Panik, Minderwertigkeitsgefühlen, Körperreaktionen etc. zu verstehen, was eine spezielle Form des Leidens an sich selbst ausmacht.

Die strukturelle Dissoziation hat zum einen zur Folge, dass ein sehr häufig auftretender und Energie verschleißender innerer Konflikt besteht. Eine andere, meines Wissens bisher wenig beachtete Folge ist, dass alle abgespaltenen Anteile im Alter der ersten jeweiligen Dissoziation »stecken bleiben«, also fixiert sind, und infolgedessen nicht die darauffolgenden Entwicklungsphasen mit vollziehen. Das ist in den meisten Fällen die ödipale Phase und nach der Latenz die Pubertät und Adoleszenz. Diese Entwicklungsphasen werden nur vom ANP durchlaufen. Tatsächlich haben also wichtige Teile der Persönlichkeit gar nicht daran teilgenommen. Diese notwendigen Entwicklungsschritte der traumatisierten Anteile können natürlich nicht allein durch das Retten der betroffenen Kindanteile nachgeholt werden. Jedoch schafft deren Integration eine notwendige Voraussetzung für dieses »Nachreifen« der EPs.

Da bei Komplextraumatisierung meist weder Kampf noch Flucht möglich sind, ist die Dissoziation der Hauptabwehrmechanismus im

Trauma und leistet auch später gute Dienste, wenngleich er einige Nachteile nach sich zieht. Als Erwachsene gewinnen die folgenden Flucht- und Kampfmechanismen an Bedeutung.

1.4.2 Flight: Vermeidung, Flucht- und Schutzreaktionen

Auch wenn die Erinnerung an kindlichen Missbrauch und andere Qualen vorhanden ist, werden ohne therapeutische Unterstützung meist die Auslöser für Symptome (Trigger) nicht erkannt. Weil es *»doch schon so lange her ist«*, kann sich die Betroffene nicht vorstellen bzw. kommt gar nicht auf die Idee, dass Assoziationen zu Traumata noch nach Jahrzehnten ihre Symptome wie Angst, Panik, Erstarrung, »grundloses« Weinen, wütende Überreaktionen und psychosomatische Symptome hervorrufen können. Natürlich weiß auch ihre Umgebung nicht, dass dissoziierte Erlebnisse fast unverändert im Gehirn bestehen bleiben, und reagiert häufig mit Befremden, Abwertung oder Mitleid auf die Symptomatik, was dazu führt, dass Betroffene, die ohnehin unter starkem Misstrauen leiden, sich immer mehr zurückziehen.

> *Frau Y., deren Onkel sie in der Kindheit über Jahre missbraucht hatte, hatte bei Therapiebeginn »damit kein Problem«. Vielmehr litt sie darunter, dass sie beim U-Bahn-Fahren immer wieder wegen akuten Harndrangs den Zug verlassen musste. Ins Kino oder Theater ging sie aus dem gleichen Grund gar nicht mehr, weil es ihr zu peinlich war, die Vorstellung zu »stören«. Es fiel ihr schwer zu realisieren, dass ein Zusammenhang mit den Kindheitstraumata und den im Harndrang somatisierten Folgeängsten bestand.*

Vermeidungsverhalten, Hypervigilanz (erhöhte Wachsamkeit), Klaustrophobie (Angst in engen Räumen), Agoraphobie (Angst, die sichere Wohnung zu verlassen)

Je mehr und unterschiedlichere Traumatisierungen es gab, umso mehr assoziative Auslöser sind im Heute vorhanden, und umso allgemeiner sind die Ängste. Um nicht ständig in Angst leben zu müssen, neigen viele Betroffene dazu, allem »Gefährlichen« aus dem Wege zu gehen und bleiben am liebsten in ihrer Wohnung, wo sie sich noch am sichersten fühlen. Vermeidung hat leider einen selbstverstärkenden Effekt: Wird etwas Angstauslösendes vermieden, speichert das Gehirn den Erfolg (= keine Angst) und rät bei der nächsten Angst erzeugenden Gelegenheit erneut zu Vermeidung, was schnell zu komplettem Rückzug führen kann. Die abstraktere Vernunft andererseits motiviert die Erwachsene, sich »dem Leben« zu stellen. Und auch die häufig gegen die Angst eingesetzten Verhaltenstherapien empfehlen, sich »immer an der Angst entlang« zu bewegen. Wenn eine Betroffene dies befolgt, wird sie jedoch ständig innerlich, zumindest unbewusst, auf der Hut sein (Hypervigilanz) – ein enormer Energieaufwand, der teilweise für die leichte Erschöpfbarkeit verantwortlich ist, und zwar vor allem in sozialen Situationen, weil alle Menschen Angst machen. In jedem Raum, den sie betritt, wird sie vermutlich die Tür im Blick behalten, sich möglichst den Weg dorthin offen halten und niemanden im Rücken haben wollen. Da die Missbrauchssituation dadurch emotional getriggert wird, ist es ihr unerträglich, »nicht weg zu können«, weswegen Fahrstühle, U-Bahn, Flugzeug, Autobahn u. Ä. oft gar nicht benutzt werden können; Bus zu fahren ist leichter als U-Bahn, weil die Umgebung wenigstens sichtbar (= »kontrollierbar«) ist. Im Kino werden, wenn überhaupt, oft nur die Randplätze ertragen. Menschenmengen müssen vermieden werden, weil sie bedeuten, dass die für das relative Sicherheitsgefühl notwendige körperliche Distanz nicht durchgängig eingehalten werden kann. Große, offene Plätze bedeuten für viele Betroffene, dass sie sich nicht verstecken können, weswegen sie diese meiden. Zahnarztbesuche werden zur Folter, weil die Sitzposition mit Ausgeliefertsein assoziiert wird. Verstärkt wird die Qual noch durch die Scham über die eigene Panik.

Eine Klientin, Frau CC., fand die Zahnarztbesuche in ihrer Kindheit so unerträglich, dass sie in der Erinnerung nur das Wartezimmer behielt und als nächstes Bild das Verlassen der Praxis mit dem vorwurfsvollen Satz der Mutter: »Du hast wieder den Mund nicht aufgemacht.« Sie musste also die Szene dissoziieren, obwohl sie sich sogar erfolgreich widersetzt hatte. Daran ist abzulesen, dass es bei der Angst nicht wirklich um die Angst vor der Zahnbehandlung ging.

Auf ähnliche Weise ist eine Gutachtersituation, bei der es um Existenzielles geht, z.B. um einen Antrag auf Zeitrente, für Betroffene extrem bedrohlich und oft retraumatisierend durch das kindliche Gefühl des Ausgeliefertseins. Das ständige Auf-der-Hut-Sein ist auch die Ursache der sehr häufig auftretenden Schlafstörungen, sowohl Einschlafstörungen als auch Hochschrecken bei geringsten Geräuschen.

Die vielen Vermeidungsstrategien von komplex Traumatisierten sind begleitet vom ständigen, verständnislosen, inneren Vorwurf: »*Warum bin ich so blöd, vor Dingen Angst zu haben, die für meinen Verstand und für alle anderen kein Problem sind?*«

Anspannung (Hyperarousal), Kontrollbedürfnis, Zwänge

Da kein inneres Sicherheitsgefühl vorhanden ist, befinden sich Betroffene in ständiger Anspannung, die einen enormen Energieverschleiß verursacht. Es besteht ein starkes Bedürfnis, die Umgebung unter Kontrolle zu behalten, was immerhin den positiven Nebeneffekt einer ausgeprägten Schulung des psychologischen Verständnisses von Situationen und Menschen hat, wenn auch mit etwas »paranoidem« Einschlag, weil grundsätzlich Bedrohung befürchtet wird.

Bei manchen Betroffenen, meist wenn sehr starke, innere Aggressionen unbewusst bleiben sollen, nimmt das Kontrollbedürfnis in Form von Kontrollzwängen überhand: den Herd kontrollieren, mehrfach nachsehen, ob Tür und Fenster geschlossen sind usw., oder Zählzwängen und anderen Zwangsritualen.

Die innere »Unordnung« und das berechtigte Gefühl, beschmutzt worden zu sein, werden vor allem bei Frauen symbolisch ausgedrückt und in übertriebenem Ordnungsbedürfnis, Putzzwang oder Dusch- und Waschzwängen zu heilen versucht. Diese Zwänge entstehen teilweise aus einem Schutzbedürfnis heraus, sind aber zum anderen bereits symbolische Heilungsversuche, die jedoch wenig Wirkung zeigen und sich aus Verzweiflung darüber ins Unerträgliche steigern können, solange die Erwachsene nicht versteht, was das Zwangssymptom bedeutet, d.h., welchen »Schmutz« sie *eigentlich* beseitigen möchte.

Soziale Isolation, innere Vereinsamung

Ein unterschätztes soziales Problem von komplex Traumatisierten ist ihre meist vorhandene Schwierigkeit, etwas Positives anzunehmen. Annehmen würde für sie unbewusst bedeuten, »Ja« zum Missbrauch zu sagen. Deshalb mögen sie oft weder Geschenke noch Einladungen noch Hilfeleistungen. Wenn sie doch notgedrungen Hilfe für etwas annehmen müssen, sorgen sie sofort für Ausgleich, um sich nicht verpflichtet fühlen zu müssen – ein unerträgliches Gefühl, weil es sofort Ausgeliefertsein »bedeutet«. Diese Schwierigkeit des Nehmen-Könnens wird natürlich von nicht traumatisierten Menschen missverstanden. Diese fühlen sich abgelehnt in ihrer Zuwendung und ziehen sich bald gekränkt zurück. Worüber die komplex Traumatisierte nur teilweise traurig ist, denn sicher fühlt sie sich am ehesten, wenn sie allein ist. Aufgrund ihrer vielen Alltagsprobleme haben schwer komplex Traumatisierte oft nur noch engeren Kontakt mit »Ihresgleichen«, die sie in Kliniken oder Selbsthilfegruppen kennengelernt oder in Arbeits- oder Freizeitzusammenhängen intuitiv als ebenfalls Betroffene erkannt haben. Nur bei diesen können sie sein, wie sie sind, werden nicht ausgefragt, warum sie »komisch« reagieren, worauf sie oft selbst keine Antwort wissen. Hier können sie sich zurückziehen, ohne als kontaktscheu abgewertet zu werden, eventuell sogar über ihre Symptome und/oder Traumatisierungen sprechen und mit wirklichem Nachempfinden und Verstehen rechnen, statt mit bestenfalls mitleidigem »Verständnis« der übrigen Umwelt. Für nicht Betroffene ist die gelegentliche Vehemenz der Gefühlsreaktionen von Traumatisierten kaum nachzuvollziehen. Im Kontakt mit »Normalen« empfinden diese die eigene »Unnormalität« daher umso schmerzlicher und fühlen sich immer abgetrennt und, zumindest innerlich, einsam. Allerdings ist auch der Kontakt mit gleichfalls Betroffenen nicht gerade einfach, da einerseits jede ihre eigenen Schutz- und Vermeidungsrituale hat. Zum anderen führen – solange die Traumatherapie noch nicht fortgeschritten ist – die starken Täterintrojekte leicht zu meist unbeabsichtigten starken Verletzungen. Zudem sind die teilweise erleichternden Berichte über Traumatisierungen für die zuhörenden selbst Betroffenen oft triggernd – Probleme, die jeder Selbsthilfegruppe, wie beispielsweise den Gruppen des Vereins gegen sexuellen Missbrauch »Wildwasser«, bekannt sind.

Suchtneigung, Abhängigkeitsbeziehungen

Um der ständigen inneren Anspannung wenigstens zeitweise zu entfliehen, haben Suchtmittel (vor allem Alkohol, weiche und harte Drogen und Beruhigungsmittel, aber auch Rauchen, Essen, Hungern, (PC-) Spielen, wahlloser Sex, exzessives Kaufen u.a. Süchte) eine verhängnisvolle Anziehungskraft für komplex Traumatisierte, was teilweise mit dem frühen, oralen Geborgenheitsmangel zusammenhängt. Das Suchtmittel kann dazu dienen, unangenehme Gefühle zu unterdrücken, ebenso wie unangenehme Erinnerungen. Der Kontakt mit Menschen wird erleichtert, weil der/die Konsument(in) lockerer ist und weniger Angst hat. Schmerzen werden gelindert, das Selbstvertrauen ist besser; diese und andere Erleichterungen des leidvollen Lebens verlocken die Betroffenen zum Suchtmittel. Umso größer ist allerdings der »Kater« der Ernüchterung danach, nicht selten gekoppelt mit Selbstverachtung.

Der frühe Geborgenheitsmangel führt auch dazu, dass Betroffene – oft in der Phase des »Kräftesammelns« –, wenn sie überhaupt Partnerschaften eingehen, zu Abhängigkeitsbeziehungen neigen. Sie suchen mit regressiven Wünschen Schutz und Geborgenheit, werden innerlich zum »Säugling«, den der Partner beschützen und versorgen soll. Und/oder sie übernehmen selbst die »starke« Versorgerrolle und lassen sich von einem Partner-»Säugling« aussaugen, genießen die Stärke und stellvertretend im anderen das Versorgtwerden.

Betroffene, die so viel Kraft gesammelt haben, dass sie unbewusst an ihrer Problematik arbeiten wollen, suchen sich Partner, die einerseits eine gewisse Nähe und Vertrautheit bieten, und dadurch ein – meist nicht gerechtfertigtes – Vertrauen hervorrufen, und andererseits den früheren Tätern ähnlich sind. Denn wie sonst sollen die Betroffenen (außerhalb von Therapie, von der sie ohne eigene positive Erfahrung meist nicht die beste Meinung haben) ihr Thema bearbeiten und sich selbst beweisen, dass sie heute nicht mehr wie als Kind völlig ausgeliefert sind, sondern sich zumindest wieder trennen können, wenn sie allzu schlecht behandelt werden. Dies sind dann Unterwerfungsbeziehungen mit z. T. extremer Ausbeutung und Opfer-Täter-Dynamik. Und wieder kommt der Selbstvorwurf hinzu: »*Wieso bin ich so blöde, immer wieder auf dieselben Machotypen (oder liebesunfähigen, aggressiven Zicken) reinzufallen?*«

Als Kind war es meist nicht möglich, sich den Übergriffen zu entziehen. Dies versucht die Erwachsene »nachzuholen«: Nie wieder ausgeliefert sein. Dafür sind die beschriebenen Fluchtmechanismen wichtig. Schwieriger ist es, in den Kampf zu gehen. Deshalb überwiegen oft die ungefährlicheren Autoaggressionsmechanismen.

1.4.3 Fight 1: Aggression gegen sich selbst

Es ist kein Zufall, dass Aggression den größten Raum unter den Folgen von Komplextraumatisierung einnimmt: Es ist die mächtigste und am schwierigsten zu integrierende Traumafolge. Weil sie so bedrohlich und zu Recht als gefährlich erlebt wird, richten die Betroffenen sie am häufigsten gegen sich selbst, denn das haben sie ja lernen müssen: mit von Tätern und Mittäterinnen gegen sie gerichteter Aggression umzugehen und zu überleben.

Selbstverletzung

Solange das Sich-Wehren noch nicht möglich ist, ist ein Ventil für unerträglich hochschießende Traumaaggression die Selbstverletzung. Meiner Erfahrung nach tritt sie nur auf, wenn noch Täterkontakt besteht, und dann in direktem Zusammenhang mit Assoziationen zu den Tätern oder Mittäterinnen. Ich habe sie nur nach realem Kontakt mit ihnen gefunden. Dabei wird der Hass so stark, dass er einen körperlichen Ausdruck braucht. Solange der Kontakt zu den Tätern noch besteht, ist die Angst der inneren Kinder vor ihnen so groß, dass die Aggression nur gegen sich selbst gerichtet werden kann. Sobald der reale Kontakt abgebrochen wurde, ist Selbstverletzung nicht mehr nötig. Sie stellt also wahrscheinlich u. a. eine symbolische Inszenierung der sexuellen Misshandlung dar, und ist damit ein unbewusster Versuch, der Betroffenen wie der Umwelt sichtbar zu machen, was früher geschehen ist.

Somatisierung

Weniger auffällig, langfristig jedoch oft noch schädlicher als die Selbstverletzung ist die Wendung der aggressiven Energie gegen sich selbst in Form von Somatisierung. In der Somatisierung kommt der Körper mit seinen Schwachstellen zu Hilfe, um Inhalte und Energien zu übernehmen, die die Psyche überfordern. Reichen funktionelle Störungen wie Migräne, Rücken- oder Magenschmerzen, diffuse Schmerzzustände u.Ä. nicht mehr aus, um die aggressive Energie »unterzubringen«, entstehen, je nach ererbter und/oder erworbener Disposition, chronische Erkrankungen wie Neurodermitis, allergisches Asthma und andere Allergien, Fibromyalgie und andere Formen von Rheuma, Arthrose, Schilddrüsenerkrankungen, Krebs etc., die natürlich alle auch andere Ursachen haben können.

Depression

Die Depression bei Komplextraumatisierung hat einen deutlich anderen Charakter als die niederdrückende Graufärbung des Erlebens in der neurotischen Depression. Sie ist massiv, ständig nah an Suizidgedanken und -impulsen und hat den Charakter von tiefster Schwärze, Aussichts- und Hoffnungslosigkeit. Sie besteht aus der gegen sich selbst gerichteten Traumaaggression, gepaart mit den Ohnmachtsgefühlen der traumatisierten Kindanteile. Die Massivität entsteht vermutlich auch dadurch, dass die Traumata innerlich sehr leicht Brücken bilden. Dadurch entsteht eine Art »inneres Traumaland«, aus dem es, wenn die Betroffene einmal »drin« ist, also getriggert ist, kein Entrinnen zu geben scheint, selbst wenn der Verstand es noch schafft anzumerken, dass das nicht stimmen kann. Andererseits ist dieses depressiv-schwarze »Traumaland« durch die strukturelle Dissoziation so scharf abgegrenzt vom ANP, dass es manchmal nur eines relativ kleinen Anstoßes bedarf, um die Grenze zurück zum »Normalzustand« wieder zu überwinden. Oft gelingt dies über Humor, der die Betroffene aus dieser Stimmung heraus in die Gegenwart holt, deren Färbung dann hell oder zumindest neutral ist. Für sie selbst ist dann kaum noch nachvollziehbar, wie schlecht sie sich eben noch gefühlt hat. Komplex Traumatisierte wirken auf ihre Umgebung oft gesund und sogar fröhlich, denn ihr geschärfter Verstand entwickelt einen meist etwas schwarzen Humor. Wenn die getriggerte Depression sie aber »erwischt« hat, ziehen sie sich völlig zurück.

Eine Klientin beschrieb die beiden konträren Ich-Zustände als »Festplatte 1«, die »sauber« ist, und eine »virenverseuchte [= traumaverseuchte] Festplatte 2«. Dasselbe gegenwärtige Erlebnis, z. B. ein Alltagsmissgeschick, kann je nach gerade vorherrschendem Zustand auf der ersten oder der zweiten Festplatte gespeichert werden, und fühlt sich dann völlig anders an: Im Beispiel des Missgeschicks entweder wie etwas, das eben vorkommt und dessen Folgen sich beheben lassen (Festplatte 1), oder wie eine Bestätigung dafür, dass die Betroffene eben immer im Leben Pech haben wird, weil sie es auch nicht anders »verdient« hat (Festplatte 2).

Täterintrojekte von Tätern und Mittäterinnen

Jedes traumatisierte Kind nimmt zwangsläufig Anteile des Täters in sich auf, weil es erstens der Gewalt psychisch nicht standhalten kann, sie also teilweise »aufnehmen« muss, und weil zweitens das Weiterleben mit den Tätern und Mittäterinnen erleichtert wird, wenn deren Einstellungen übernommen werden. Meist bleiben diese Introjekte jedoch nicht ichsyntone (als zum Ich zugehörig empfundene), relativ abgegrenzte Teile, die manchmal sogar als innere Stimmen »gehört« werden. Die Botschaften sind außerordentlich aggressiv und abwertend und dienen dem Schutz und der Entlastung des Täters bzw. der Mittäterin von seinen/ihren berechtigten Schuldgefühlen: *»Du hast es nicht anders verdient«*, *»du bist selbst schuld«*, *»du hast es selbst gewollt«* sind einige der häufigsten Täterintrojekte, die (meist) nonverbal vermittelt werden. Dem Kind ist es erträglicher, selbst »schlecht« zu sein, als mit derart grausamen Eltern weiterleben zu müssen, deren Taten oder Unterlassungssünden nicht nachzuvollziehen sind. Wenn diese es in der Vorstellung des Kindes getan haben, weil das Kind es so »verdiente«, kann das kleine Gehirn wieder ein stimmiges, wenn auch schreckliches Weltbild und Selbstbild daraus ableiten, das notwendige Orientierung bietet.

Zudem schützen manche dieser Täterintrojekte vor noch unerträglicheren Gefühlen von Hilflosigkeit und Ohnmacht: Wenn das Kind

z. B. »selbst schuld« ist, könnte es, zumindest theoretisch, etwas an der Situation geändert haben, muss sich also nicht ganz so ausgeliefert fühlen, was das unerträglichste Gefühl ist. Diese Funktion sollte bedacht werden, wenn irrationale Schuldgefühle sehr hartnäckig bestehen bleiben, trotz klarer Einsicht in deren Absurdität.

Die Introjekte, die von Mittäterinnen übernommen werden, also den nicht schützenden und nicht eingreifenden Erwachsenen, mit denen das Kind weiterleben muss, betreffen die Einschätzung der Taten: Sie werden verleugnet (»das kann gar nicht sein«, »das bildest du dir nur ein«, »das war ein böser Traum«, »du lügst«) oder bagatellisiert (»stell dich nicht so an«, »das ist doch normal«, »so schlimm wird es nicht gewesen sein« u. Ä.), oder es wird wieder dem Kind die Verantwortung zugeschoben (»das hast du doch gewollt« oder »warum bist du hingegangen/nicht weggelaufen?«, »du hast es nicht anders verdient«, »du bist böse, deshalb wird dir nicht geholfen«). Solche Sätze müssen nicht ausgesprochen worden sein, das Kind spürt die Einstellung und nimmt sie in sich auf.

Die Folge ist eine große Verwirrung über Gut und Böse, manchmal bis zur Umkehrung von beidem. Selbst erwachsene Betroffene können Täter oft nicht erkennen, auch nichtsexuelle Übergriffe und Grenzüberschreitungen nicht als solche wahrnehmen und wissen oft nicht, was ihnen gut tut und was nicht. Ich nenne es »Werteverdrehung des Bewusstseins«, die nicht leicht in allen Anteilen zu identifizieren und aufzulösen ist. Denn die Introjekte verbreiten sich universell und treten in sehr vielen Bereichen auf – bei Weitem nicht nur, wenn der Missbrauch direkt getriggert ist –, haben aber immer indirekt damit zu tun: Betroffene bekommen z. B. sofort das Gefühl, »schuld« zu sein, wenn etwas in der Umgebung schiefgeht, auch wenn der Verstand weiß, dass dazu kein Anlass besteht. Viele Betroffene meinen, anderen stets zur Verfügung stehen zu müssen. Und immer gibt es die falsche Überzeugung, kein gutes Leben »verdient« zu haben. Dass diese Introjekte auch von der Erwachsenen, die es doch inzwischen »besser wissen könnte«, beibehalten werden, hat den Grund, dass sie viele psychische Funktionen übernommen haben, die sich herauskristallisieren, wenn die Täterintrojektübung durchführt wird. In jedem Fall haben Täterintrojekte eine Schutzfunktion: Sie bremsen die Traumaüberflutung ab. Es gibt auch viele »Sekundärgewinne«, z. B. wenn aus der Not eine Tugend gemacht wird, vor allem aber konzentrieren sie die erhebliche Täteraggression, »verpacken« sie sozusagen, sodass andere Anteile der Persönlichkeit relativ frei von dieser destruktiven Aggression bleiben können.

Promiskuität, Prostitution, Pornoproduktion als Erwachsene

Eine Mischung von Autoaggression (Opfer werden, Selbstabwertung, Selbstausbeutung), Aggression (andere, meist Männer, dominieren, demütigen, verletzen und »abzocken«) und Traumaverarbeitung (»Kontrolle« behalten, besonders »gut darin sein«) ist das sexuelle Ausagieren der Traumata, jetzt aber *»selbstbestimmt, nach meinen Regeln – jetzt habe ich die Macht, quäle sie und zocke sie richtig ab ...«*.

Dies ist meist ein fataler Irrtum, denn in Rotlichtbereichen werden die Frauen immer wieder Opfer und üben allenfalls eine Pseudokontrolle aus.

Abwehr gegen Sexualität

Häufiger sind die umgekehrten Störungen der Sexualität: das Problem, sie überhaupt zu leben. Gelöst wird dieses oft, indem in die Fantasie Selbstbestrafung eingebaut wird oder die Erregungsfähigkeit durch masochistische oder sadistische Fantasien gestützt wird. Viele Frauen lassen auch die Sexualität mit dem Partner über sich ergehen, ohne sie genießen zu können, was fast einer Wiederholung des Missbrauchs gleichkommt.

Selbstwertmangel

Schon durch die stets gestörte frühe Mutterbindung sind Betroffene daran gehindert, ein ausreichendes Selbstwertgefühl aufzubauen. Dieser Mangel wird verstärkt durch Traumata und durch allgemeine Vernachlässigung, aber besonders durch das sexuelle Trauma, das Verratstrauma und das Trauma des Verantwortlich-gemacht-Werdens. Hinzu kommen später die Selbstwert mindernden Folgen der verschiedenen Formen von Autoaggression die häufigen Erfahrungen von Unverständnis für die eigenen Impulse und Handlungen sowie die häufigen Erlebnisse, sich nicht auf sich selbst verlassen zu können. Vor allem auch die irrationalen Schuldgefühle behindern die Entwicklung eines starken Selbstwertgefühls. Im Gegensatz zur landläufigen Therapiemeinung sind all diese Faktoren reversibel, bedürfen jedoch der bewussten Aufmerksamkeit.

1.4.4 Fight 2: Aggression gegen andere

Innerer Kampf mit dem Täter

Der innere Kampf mit dem Täter findet durch Panikattacken, Flashbacks und Albträume statt – auch wenn es auf den ersten Blick nicht so wirkt. Am leichtesten ist er im Fall der Albträume zu erkennen. Da diese allein vom Inneren der Psyche gestaltet werden, können sie bestens dosiert werden. Es ist oft leicht zu identifizieren, dass es sich um Verarbeitungen handelt, manchmal sind es regelrechte Fortsetzungsgeschichten. Freud wurde gefragt, wie denn Albträume zu seiner These passen, dass alle Träume Wunscherfüllungen seien. Er antwortete, dass es sich bei allen Albträumen um *vergangene* Gefahren handelt, dass sich die Psyche also mittels des Traumes selbst beruhigt und vergewissert, dass die Gefahr vorbei und überstanden ist. Ebenso ist es bei den Traumaverarbeitungsträumen: Die Psyche versucht, auch den unbewussten, abgespaltenen Ich-Anteilen klar zu machen, dass die Traumatisierungen vorbei sind.

Ein größeres Problem ist die Dosierung bei Panikattacken und Flashbacks. Panikattacken sind Gefühls- und Körperflashbacks ohne Erinnerungsbilder. Auch die Flashbacks mit Erinnerungen entstehen dadurch, dass die Psyche unbewusst Situationen aufsucht oder mit konstelliert, die traumatisches Potenzial enthalten, um an früheren Traumata zu arbeiten, sie also handhaben zu lernen, ohne wieder in alte Ohnmachtsgefühle zu verfallen. Die Situationen sind nicht vollständig kontrollierbar, überfordern die Psyche oft erneut und retraumatisieren durch zu starke Flashbacks und reale Verletzungen; manchmal vielleicht mehr, als sie zur Heilung beitragen. Zumindest sind die »Kosten« der Bestärkung des Selbstvertrauens sehr hoch. Dennoch sucht sich die Psyche nach dem

Wieder-Kräfte-Sammeln erneut traumaähnliche Situationen, zumindest so lange, bis sie in einer Traumatherapie feststellt, dass sich dieser Prozess durch imaginative Arbeit so gestalten lässt, dass keine Retraumatisierung mehr passiert.

Flashbacks können, wie beschrieben, durch äußere Trigger ausgelöst werden, aber auch durch innere. Sie haben dann den Sinn, die Psyche zu erinnern, was geschehen ist, damit es auf keinen Fall in Vergessenheit gerät.

Äusserer Kampf mit dem Täter

Der Kampf gegen den/die Täter in der äußeren Realität ist oft erst nach erfolgreicher Traumatherapie möglich, wird dann aber meist nicht mehr gewünscht, weil er durch den Kontakt mit dem Täter und/oder dem traumatischen Geschehen zu belastend ist.[4] Vorher ist er mit sehr hohen Retraumatisierungskosten verbunden: durch den Kontakt mit dem Täter, durch die demütigende Notwendigkeit, die Taten zu beweisen, und durch die Zweifel der Untersucher. Meist ist die berechtigte Angst vor solcher Retraumatisierung zu groß und die vorhandene Kraft zu gering, um ein solches Unterfangen auf sich zu nehmen. Erwachsene, die dem Kind oder der Jugendlichen helfen wollen, sollten bedenken, was ein Gerichtsverfahren für diese bedeutet, und sie bestmöglich davor schützen, dabei retraumatisiert zu werden.

Oft findet der Kampf der erwachsenen, in der Kindheit Traumatisierten verdeckt statt, z.B. indem Betroffene sich weigern, ihr gewohntes Terrain zu verlassen. Eine meiner Klientinnen beispielsweise wollte den Täterkontakt zunächst nicht aufgeben, weil sie ihr »Weichen« als Triumph der Täter empfunden hätte; bis sie durch starke Retraumatisierung realisierte, wie hoch der Preis war, den sie dafür bezahlte (vgl. Kahn 2008).

4 Ich plädiere dringend dafür, dass die Verjährungsfrist für sexuellen Missbrauch ganz aufgehoben wird und dass Missbrauchsbetroffene im Verfahren nicht mit dem Täter oder Mittäterinnen konfrontiert werden, d.h., auch nicht mit ihnen in einem Raum sein müssen. Außerdem sollten sich Richter besser über die gravierend schädlichen Folgen von sexuellem Missbrauch informieren, damit solch unerträgliche Urteilssprüche, wie »schuldig, aber zur Bewährung, weil sich der Täter sonst nichts zuschulden kommen ließ«, unterbleiben.

Täterverhalten

Jede von Komplextraumatisierung Betroffene hat Täterintrojekte in sich und agiert daher (unbewusst), meist versteckt und indirekt mit Täterverhalten, und zwar nicht nur gegen sich selbst, sondern auch gegen ihre Umwelt – und sei es nur durch ausgeprägte »Tyrannei« in Form von depressiver, indirekt vorwurfsvoller Stimmung bis hin zu Suiziddrohungen. Diese Anteile der PTBS-Symptomatik sind für die Betroffenen am schwersten zu entdecken, auszuhalten, zu akzeptieren, zu integrieren und zu überwinden. Wenn Täterintrojekte sehr stark sind und nicht therapeutisch bearbeitet werden, entwickelt sich in manchen erwachsenen komplex Traumatisierten mehr oder weniger ungebremstes Täterverhalten. Dies entsteht bei nicht sadistischen Tätern oft durch die Überzeugung, nur so dem Wieder-zum-Opfer-Werden entgehen zu können, was für sie das denkbar Schlimmste wäre. Dabei werden frühere Täter auf das Kind projiziert *(»du kleines Luder«)*; bei sadistischen Tätern werden Racheimpulse aus der eigenen Traumatisierung ausgelebt. Vor allem in der Kindheit traumatisierte Männer werden häufig selbst pädophil – nicht, weil sie die »schlechteren« Menschen wären, sondern weil sie im Gegensatz zu Frauen zum aktiven Ausleben ihrer Triebe erzogen werden. Frauen, die eher zur Zurückhaltung erzogen sind, werden oft zu Mittäterinnen: Sie »suchen« sich pädophile Partner und »ermöglichen« diesen, ihre eigenen Kinder zu missbrauchen. So werden Missbrauchsmuster häufig familiär »weitervererbt« und ganze Großfamiliensysteme verseucht. Werden Pädophilie und sexuelle Traumatisierung genau genommen, d.h. davon ausgegangen, dass sie mit sexuellen Fantasien, in denen Kinder vorkommen, beginnen und im nächsten Schritt zu einer sexualisierten Atmosphäre dem Kind gegenüber führen, gibt es sehr viel mehr aktive Täter*innen,* als üblicherweise angenommen, und ebenso sehr viel mehr männliche Missbrauchsopfer (durch Mütter, Tanten etc.), die später oft zu direkt auslebenden Tätern werden.

Es gibt jedoch auch sehr viele komplex Traumatisierte, die aufgrund des in sich selbst wahrgenommenen oder geahnten traumatischen Aggressionspotenzials vermeiden, selbst Kinder zu bekommen, um die unselige und in der einen oder anderen Form zwangsläufige Weitergabe des nicht Verarbeiteten zu verhindern.

Und natürlich gibt es auch viele komplex Traumatisierte, die mit der Selbstheilung bereits so gut vorangekommen sind, dass sie ihre Kinder nicht traumatisieren, sondern besonders sorgfältig schützen. Dennoch bleiben auch hier die Folgen in der nächsten und sogar übernächsten Generation nicht aus, da sich die Kinder immer unbewusst für das Wohl der Mutter verantwortlich fühlen und sich infolgedessen entweder zu wenig abgrenzen, auch dem Leid anderer gegenüber, oder aus Selbstschutz übermäßig verhärten und »dicht machen«.

Sich wehren lernen

Teils als eigene angemessene und verständliche Reaktion auf die erlittenen Traumatisierungen, teils als zwangsläufig in sich aufgenommene Täterintrojekte tragen komplex Traumatisierte ein enormes Aggressionspotenzial in sich. Die Reaktion auf sexuelle Traumatisierung ist im wahrsten Sinne mörderische Wut, die zunächst unterdrückt bzw., um ein Ventil zu haben, gegen sich selbst gerichtet wird. Wenn Betroffene sich selbst immer wieder schlecht behandeln oder von anderen schlecht behandeln lassen, sich abwerten oder in Opferpositionen bringen, werden sie einerseits Aggression nach innen los und haben andererseits gleichzeitig die Gelegenheit, an früheren Verletzungen innerlich zu arbeiten und dabei nach und nach zu lernen, sich immer besser zu wehren – oder auch, die Situation zu verlassen.

Wenn Betroffene anfangen, sich zu wehren, neigen sie verständlicherweise zu Überreaktionen, denn es ist schwer, das innere Pulverfass zu dosieren. Erschrocken über sich selbst, ziehen sie sich dann nicht selten erst einmal wieder zurück. Nach und nach zeitigt die Übung jedoch Erfolge und dadurch wird das Sich-Wehren immer leichter, souveräner und gewaltfreier.

Ein recht typisches Beispiel: Zu Frau B., Erzieherin in der Schulbetreuung, wurden entgegen ihrer Absprache mit den Lehrern unangemeldet so viele Kinder auf einmal geschickt, dass die von ihr geplante Aktivität mit den Schülern nicht mehr möglich war. Sie regte sich in einem solchen Ausmaß darüber auf, dass nicht nur die am Konflikt beteiligten Lehrer es unangemessen fanden, sondern auch sie selbst nicht verstand, worüber sie sich eigentlich so schrecklich ärgerte, und es deshalb in der Therapiesitzung ansprach. Bei genauerem Erforschen ihres Gefühls stellte sie fest, dass sie sich »benutzt« gefühlt hatte, und erkannte die Verbindung zum Missbrauch, wodurch sofort klar war, woher die Massivität des Empfindens kam. Seitdem versucht sie, sobald sie diese überzogene Wut in sich spürt, erst herauszufinden, ob es Missbrauchsassoziationen gibt. Dann kann sie zwischen der heutigen und der damaligen Wut innerlich differenzieren, dem betreffenden Innenkind Rettung versprechen und sich äußerlich angemessener abgrenzen.

2. Psychotherapie bei Komplextraumatisierung

Monotraumata (Unfälle, Überfälle u.Ä.) im Erwachsenenalter sind trotz heftiger Traumatisierung mit anschließend auffälliger PTBS-Symptomatik meist erstaunlich leicht und in relativ kurzer Zeit zu verarbeiten: mit verschiedenen hilfreichen Expositionsmethoden, für mich am beeindruckendsten mit EMDR. (Das funktioniert allerdings nicht so problemlos, wenn in der Kindheit bereits Traumatisierungen vorkamen, die durch das Trauma im Erwachsenenalter aktualisiert werden.) Bei einem Akuttrauma als Erwachsene geht es darum, den »Normalzustand« vor dem Trauma, also das grundlegende Sicherheitsgefühl, wieder herzustellen.

Bei Komplextraumatisierung in der Kindheit hat es einen solchen Normalzustand im Erwachsenenleben nie gegeben. Er muss in der Therapie erst entwickelt werden: Dies ist ein wesentlicher Teil der Stabilisierungsarbeit. Dafür muss an den Hirnstrukturen angeknüpft werden, die das Konzept »Sicherheit« beinhalten, das zumindest im Mutterleib entstand.

Da die Traumafolgen bei Komplextraumatisierung ebenso wie beim Monotrauma in Freeze, Flight und Fight einteilbar sind, herrschte in der Traumatherapie lange Zeit die Auffassung, dass mit denselben Expositionsmethoden wie bei der einmaligen Akuttraumatisierung auch die wiederholten Kindheitstraumata »leicht« integriert werden können, wenn nur vorher die Persönlichkeit genügend durch Stabilisierungsmethoden gestärkt wird. Dies erwies sich jedoch in den meisten Fällen als Irrtum, bei manchen Betroffenen sogar als verhängnisvoller Irrtum. In sehr vielen Fällen ging es den Betroffenen bei kontinuierlicher Expositionstherapie immer schlechter, sodass sie entweder die Therapie abbrachen oder die Therapeutinnen die Exposition unterbrachen und zu erneuter Nur-Stabilisierung übergingen.

Dieser wesentliche Unterschied in der Behandlung von Betroffenen von Monotraumata im Erwachsenenalter und von Komplextraumatisierung in der Kindheit ist relativ leicht erklärbar: Die Heilung geschieht in beiden Fällen dadurch, dass das traumatisierte Gehirn emotional realisieren kann, dass das Trauma/die Traumata vorbei ist/sind, was ihm durch die starke (zumindest Gefühls-)Dissoziation bis dahin nicht möglich war. Beim Monotrauma ist diese Erkenntnis durch eine Exposition der traumatischen Szene innerhalb einer sicheren Gegenwartssituation erreichbar, denn die aktuelle Realität wirkt stärker als die Vergangenheit.

Bei Komplextraumatisierung in der Kindheit kann der Kindanteil, der ein bestimmtes Trauma erlebt hat, durch dessen Exposition zwar eventuell auch emotional realisieren, dass es vorbei ist, doch melden sich innerlich sofort – zumindest unbewusst – Kindanteile, die »schreien«: *»Pass auf! So etwas (oder Ähnliches) habe ich auch erlebt! Lass dir nicht einreden, es ist vorbei, denn es wird dir immer wieder passieren!«* Da dieses »Geschrei« der Wahrheit entspricht, blockiert sofort der »innere Aufpasser«, die sogenannte Hypervigilanz, und das gesamte Persönlichkeitssystem verliert wieder das Vertrauen in die sichere Gegenwartssituation. Zum Selbstschutz findet entweder die gewohnte und vertraute Aufspaltung in Unterwerfung nach außen – diesmal unter die Therapeutin – und Dissoziation nach innen statt, anstelle von Integration. Der Effekt kann sein, dass die Symptome von z.B. Panik, also Abkömmlinge der abgespaltenen Traumata, eventuell verschwinden. Aber nicht, weil sie sich als überflüssig aufgelöst haben, wie gewünscht, sondern weil sie sich sozusagen resigniert zurückziehen, wodurch die Dissoziation möglicherweise stärker ist als vorher. Oder aber – bei weniger Angst vor der Therapeutin und mehr Vertrauen zu ihr – werden die Symptome bestehen bleiben oder sich sogar verschlimmern, um deutlich zu machen, dass Grundlegenderes und Umfassenderes hinter den Symptomen steckt. Das Phänomen der geschilderten Verbindung von inneren, auch unbewussten

Traumaerinnerungen wird als Traumabrücken bezeichnet. Sie sind in der Therapie gefürchtet, weil sie auch zur Überflutung mit Traumagefühlen und/oder -erinnerungen führen können, wenn eigentlich beabsichtigt ist, nur ein einzelnes Trauma zu bearbeiten. Aus dieser Erkenntnis heraus werden Traumaexpositionen heute zunehmend nur noch dann durchgeführt, wenn während der Exposition genügend Sicherungen gegen die Überflutung »eingebaut« sind, also einerseits Kontrollmechanismen der Exposition selbst, z. B. Steuerungsmöglichkeiten wie Fernbedienungen bei der Screentechnik, und andererseits wirksame Ressourcen während der Exposition, wie innere Helfer oder Körperressourcen für das Sicherheitsgefühl.

Retraumatisierung geschieht immer dann, wenn das reaktivierte Traumaerleben so überhand nimmt, dass die Psyche nicht mehr wirklich gefühlsmäßig realisieren kann, dass sie hier und jetzt in Sicherheit ist, sie *spürt* also nicht mehr, dass es sich bei der Exposition um *alte* Erfahrungen handelt. Eine Mischung aus beidem – damals und heute – ist im Erleben bei der Exposition sehr häufig. Meines Erachtens ist diese nur dann heilsam, wenn sie entweder notwendig ist, damit die Erwachsene realisiert, dass das Trauma wirklich geschehen ist; wenn also daran noch Zweifel bestehen. Dann ist ein gewisses dosiertes, schmerzliches Wiedererleben nötig, um darüber Gewissheit zu erlangen und Mitgefühl mit sich selbst zu entwickeln. Heilsam ist es allerdings nur dann, wenn die Wahrnehmung der sicheren Gegenwart eindeutig überwiegt. Wenn eine zu starke Dissoziation von der Gegenwart und eine zu starke Assoziation mit dem traumatischen Erleben stattfindet, die Erwachsene also tendenziell von den damaligen Negativgefühlen überflutet wird, ist das Erlebnis nicht heilsam, sondern retraumatisierend. Es schwächt dann das Vertrauen zur Therapie und zur Therapeutin und kann zu erneuter und u. U. tieferer Dissoziation führen.

Die schlimmste Retraumatisierung in der Therapie ist für die sexuell Traumatisierte natürlich, wenn die Therapeutin die Grenzen zwischen therapeutischer und privater Beziehung aufweicht oder die Patientin gar sexuell misshandelt, was einen kaum reparablen Schaden anrichtet und nicht selten zum Suizid(-versuch) der Betroffenen führt. Dasselbe gilt auch für Therapieausbildungen mit Selbsterfahrung und entsprechender Übertragung und Regression.

2.1 Therapeutische Haltung und Prinzipien

Erwiesenermaßen ist die Beziehung der Klientin zur Psychotherapeutin der wichtigste Wirkfaktor jeder Psychotherapie (Grawe 2005). Diese Beziehung hat mehrere Ebenen, die in der Psychotherapieforschung unterschiedlich eingeteilt und benannt wurden. Ich möchte hier die drei mir am wichtigsten erscheinenden kurz betrachten: Die erwachsene Arbeitsbeziehung, die Übertragungs-/Gegenübertragungsbeziehung und die menschlich-solidarische Beziehung. Alle drei unterscheiden sich in der Traumatherapie von Therapien mit anderen Störungsbildern.

Die Arbeitsbeziehung

Die Arbeitsbeziehung, also der erwachsene Vertrag zwischen den beiden Beteiligten, der alle rechtlichen Aspekte beinhaltet (wie Leistung und Gegenleistung, Schweigepflicht, sexuelle und persönliche Abstinenz der Therapeutin etc.) und auf klaren, verstandesmäßigen Vereinbarungen beruht, ist in allen Therapien die »materielle« Basis der Beziehung. Sie gibt Sicherheit und sollte daher in der Traumatherapie absolut eindeutig und transparent sein. Verunsicherungen vonseiten der Therapeutin wie Verspätungen, auch durch manchmal unvermeidliches, zeitliches Überziehen der vorherigen Behandlung, versehentliche Doppelbelegungen, verspätet gestellte Verlängerungsanträge und dergleichen werden von komplex Traumatisierten meist weniger toleriert als von anderen Klientinnen, da das Misstrauen stark und die Beziehung dadurch fragil ist. Solche Störungen werden andererseits weniger häufig von den Klientinnen angesprochen und moniert, da die Abhängigkeit von der Therapeutin und die Angst vor ihr oft noch größer ist als bei anderen Erkrankungen. Solche Fehler sollte die Therapeutin daher tunlichst ansprechen, die Verantwortung dafür übernehmen und sich entschuldigen.

Zum klaren Setting gehört auch, dass noch strikter als bei anderen Klientinnen vermieden werden sollte, dass Freunde, Bekannte oder gar Verwandte der Klientin ebenfalls in Therapie genommen werden, was stets zu Übertragungsverwicklungen, mindestens zu Geschwisterrivalitäten führt, selbst wenn die Beteiligten vermeiden, miteinander über ihre

Therapie zu sprechen. Vor allem wird der so wichtige sichere Ort der Therapiepraxis von der Klientin als »durchlöchert« empfunden, wenn jemand, den sie kennt, auch dorthin geht.

Dies ist jedoch nicht ganz einfach auszuschließen. Eine Klientin war so begeistert von ihrer Therapie, dass ich bereits drei weitere Mitglieder ihrer Wildwassergruppe in Behandlung hatte, bis ich es an biografischen Details merkte, die mir aus der Schilderung der anderen Klientin über eine Freundin bekannt vorkamen. Ich mochte niemanden wegschicken, aber die Komplikationen waren nicht ausreichend bearbeitbar, da z. T. nicht bewusst und nicht thematisiert. Seitdem achte ich systematisch darauf, neue Klientinnen zu fragen, auf welchem Weg sie zu mir kamen.

Oft vermeiden die Klientinnen von sich aus den Kontakt zu »Rivalinnen«, versuchen z.B. vor oder nach der Sitzung niemandem zu begegnen, um für ihre inneren Kinder die Illusion aufrechtzuerhalten, sie seien die einzigen Klientinnen, auch wenn die Erwachsene das für »albern« hält.

Zur Festigung des Vertrauensverhältnisses sollte die Schweigepflicht mehr als gesetzlich nötig eingehalten werden; ungünstig sind z.B. Telefonate mit mitbehandelnden Psychiaterinnen und anderen Ärztinnen, auch wenn die Klientin sich damit einverstanden erklärt. Wenn sie notwendig sind, sollten sie eventuell in Gegenwart der Klientin geführt werden. Andererseits muss die Therapeutin, anders als z.B. in analytischen Therapien üblich, oft nach außen für die Klientin Partei ergreifen, nicht nur durch Bescheinigungen für traumaspezifische Klinikaufenthalte an Krankenkassen oder an Rentenversicherungsträger, sondern z.B. für Namensänderungen, BAföG-Verlängerungen über die Regelstudienzeit hinaus, Opferentschädigungen usw. Diese Attestierungen sollten immer der Klientin selbst ausgehändigt und mit ihr vorher besprochen werden. Auch Therapieverlängerungsanträge müssen immer so abgefasst werden, dass es keine Missverständnisse gibt, wenn die Klientin sie einsehen möchte. Dies sollte im Bedarfsfall durch gemeinsames Durchgehen sichergestellt werden.

Was gar nicht vorkommen darf, sind Grenzverwischungen oder gar Umkehrungen der Rollen. Die Therapeutin sollte nicht aus ihrem eigenen

Leben berichten, auch nicht als illustrierendes Beispiel. Wenn Mitbehandlerinnen Grenzen verletzen oder verwischen, sollte dies in der Therapie sorgsam benannt und der Umgang damit besprochen werden.

Im Arbeitsbündnis sollten immer wieder klare und umschriebene Therapieziele gemeinsam gefunden, verfolgt und eventuell modifiziert werden, auf die sich bezogen werden kann.

Die Übertragungs-/Gegenübertragungsbeziehung

Die Übertragungs-/Gegenübertragungsbeziehung spielt in allen Therapien eine große Rolle, ist in der Traumatherapie jedoch besonderen Einflüssen ausgesetzt, die weiter unten angesprochen werden. Sie sollte auf keinen Fall vernachlässigt oder ihr ständiges Vorhandensein gar verleugnet werden, sondern sie muss stets gut im Auge behalten werden, um Störungen möglichst schnell aufklären und beheben zu können. Doch sollte m. E. eher nicht wie in der klassischen Psychoanalyse versucht werden, sie zu einem Hauptinstrument der Therapie zu machen, da dies auch extrem negative Übertragungen aktiviert und die Therapie erschweren oder sogar unmöglich machen kann. Ich halte das Durcharbeiten einer Täterübertragung auf die Therapeutin nicht nur für eine fast übermenschliche Leistung der Therapeutin – insbesondere, wenn Täterin und Therapeutin gleichen Geschlechts sind –, sondern auch für die Klientin bedeutet das eine zur Heilung nicht notwendige Tortur. Den wichtigeren Anteil der Beziehung sollte daher einerseits der Arbeitskontrakt zwischen zwei Erwachsenen darstellen, in dem die Therapeutin der Klientin in vereinbarter Zeit all ihre Intelligenz, ihr Wissen, ihre Erfahrung und Intuition für die Heilung zur Verfügung stellt, und zwar möglichst als Kassenleistung. Denn es ist nicht einzusehen, dass schwer Traumatisierte auch noch für ihre Behandlung selbst aufkommen sollen. Und der zweite notwendige und wesentliche Anteil der Beziehung sollte Folgender sein:

Die menschliche Solidaritätsbeziehung

Eine solche Solidaritätsbeziehung ist in allen Therapien wichtig. Keine Behandlung wird greifen, wenn die Klientin den Eindruck gewinnt, dass die Therapeutin »cool« ihrem Broterwerb nachgeht. In der Traumatherapie ist jedoch ein solidarisches Parteiergreifen besonders vonnöten, und zwar teils für die überforderte Erwachsene, aber vor allem und vorrangig für die abgespaltenen, traumatisierten Kindanteile – natürlich ohne das Verständnis für die Erwachsene aufzugeben. Diese Balance ist manchmal nicht einfach zu halten. Hier unterscheidet sich die therapeutische Haltung einer guten Traumatherapeutin m.E. ganz wesentlich von üblichen verhaltenstherapeutischen oder psychoanalytischen Haltungen: Die verhaltenstherapeutische Angstbewältigungstherapie, die ohne Aufklärung der Ursachen von irrationaler Angst eine quasi pädagogische Unterstützung und Begleitung dafür anbietet, durch »Vorwärtsschauen« und Neulernen die Probleme zu überwinden, ist zwar oft erfolgreich im Sinne der Symptomauflösung. Die abwehrende Erwachsene, der ANP-Anteil, ist nämlich erleichtert, wenn ihr gezeigt wird, wie sie wieder »funktionieren« kann. Dieses Vorgehen, das meist nur bei der Symptomatik von Angst und Panik ohne Traumaerinnerung angewendet wird, wird jedoch von den traumatisierten inneren Kindern, dem EP-Anteil, zumindest unbewusst als *»nicht gesehen werden«*, *»nicht verstanden werden«*, *»nicht ernst genommen werden«*, *»genau wie damals«* erlebt. Wenn andererseits in einer Verhaltenstherapie mit Exposition und ungenügender Stabilisierung und Entlastung trotz Klagen der Klientin über Überforderung und zunehmenden Schmerz durch immer wiederholte Exposition der Traumata das Grauen abnehmen »soll«, wird in schweren Fällen von Komplextraumatisierung die Erfahrung gemacht werden, dass die Symptomatik sich immer weiter verschlechtert, Retraumatisierung an der Tagesordnung ist und die Therapie (teilweise) Schaden anrichtet, anstatt zu helfen. Abgemildert wird dies höchstens dann, wenn der erwachsene Anteil der Klientin realisiert, dass die Therapeutin es wirklich gut meint.

Frau G. machte 2003 eine Expositionstherapie in der Ambulanz einer renommierten, traumatherapeutisch spezialisierten Klinik. Die Verhaltenstherapeutin ließ sie in den Sitzungen die nicht lange zurückliegende Mehrfachvergewaltigung durch fünf Männer in allen Details berichten und nachfühlen. Dies wurde auf Kassette aufgenommen. Sie sollte sich die Kassetten zu Hause möglichst täglich anhören. Dadurch kam es zusätzlich zu Retraumatisierung durch überflutende Erinnerungen an die sexuellen Misshandlungen vom eigenen Vater in ihrer Kindheit. Sie geriet in immer massivere, immer länger anhaltende Angstzustände, bis sie nicht mehr in der eigenen Wohnung schlafen konnte, wenn ihr Mann berufsbedingt nicht zu Hause war. Ihre dissoziativen Zustände wurden so stark, dass sie auf der Straße in Menschen »hineinrannte«, weil sie diese nicht »sah«. Sie berichtete alles wahrheitsgemäß in der Therapie und bekam die Anweisung, die Kassetten jetzt mehrmals täglich anzuhören. Sie war dadurch schließlich so verzweifelt, dass sie einen Suizidversuch mit Tabletten unternahm; sie wurde jedoch von einer Freundin gefunden. Nach intensiven Skrupeln und ermutigenden Gesprächen mit dieser Freundin brach sie schließlich die Therapie ab, hatte dann aber das Gefühl, selbst schuld zu sein, wenn sie nicht gesundete, weil sie die therapeutischen Hilfsangebote »nicht aushielt«. Denn es war ihr bekannt, dass die Therapeutin wegen ihrer Therapie sogar Supervision beim Oberarzt aufgesucht hatte. In der nächsten Traumatherapie bei mir war es nicht ganz einfach, sie zu überzeugen, dass nicht sie, sondern die Therapeuten falsch gehandelt und sie – sicher in bester Absicht – retraumatisiert hatten.

Dagegen wird die klassisch psychoanalytische, die neutrale, abstinente therapeutische Haltung von den inneren Traumakindern als bewusste Grausamkeit erlebt – wie die damals sehenden Auges nicht schützende Mutter oder andere Erwachsene: *»Du bekommst doch mit, wie ich leide, warum tust du nichts dagegen, siehst nur cool zu und verstehst offenbar die Täter genauso oder womöglich sogar besser als mich.«*

Das heißt natürlich nicht, dass verhaltenstherapeutisch, analytisch oder in anderen Therapierichtungen ausgebildete Kolleginnen nicht eine andere als die »klassische« Haltung bei der Behandlung von komplex Traumatisierten einnehmen können. Meist tun sie dies schon intuitiv, weil es anders nicht wirksam ist, haben dann aber den gelegentlich nicht unberechtigten Eindruck, sich gegen »lege artis« arbeitende Kolleginnen verteidigen zu müssen.

Vonnöten ist also eine Therapeutin, die bewusst Partei für die geschundenen Kinder und gegen die (Mit-)Täter(innen) ergreift, und die dennoch genügend Abgegrenztheit behält, um sich möglichst nicht – oder leicht wieder auflösbar – in die »Übertragungsmanöver« der Betroffenen verstricken zu lassen. Sie sollte also Mitgefühl entwickeln, ohne die Negativgefühle der Klientinnen zu übernehmen.

Die Therapeutin muss ein klares Bewusstsein für Grenzen und für Gut und Böse haben, was den Klientinnen oft abhandengekommen ist. Sie sollte sich davor hüten, die Beweggründe der Täter und Mittäterinnen, die es natürlich gibt, zu eruieren. Denn hier geht es um die Kinder, die zu Opfern wurden und die ganz eindeutige und parteiische Unterstützung brauchen. Oft muss eher entgegengewirkt werden, wenn *die Klientin* sich bemüht, die Täter zu entschuldigen. Auch wenn die Klientin nicht bagatellisieren will, sondern nur versucht, die Hintergründe der Taten zu verstehen, ist bei komplex Traumatisierten immer Vorsicht vor Täteridentifikation und Selbstverlust geboten.

Auf dieser Beziehungsebene ist auch die Funktion der Therapeutin als Zeugin dessen, was geschehen ist, besonders wichtig. Sie kann manchmal auch daran erinnern, dass der Körper mit seinen Symptomen nicht »lügt«, dass die Alpträume, Panikattacken und andere Symptome einen Ursprung haben müssen, auch wenn noch keine klaren Erinnerungen bestehen.

Weitere Therapieprinzipien

In den mir bekannten Büchern zu Komplextraumatisierung wird die Therapie meist als sehr schwierig dargestellt – was nicht *gänzlich* abgestritten werden soll –, gekennzeichnet durch viel Widerstand und Übertragungsprobleme. Dies hat sehr wahrscheinlich entweder damit zu tun, dass die Therapie zu wenig hilft – u. U. deshalb, weil die Traumatisierungen möglichst ausgeklammert bleiben –, oder aber damit, dass die Therapiesitzungen Angst machen, weil die Klientinnen auf eine direkte Konfrontation mit den Traumatisierungen gefasst sein müssen.

Komplex Traumatisierte, die Therapie suchen, sind meist hoch motiviert und »vergeuden« keine Zeit mit neurotischen Ausweichmanövern und »Spielchen«. Wenn sie eine so schonende Traumaverarbeitungsmethode wie das Innere-Kinder-Retten angeboten bekommen, sind sie in hohem Maße bereit, so schnell und intensiv wie möglich an sich zu arbeiten, um ihre außerordentlich quälende Symptomatik loszuwerden. Wenn sie merken, dass im Gegensatz zu dem, was Psychiaterinnen ihnen meist sagen, nämlich dass ihre Symptomatik sich allenfalls bessern könne, jedoch nicht auflösbar sei, dass sie damit rechnen müssten, sie lebenslang zu behalten und daher lernen sollten, damit umzugehen – wenn sie also feststellen, dass die Therapie doch wirksam hilft, dass sie sich zunehmend besser fühlen, die Symptome zurückgehen und nach und nach ganz verschwinden, und sie sich immer besser abgrenzen und wehren können, wird durch die entstehende Zuversicht – für die meisten ein neues Gefühl – die Therapie immer leichter. Oft wird gemeinsam gelacht, manchmal sogar über frühere verzweifelte »Wiederholungen« von scheinbar Absurdem. Trotz leidvoller Erinnerungen macht die Therapie beiden Beteiligten zunehmend Freude, besonders auch dadurch, dass beobachtet werden kann, wie gut es den einst traumatisierten Innenkindern nach den Rettungsaktionen am sicheren Kinderort geht.

Damit diese Entwicklung möglich wird, sind ein paar Grundsätze dringlich zu beachten:

Die Therapie sollte so sanft und schmerzfrei wie irgend möglich sein. Die Betroffenen haben durch die Traumatisierungen und die daraus resultierende Symptomatik psychische und physische Schmerzen im Übermaß erlebt. In der Therapie geht es darum, dies schnellstmöglich zu beenden und dabei möglichst keine neuen Schmerzen zu produzieren. Dafür ist es z. B. sinnvoll, sich den Traumatisierungen sehr vorsichtig zu nähern, viele Sicherungen einzubauen und eher nicht mit den schlimmsten Erlebnissen zu beginnen. Beim Identifizieren von Kindanteilen lässt es sich nicht immer vermeiden, dass Schmerz oder andere Negativgefühle »hochkommen«. Dies hilft oft, Mitgefühl mit sich selbst zu entwickeln, zu realisieren, dass die Bilder keine »Einbildung« sind, und die Schwere der Traumafolgen ernst zu nehmen. Für die Heilung an sich ist weder physischer noch psychischer Schmerz nötig. Beide Schmerzarten haben im Allgemeinen nur eine Hinweisfunktion auf Ungleichgewichte im Körper bzw. Persönlichkeitssystem. Sobald diese erkannt sind und behoben werden können, ist der Schmerz überflüssig geworden und verschwindet von selbst. Solange noch Schmerz vorhanden ist, besteht auch noch ein Ungleichgewicht. Dies ist im Fall von psychosomatischen Schmerzen leider nicht leicht zu beheben, da der Körper »übernehmen« musste, was die Psyche überfordert hatte.

Die Betroffene bestimmt grundsätzlich das Vorgehen. Die Vorschläge der Therapeutin sollten immer transparent gemacht werden, sodass sie von der Klientin möglichst eingeschätzt werden können und diese sich für ein Ausprobieren jeweils bewusst entscheiden kann. Insofern darf Traumatherapie nie direktiv, »autoritär« oder suggestiv sein (was Traumatherapeutinnen manchmal aufgrund von Missverstehen unterstellt wird, weil sie z.B. bestimmte Stabilisierungsübungen mit positiven Autosuggestionen einsetzen). Auch der Glaube der Therapeutin an die Heilungsmöglichkeit der Klientin muss also ehrliche Überzeugung sein und keine suggestiv eingesetzte Technik.

Die Therapeutin sollte gut auf die Dosierung achten, da viele dieser Klientinnen zu Selbstüberforderung neigen. Im Zweifel sollte immer abgewartet oder modifiziert werden. Es hilft, die Klientinnen zu ermutigen, während der Sitzung auftretende Körpersymptome anzusprechen, die oft Somatisierungen sind, wenn die Psyche sich überfordert fühlt. Oft handelt es sich dabei aber auch um ein inneres Kind, das mit seinen Körperempfindungen angetriggert ist, und das es zu entdecken gilt.

Die Klientin muss jederzeit etwas unterbrechen oder abbrechen können, ohne indirekte Sanktionierung oder Enttäuschung der Therapeutin befürchten zu müssen. Sie darf nie das Gefühl bekommen, etwas zu »müssen«, um die Zuneigung der Therapeutin zu bewahren – dies wäre fatal retraumatisierend. Und Retraumatisierung in der Therapie ist wesentlich destruktiver als im Leben: Wenn derjenige, der helfen sollte, stattdessen schadet, geht oft die letzte Hoffnung verloren.

Die Kommunikation muss ehrlich sein, um allmählich Vertrauen entwickeln zu können. Alles andere spüren die Klientinnen genau. Gleichzeitig müssen die Grenzen äußerst sorgfältig gewahrt werden, gegebenenfalls mit Begründung.

Die Therapeutin sollte keine Angst vor den manchmal extremen Negativgefühlen der Klientin bekommen. Und vor allem sollte sie nicht den geringsten, und sei es noch so subtilen Ansatz dazu haben, dem inneren Kind Verantwortung für das Vorgefallene anzulasten. Betroffene sind diesbezüglich aus Erfahrung äußerst empfindsam. Auch eine scheinbar neutrale Nachfrage wie: »Und warum haben Sie es nicht Ihrer Mutter gesagt?« kann das Vertrauensverhältnis völlig in Frage stellen. Aus negativer Erfahrung heraus sind komplex Traumatisierte schon nicht sehr anspruchsvoll, sondern meist eher großherzig im Vorschussvertrauen (jedenfalls die Erwachsenen, die inneren Kinder sind eher misstrauisch). Wenn sie jedoch – wie im obigen Beispiel – das Gefühl bekommen, retraumatisiert zu werden (»selbst schuld«), greifen sofort alle dissoziativen Schutzmechanismen. Das bedeutet, dass die Therapie möglicherweise noch über Jahre (vom ANP) mit Teilerfolgen fortgesetzt werden kann, aber die traumatisierten Kinder sich längst resigniert zurückgezogen haben und in dieser Therapie nicht mehr integrierbar sind.

Die Therapeutin muss flexibel genug sein, um alle Methoden an die jeweilige Klientin anzupassen und individuelle Variationen zu finden. Das ist nicht sehr schwer. Wenn die Therapeutin nicht weiter weiß, lässt sich meist die »innere Therapeutin« bzw. ein Helferteam (s. Kap. 3.3.3) in den Klientinnen aktivieren, die stets Ideen haben, wie der Therapieprozess im jeweiligen besonderen Stadium gefördert werden kann. Dabei bricht der Therapeutin »kein Zacken aus der Krone«, sondern der Idealisierung wird sanft entgegengewirkt und gleichzeitig das Vertrauen der Klientin in die eigenen Selbstheilungskräfte und Kompetenzen gestärkt.

2.2 Übertragung und Gegenübertragung

Übertragung bedeutet, dass alte, meist verdrängte oder dissoziierte Gefühle, Erwartungen, Wünsche oder Befürchtungen aus der Kindheit unbewusst auf andere Menschen, hier auf die Therapeutin, übertragen werden. Gegenübertragung beinhaltet die Reaktionen der Therapeutin auf diese Übertragungen, die teils durch die Qualität der Übertragung bestimmt werden, und teils durch die individuelle Reaktionsbereitschaft der Therapeutin, die von sehr vielen Faktoren abhängt.

Übertragung

Die Gefahren der direkten, negativen Täterübertragung empfinde ich als nicht gar so gravierend, da eine solche Übertragung so extrem destruktiv ist, dass sie meist sofort erkannt und als unrealistisch überprüft und aufgelöst werden kann. Allerdings kann sie in der Phase der Bearbeitung von sexuellen Traumatisierungen immer wieder auftauchen und den Therapieprozess durch starke Ängste vor der Therapie ungünstig beeinflussen; insbesondere dann, wenn die Erinnerungen noch nicht vollständig bewusst sind und nach ihnen noch vorsichtig gefahndet wird, was natürlich große Angst macht. Manchmal hilft dann z.B. die Ermutigung zu mehr Selbstbestimmung in der Gegenwart, auch der Therapeutin gegenüber, was von klassischen Analytikern möglicherweise als Ausagieren bezeichnet würde. Die Klientin sollte die Therapiestunde auch einmal vorzeitig verlassen können, wenn sie sich überfordert fühlt, ohne dass dies als »Vermeidung und Abwehr« gedeutet wird. Eine unbewusste Form dieser Art von Selbstbestimmung ist das bei komplex Traumatisierten häufig vorkommende Zuspätkommen. Es ist oft wichtig, dass die Klientin sich real vergewissert, dass sie jederzeit die Kontrolle in der Therapie behält.

Herr S. bearbeitete in der Therapie zunächst die schweren Gewalttraumatisierungen durch den Alkoholikervater, wobei die Übertragung auf die Therapeutin durch die zunehmende Entängstigung des Klienten mittels positiv eingesetztem EMDR und der Rettungsmethode sehr positiv war. Dann tauchten Ansätze von Erinnerungen an den sexuellen Missbrauch durch die Mutter, etwa vom 12. bis zum 14. Lebensjahr, auf. Dadurch wurde die Übertragung äußerst schwankend, und der innere sichere Ort war eine Zeit lang kaum zu benutzen. Es kam vor, dass Herr S. Bilder in der Therapeutin von Gesichtszügen der Mutter sah. An dieser negativen Übertragung konnte mehrmals direkt gearbeitet werden, durch aktives Hinsehen und Wegsehen, durch Konzentration auf die Unterschiede und eine Überprüfung der Interpretationen, z.B., ob der Blick wirklich stechend war, wie er es empfand.

Durch diese direkte Arbeit an der Übertragung wurde das Vertrauen erheblich gestärkt, allerdings war dies erst im fortgeschrittenen Stadium der Therapie möglich. In Anfangsphasen ist dies eher nicht zu empfehlen. Am schwierigsten sind solche negativen Täterübertragungen, solange sie nicht erkannt werden. Jede Klientin testet die Therapeutin auf unterschiedliche Weise aus, ob sie wirklich so vertrauenswürdig ist, wie sie zu sein scheint, und nicht etwa anfällig für Täterverhalten ist.

Es gibt eine versteckte Form der Täterübertragung, die wahrscheinlich lange Zeit in der Therapie ständig unterschwellig vorhanden ist: die Übertragung des Täters auf die Therapeutin und den verdeckten, sehr indirekten Kampf mit dem Täter, der bei schwerer Komplextraumatisierung »umgebracht« werden muss, damit die Klientin sich in Sicherheit fühlen kann. Zu bemerken ist diese Übertragung meist nur durch die Gegenübertragung: Die Therapeutin tendiert dann dazu, ihre Rolle zu verlassen, d.h., in ihrer Funktion ausgehebelt, »tot« zu sein. Sie ist in Versuchung oder es passiert ihr sogar, von sich selbst zu erzählen oder auf andere Weise ihre Rolle aufzugeben. Dies sollte bei komplex Traumatisierten unbedingt unterlassen werden, denn es triggert strukturell sofort Missbrauch, auch wenn es inhaltlich dabei um »harmlose« Themen geht. Es ist daher nicht nur nicht heilsam, sondern retraumatisierend und schädlich. Ist eine solche Gegenübertragung passiert, muss sie als solche thematisiert, besprochen und verstanden werden.

Wenn die Therapeutin sich durch komplex traumatisierte Klientinnen nicht überfordert fühlt (und es auch nicht ist), ist der Hauptanteil der Übertragung meist positiv bis idealisierend. Wenn die Idealisierung nicht allzu stark ist, sollte sie in der Anfangsphase der Therapie nur sehr vorsichtig modifiziert werden. Die Klientin braucht eine idealisierte »Elternfigur«, um den Schreckensbildern von versagenden Erwachsenen in der Vergangenheit etwas Positives entgegenzusetzen.

Frau P., eine bereits sehr bewusste und differenzierte, sehr schwer traumatisierte Studentin, drückte es so aus: »Ich brauche Sie als Repräsentantin des Guten.« In diesem Satz ist die »mehrfache Buchführung« herauszuhören: Die inneren Kinder, die das ideal Gute nötig haben, um zu heilen, die Erwachsene, die das als unrealistisch relativiert, und die »innere Therapeutin«, die das Bedürfnis dennoch als den Kindern angemessen anerkennt und seine Erfüllung einfordert. Dies ist ein schönes Beispiel von im Überwinden begriffener struktureller Dissoziation.

Meist ergeben sich durch nach und nach von der Klientin erkannte kleinere menschliche Schwächen der Therapeutin genügend Gelegenheiten, um eine realistischere Übertragungsbeziehung herbeizuführen, ohne das kindliche Bedürfnis nach Idealisierung allzu sehr zu enttäuschen. Die leicht idealisierende Übertragung wird in der Anfangszeit der Therapie auch gebraucht, um in der Identifikation mit der Therapeutin bestimmte Ich-Funktionen zu stärken, zu denen die Klientin aufgrund der Traumafolgen oft noch nicht ausreichend fähig ist. Sie muss z.B. unterscheiden, was ihr gut tut und was nicht, und sich entsprechend in der Realität gegen Negatives abgrenzen können. Hier braucht es manchmal eine Art »Autorität«, die die Beurteilung darüber unterstützt, was in Ordnung ist und was nicht, und die Mut zuspricht. Würde der Aufbau dieser Fähigkeiten völlig abstinent den Klientinnen überlassen, wie in der klassischen Psychoanalyse, könnte allein dies bei schwer Traumatisierten tatsächlich Jahre benötigen. Auch für den Aufbau eines positiven Selbstbildes durch Anregung und Internalisierung des Bildes, das die Therapeutin von der Klientin hat, ist eine leicht idealisierte Übertragung nützlich – als Gegenkraft zu den durch Einstellung, Äußerungen und Taten massiv abwertenden Erwachsenen der Vergangenheit der Klientin. Die Einstellung *»ich habe immer das unter den Umständen Bestmögliche getan, ich habe es verdient, die Traumafolgen loszuwerden und ein gutes Leben zu führen«* lässt sich leichter von jemandem übernehmen, der als »über (fast) jede Kritik erhaben« erlebt wird, damit die oft vorherrschende, selbst- und fremdabwertende Grundhaltung *(»Ich würde doch nie einem Verein beitreten, der mich zum Mitglied nimmt«)* nicht greifen kann.

Die Methode des Innere-Kinder-Rettens ist sehr gut geeignet, fast unauffällig die Funktion des »Rettens«, die zunächst der idealisierten Therapeutin zugeschrieben wurde, in die Regie der Klientin übergehen zu lassen; erleichtert durch die »Übergangsobjekte« der imaginierten idealen Helfer, die ganz allein der Selbstheilungskraft der Klientin entspringen. So entsteht Selbstfürsorglichkeit in großem Ausmaß und die »Größe« der Therapeutin wird relativiert, ohne gegen sie kämpfen oder sie abwerten zu müssen.

Am unauffälligsten und daher am »gefährlichsten« sind die Mittäterinnen- (oft Mutter-)Übertragungen, die die Klientinnen aus starker Angst heraus dazu bringen, sich angepasst zu verhalten, sich selbst zu überfordern und Pseudoerfolge statt wirklicher Eigenständigkeit zu produzieren, und dies oft so gekonnt, dass es lange weder Therapeutin noch Klientin bewusst wird. Dies sollte die Therapeutin als mögliche Hypothese in Betracht ziehen, wenn die Therapie allzu glatt und schnell voranschreitet, was bei Komplextraumatisierung eigentlich nur vorkommt, wenn bereits eine oder mehrere nicht traumatherapeutisch spezialisierte Therapien »vorgearbeitet« haben.

Negative, störende Übertragungen lassen sich manchmal an somatischen Symptomen während der Therapie erkennen.

Die oben erwähnte Studentin fragte sich in der Phase, nachdem sie endgültig den Kontakt zur Mutter abgebrochen hatte, warum sie in der Therapie manchmal eine Art Schleier vor Augen hatte, sodass sie mich kaum klar sehen konnte. Ihr wurde bewusst, dass eine Mutterübertragung auf mich aktiv war, die sie dazu brachte, nicht klar wahrnehmen zu können, und dies mit dem entsprechenden Täterintrojekt »Du darfst die sexuellen Misshandlungen nicht wahrnehmen, schon gar nicht in ihrer ganzen, verheerend destruktiven Bedeutung«. Als die Klientin sich das Versprechen gegeben hatte, mit diesem Introjekt zu Hause die ihr inzwischen vertraute Täterintrojektübung zu machen, konnte sie mich wieder klar sehen.

Gegenübertragung

Auch auf der Übertragungsebene ist die Funktion der Therapeutin als Zeugin sehr wichtig, also einer erwachsenen Person, die anders als die damaligen das traumatisierende Geschehen und die daraus entstehenden schwerwiegenden Schäden ernst nimmt und dadurch die Klientin ermutigt, die von Mutter und anderen Mittäterinnen übernommene Abwehrstrategie der (mentalen und/oder emotionalen) Verleugnung nach und nach abzulegen, ohne in Verzweiflung zu verfallen. Die Identifikation der Klientinnen mit diesen nicht schützenden Erwachsenen – meist mit der Mutter, oft mit dem Vater, den Großeltern u.a. – ist durch den Abwehrmechanismus der Reaktionsbildung gegen den eigentlichen Hass häufig sehr stark: Es wäre zum Zeitpunkt der akuten Traumatisierung unerträglich gewesen, beide Eltern gleichzeitig durch den Missbrauch zu verlieren – was eigentlich der Fall war. Daher wird das Mittätertum, z.B. der Mutter, sehr häufig verleugnet, selbst dann, wenn die Klientin sich irgendwann darüber bewusst wurde, dass die Mutter davon wusste. Entsprechend stark ist der unbewusste Übertragungsdruck auf die Therapeutin, das Tätertum der Mutter (und anderer

Erwachsener) zu ignorieren und nur den aktiven Täter zu fokussieren. Es ist ja auch in der Gesellschaft üblich, allenfalls die aktiven Täter zu bestrafen, obwohl unterlassene Hilfeleistung auch ein Straftatbestand ist. Dadurch ist die Therapeutin, häufig selbst eine Frau, in der Gegenübertragungsgefahr, nicht zu erkennen oder »aus dem Auge zu verlieren«, dass die Mutter Mittäterin ist, daher der Kontakt zu ihr für die Klientin Retraumatisierung bedeutet und beendet werden sollte, weil sonst weiter verleugnet werden muss und Heilung verhindert wird.

Vorsicht und Aufmerksamkeit sind hier vonnöten, denn manchmal entsteht bei ungenügender Abgegrenztheit der Therapeutin durch die Übertragung der Ambivalenz zur Mutter so viel Verständnis für diese, oft ebenfalls Traumatisierte, dass die Therapeutin die Klarheit darüber verlieren kann, wer faktisch ihre Klientin ist und also der alleinigen Einfühlung bedarf. Es tritt daher relativ häufig das Gegenübertragungsphänomen auf, dass Therapeutinnen, meist unbewusst, die Mittäterinnen zu »schützen« versuchen.

Frau H. besprach in der Therapie den Brief an die Eltern, in dem sie begründete, warum sie den Kontakt zu ihnen beendete. Aus ihrer vielfältigen Symptomatik ging eindeutig hervor, dass es sich u. a. um sexuelle Traumata, wahrscheinlich nicht durch die Eltern, handeln musste, was sie im Brief jedoch nicht erwähnte. Ich war der festen Überzeugung, dass sie dies den Eltern bereits gesagt hätte, was jedoch nicht der Fall war, sodass die Mitteilungen an die Eltern beinahe bei allgemeinen, sie schonenden Formulierungen geblieben wären, bis dies am Ende der Sitzung doch noch bemerkt und verändert wurde.

Hat die Therapeutin eigene Bedürftigkeiten nicht genügend bearbeitet und in ihrem Privatleben nicht genügend für sich gesorgt, ist sie in Gefahr, durch die entsprechende Übertragung der Klientin diese (gelegentlich) zu parentisieren. Die selbstverständliche Erwartung einer durch die Eltern parentisierten Klientin ist, dass sie emotional für die Bedürfnisse der »Erwachsenen«, also auch der Therapeutin, sorgen müsse. (Parentisierung bedeutet eine Umkehrung der Rollen in der Kindheit: Vom Kind wird, meist unbewusst, erwartet, dass es wie gute Eltern für die Erfüllung der Bedürfnisse seiner Eltern sorgt). Diese Übertragung geschieht oft so sublim (weil gut geübt), dass es zunächst einfach nur sympathisch und »nett« wirkt. Der Therapeutin fällt es dann schwer zu realisieren, dass sie hier gegensteuern muss, es evtl. vorsichtig ansprechen sollte, aber vor allem die eigene, emotionale Bedürftigkeit reflektieren und in angemessenere Bereiche »umleiten« sollte.

Die am häufigsten vorkommenden negativen Phänomene der Gegenübertragung bei der Therapie mit komplex Traumatisierten sind Resignation und Mutlosigkeit, die sich, sobald die Therapeutin sich darüber bewusst wird, anfühlen wie ein »Angestecktsein« von den Ohnmachtsgefühlen der Klientin. Und aufgrund von deren projektiver Identifikation ist sie das oft auch, d. h., diese Klientinnen bringen andere, in diesem Fall die Therapeutin, unbewusst dazu, ihre unangenehmen Gefühle zu übernehmen und als eigene zu empfinden.

Häufig jedoch entstehen solche Ohnmachtsgefühle in der Therapeutin auch als Reaktion auf eine Übertragung von tolerierenden Erwachsenen, die sich dem aktiven Täter gegenüber hilflos fühlten. In diesem Fall hilft der Therapeutin ein inneres Abstandnehmen von den Traumatisierungen, um durch das Gewinnen von Distanz dazu auch die Mächtigkeit der aktiven Täter innerlich relativieren zu können. Dafür ist es sehr günstig, für Komplextraumatisierung geeignete Verarbeitungsmittel zur Verfügung zu haben, sodass sich die Therapeutin *wirklich* nicht ohnmächtig zu fühlen braucht.

Übertragungen von aktiven Tätern, die nicht sofort als solche erkannt werden, erzeugen als Gegenübertragung manchmal Denkblockaden oder Gefühlsreaktionen in Therapeutinnen, die diese später bei klarem Verstand doch sehr über sich selbst wundern lassen.

> *Frau D., die oben bereits erwähnte, von Pornomafiatätern schwersttraumatisierte Klientin, brauchte in der Anfangszeit der Therapie jeweils ca. zehn Minuten zu Beginn der Sitzung, bis sie »normal« mit mir sprechen konnte, was ich ihrem allgemein hohen Angstpegel zuschrieb. Nach ca. drei Monaten sagte sie, es sei für sie unerträglich, dass ich sie zu Beginn der Sitzung anlächle. Anstatt sofort zu schalten, dass es sich hier nur um eine Übertragung handeln konnte – denn warum sollte sie mein freundliches Anfangslächeln stören –, fühlte ich mich in einem solchen Ausmaß verletzt und irritiert, dass ich kaum vernünftig nachfragen konnte. Ich erfuhr*

lediglich, dass sie sich durch das Lächeln nicht unter Druck gesetzt fühlte – was meine einzige Hypothese, die mir für diese Abwehr meiner Freundlichkeit eingefallen war, widerlegte. Künftig lächelte ich nicht mehr zu Beginn, aber brauchte durch die innerlich zu beseitigende Irritation selbst ein paar Momente, bis ich »normal« mit der Klientin sprechen konnte. Nach ca. drei weiteren Monaten berichtete die Klientin, dass die verschiedenen Täter, die sie im Alter von fünf Jahren über ein halbes Jahr lang regelmäßig missbraucht und gefilmt hatten, sie vorher angelächelt hatten … Nun lächle ich immer noch nicht am Anfang der Sitzung, bis das Kind hoffentlich bald in Sicherheit gebracht werden kann, aber ich habe kein Problem mehr damit. Es dauerte bei dieser Klientin etwa ein Jahr, bis der Täterkontakt zum Stiefvater abgebrochen werden konnte, und zwei weitere Jahre sowie einen längeren Klinikaufenthalt, bis auch der Mittäterkontakt zur Mutter beendet war. Die Täterintrojekte sind immer noch stark.

Das beste Gegenmittel gegen schwierige Gegenübertragungen der Therapeutin ist natürlich, die eigene Lebensgeschichte gründlich durchgearbeitet zu haben, denn nur wenn keine eigenen unverarbeiteten Negativerlebnisse angetriggert werden, ist eine relativ objektive Wahrnehmung der Klientin und positive Abgegrenztheit möglich. Wenn die Therapeutin anhand von Problemen in Therapien feststellt, dass noch eigene Schwierigkeiten oder Traumareste emotional reagieren, sollte das dringend zum Anlass genommen werden, mithilfe von Supervision oder einer Sequenz Eigentherapie diese Probleme aufzulösen.

2.3 Die Therapiephasen

Der Therapieprozess wird von den meisten Traumatherapierichtungen in drei Phasen eingeteilt, die sich überschneiden und/oder sich auf höherer Ebene zyklisch wiederholen:

1. Vorbereitende Arbeit: Stabilisierung
2. Wechsel von Stabilisierung und Traumaverarbeitung
3. Integration und Neuorientierung

1. Zur ersten Phase, der vorbereitenden Arbeit, zählt der Aufbau der therapeutischen Beziehung, im Wesentlichen ein gegenseitiges Kennenlernen, gekennzeichnet von freundlicher Zugewandtheit und relativ bedingungsloser Akzeptanz aufseiten der Therapeutin und, natürlich verständlichem, großem Misstrauen und Wachsamkeit aufseiten der Klientin, selbst dann, wenn sie hoch motiviert ist. Es hat wenig Sinn, daran etwas ändern zu wollen, das Misstrauen legt sich nach und nach mit den Therapieerfolgen. Auf Regeln, abgesehen von den Rahmenbedingungen, sollte weitgehend verzichtet werden; ich betone lediglich, dass das Vorgehen stets von der Klientin bestimmt wird, ich nur Vorschläge mache und sie in der Therapie nie ein »Muss« erleben soll. Außerdem bitte ich um Rückmeldung, wenn ich sie versehentlich verletzt oder missverstanden haben sollte. Falls ich das anfangs vergessen habe, hole ich es beim ersten Anlass nach, den es sicherlich gibt. Die Klientin erzählt über ihre Geschichte und ihre heutige Situation in dem Ausmaß, das jeweils gut für sie ist. Dies kann sehr unterschiedlich sein. Die Therapeutin lässt dazu Erläuterungen über Traumata und Traumafolgen einfließen; so gewinnt die Klientin, indem sie dies auf die eigene Geschichte bezieht, nach und nach Verständnis ihrer Lebensgeschichte und ihrer eigenen Reaktionen. Dies trägt sehr zum Aufbau von Selbstwertgefühl bei, welches durch die Unverständlichkeit eigener Handlungen und das häufige Opfer-(gewesen-)Sein sehr untergraben wurde. Hierfür ist es natürlich auch nützlich, sich die eigenen Stärken, Fähigkeiten, positiven Eigenschaften, bisher Geleistetes und andere Ressourcen bewusst zu machen; so auch die Möglichkeiten zur Selbstberuhigung und Stabilisierung, die die Klientin bereits hat, und die um weitere aus dem Fundus der Therapeutin bereichert werden. Meist ist es notwendig, angeblichen Egoismus in Selbstfürsorge umzudefinieren und sich darin zu üben.

Wichtig ist es in dieser Anfangsphase, das heutige Leben der Klientin nach schädigenden Einflüssen zu untersuchen, um möglichst viel äußere Sicherheit im Leben herzustellen. Es müssen also eventuell bestehende existenzielle Unsicherheiten aufgelöst werden. Hier können Wohnungswechsel, Schuldnerberatung und ähnliche äußere Unterstützungen nötig sein. Ausbeuterische Beziehungen – meist ist die Klientin dabei in der Opferrolle – sollten modifiziert oder, wenn dies nicht möglich ist, beendet werden, vor allem eventuell noch bestehender Täterkontakt.

Die »Forderung«, auf Abbruch des Täterkontaktes hinzuarbeiten, wird von Klientinnen nicht als autoritärer Eingriff erlebt, sondern meist als entlastende Schutzmaßnahme, die nicht der persönlichen Ansicht der Therapeutin, sondern der therapeutischen Logik entspringt: Es kann nicht der Versuch unternommen werden, innere Sicherheit aufzubauen, wenn im Außen Retraumatisierung droht. Im Gegensatz zu van der Hart et al. (2008) bin ich wie viele andere Traumatherapeutinnen der Überzeugung, dass Täterkontakt *an sich* durch Assoziation zu den früheren Traumata retraumatisierend ist, und nicht nur, wenn noch reale sexuelle Traumatisierung stattfindet. Die damaligen Traumatisierungen werden bei jedem Kontakt mindestens unbewusst angetriggert. Meist haben Klientinnen dies, bezogen auf die aktiven Täter, schon selbst herausgefunden und den Kontakt beendet, oder sie sehen sofort ein, dass sie dies tun sollten, sobald es ihnen verträglich möglich ist. Sehr häufig wird jedoch von inneren Kindanteilen verleugnet, dass die Mutter, andere Verwandte, Freunde der Eltern, Nachbarn und andere Bezugspersonen von damals Mittäterinnen sind, da sie mit aller Sicherheit Hinweise auf den Missbrauch zuhauf hatten und – vielleicht nicht einmal aus Aggression, sondern aufgrund von Dissoziation nach eigener Traumatisierung oder aus einem Ohnmachtsgefühl den aktiven Tätern gegenüber – nicht schützten, sondern gar nicht oder minimal reagierten. Es ist nicht möglich, sein eigenes Kind so wenig zu kennen, dass man die gravierenden psychischen Folgen von sexueller Misshandlung nicht mitbekommt. Diese scheinbar »passiven« Mittäterinnen sind tatsächlich gar nicht so passiv, denn jedes missbrauchte Kind versucht, sich schutzsuchend und direkt oder indirekt aufmerksam machend an diese Erwachsenen zu wenden, und wird von ihnen sehr aktiv immer wieder abgewiesen, ignoriert und aufs Neue ausgeliefert und verraten. Ohne dieses Mittätertum wären die sexuellen Traumatisierungen gar nicht möglich. Daher sind die nicht schützenden Mittäterinnen genauso am Zustandekommen der Taten beteiligt wie die Täter selbst, auch wenn im moralischen Sinn deren Schuld größer ist. Das spüren die betroffenen Kinder genau, können es aber meist nicht ertragen, weil sie verzweifelt wenigstens *einen* Erwachsenen als »Halt« brauchen. Da in der physischen Gegenwart dieser Mittäterinnen im Allgemeinen keine Traumatisierungen stattfinden, fällt es dem Kind leicht, die Verleugnung der nicht schützenden Erwachsenen zu übernehmen und sich einzubilden, dass sie doch schützen. Diese Identifizierung mit den Mittäterinnen geht oft so weit, dass die Taten an sich verleugnet werden, wobei die automatisch eintretende Dissoziation bei jedem neuen Missbrauch diese Verleugnung begünstigt: Die Traumatisierung wird quasi aus dem Bewusstsein »ausgestanzt«. Wenn dies nicht mehr möglich ist, weil sie zu oft und zu unterschiedlich geschieht, wird die traumatisierende *Bedeutung* verleugnet, die Taten werden als »normal« angesehen. Insofern ist jeder Kontakt mit diesen Mittäterinnen genauso retraumatisierend und behindert die Heilung ebenso wie der Kontakt zu aktiven Tätern.

Eine Betroffene berichtete nach Abbruch des Mittäterkontaktes zu ihrer Mutter: »Ich habe das erste Mal in meinem Leben das Gefühl, mich nicht selbst verleugnen zu müssen, in jeder Hinsicht. Es ist ein völlig neues Alltagsgefühl, ein anderer Bezug zu mir selbst.«

Dennoch sollte in der Therapie kein Druck ausgeübt werden, den Mittäterkontakt abzubrechen, denn die Betroffene (bzw. innere Kindanteile, die sich abhängig fühlen) muss sich an diesen Grundsätzliches verändernden Gedanken erst einmal gewöhnen. Ein gewisser Realitätsdruck entsteht insofern von allein, als weder ein innerer, wirklich sicherer Ort noch das Innere-Kinder-Retten möglich und wirksam sind, solange Täterkontakt zu Tätern wie Mittäterinnen besteht – dies ist keine Willkür der Therapeutin, sondern logische Konsequenz: Wenn trotz Täterkontakt die Erwachsene oder innere Kindanteile in »Sicherheit« gebracht werden, muss zwangsläufig erneut Dissoziation und Verleugnung angewandt werden, um diese Illusion der Sicherheit aufrechtzuerhalten, und die Aggression gegen die Täter muss gegen sich selbst gerichtet werden, um diese zu schützen.

Sobald der Täterkontakt beendet ist, kann in der ersten, stabilisierenden Therapiephase mit dem Aufbau von innerer Sicherheit begonnen werden, meist auch wenn noch sporadisch Mittäterkontakt bestehen sollte. Der erste und wichtigste Schritt dazu ist die Erschaffung eines inneren, sicheren Ortes für die Erwachsene (s. Kap. 3.2.3), der erstmals seit den Traumatisierungen ein Sicherheitsgefühl überhaupt ermöglicht. Meist ist dies erst nach einiger Übung emotional realisierbar, denn es ist ein sehr neues Gefühl, und alles Neue macht bekanntlich Angst. Auch innere Tresore und Tresorräume können bereits imaginiert und für die Distanzierung von Traumatischem eingesetzt werden: für überfordernde Gefühle, für Flashbacks, für Albträume und für Traumaerinnerungen (s. Kap. 3.3.1).

Es ist sinnvoll, in dieser ersten Therapiephase vorsichtig zu versuchen herauszufinden, ob es noch abgespaltene Erinnerungen gibt, um einen Überblick über für die Heilung Notwendiges zu bekommen. Sehr häufig findet sich dieses Phänomen auch bei Klientinnen, die deutliche Erinnerungen haben. Dennoch wurden oft die schlimmsten Anteile völlig dissoziiert – meist die Erinnerung an das erste Mal einer bestimmten Traumatisierung und die schlimmsten Erlebnisse. Es ist klar, dass ohne ein Wiederauffinden dieser Anteile vollständige Heilung nicht möglich ist. Dies ist ein wichtiger Hinweis, wenn man fälschlicherweise denkt, es seien alle Arten von Traumatisierung und damit alle traumatisierten Kindanteile in Sicherheit gebracht: Das erste Mal ist natürlich das Schlimmste, weil am meisten Verunsichernde.

Wenn nicht bewusst ist, wer der/die Täter war(en), sollte der Kontakt zu allen in Frage kommenden Personen zunächst beendet werden, damit sich innere Kinder mit ihren Erinnerungen überhaupt zeigen können. Dann ist es sehr wichtig, diesen den Vorrang zu gewähren und ihnen zu versprechen, dass nichts getan wird, was sie erneut schädigt.

Manchmal ist bereits von Anfang an klar, welche Kindanteile Rettung nötig haben, und oft zeigen sich nach und nach weitere. Allen sollte beim Auftauchen ein Rettungsversprechen nach innen gegeben werden: *»Ich habe dich gesehen und werde dich retten lassen, sobald das möglich ist.«* Diese Botschaft sollte jedoch nur »von Weitem« oder durch innere Helfer gegeben werden, um die Innenkinder nicht emotional zu aktivieren. Diese Versprechen müssen notiert und später eingehalten werden. Durch diese inneren Zusagen werden die abgespaltenen Kindanteile an die Erwachsene schon einmal lose wieder »angebunden«.

In der Anfangsphase sollte auch schon begonnen werden, der oft starken Autoaggression entgegenzuwirken, indem zunächst eruiert wird, woher sie kommt: Sind es Täterintrojekte, innere Kindanteile oder irrationale oder berechtigte Schuldgefühle? Die Täterintrojektübung (s. Kap. 3.4.2) sollte erst bei relativ guter Stabilität eingesetzt werden.

In jedem Lebensbereich ist möglichst viel Selbstfürsorge aufzubauen und bei der Abgrenzung gegen andere und deren Grenzüberschreitungen sollte Unterstützung geleistet werden.

Diese Phase ist meist durch viele, nur scheinbar kleine Veränderungen im Leben der Betroffenen gekennzeichnet, die durch die veränderte Sicht auf das eigene Leben und zunehmendes Selbstvertrauen entstehen.

> *Frau B., die Erzieherin, berichtete nach ca. vier Monaten Therapie: »In so vielen kleinen Dingen verändert sich etwas. Ich sage mal, wenn mich etwas stört. Wenn ich im Hort sehe, wie selbstverständlich Mädchen und Jungen miteinander umgehen, frage ich mich öfter: ›Wie warst du als Mädchen?‹ Ich stehe dazu, was ich möchte und was ich nicht möchte und habe kein Schuldgefühl dabei. Mir fällt auf, dass ein Mann ein kleines Mädchen ansieht mit einem Blick, der nicht sein sollte, das hätte ich früher nicht gemerkt. Ich mache nicht mehr jeden Tag das Bad sauber. Ich genieße es, mal allein zu sein und nur zu machen, was ich möchte.«*

Die Ziele, auf die in der Therapie hingearbeitet werden soll, ergeben sich fast von allein, durch die quälende Symptomatik, die die Klientin natürlich loswerden möchte. Ich erkläre dann, dass sich darin innere Kindanteile melden, die darauf aufmerksam machen, dass in der Geschichte Dinge nicht gelöst werden konnten. Und dass es zwar nötig ist, diese Kinder zu erkennen, um sie in Sicherheit bringen zu können, dass es dafür aber *nicht* notwendig ist, deren schreckliche Gefühle noch einmal zu durchleben. Diese Aussicht ist für die Klientinnen sehr entlastend und ermutigend. Ich äußere meine Überzeugung, dass die Erwachsene mit ihrer Intelligenz alles zu Verfügung hat, was sie zur Lebensbewältigung braucht. Die Probleme rühren grundsätzlich von inneren Kindanteilen her, die sich zu Recht nicht in Sicherheit fühlen und daher mit »irrationalen« Ängsten reagieren. Sobald die wichtigsten dieser Innenkinder in Sicherheit sind, wird die Erwachsene endlich ihr Potenzial ungestörter entfalten können.

Die Aufzählung der Inhalte dieser Phase der Vorbereitung auf die Traumaverarbeitung erhebt keinen Anspruch auf Vollständigkeit. In jeder Therapie ist die Gewichtung anders, und es werden mit Sicherheit spezifische Herausforderungen auftreten.

2. In der zweiten Phase der Therapie geht es um Traumaverarbeitung und die dafür nötige weitere Stabilisierung, also das Herstellen von

äußerer und innerer Sicherheit und um die Fähigkeit zum Wahren eigener Grenzen. Dies erfordert ein ständiges Ausbalancieren der Aufmerksamkeit auf so viel Traumaverarbeitung wie möglich, bei so wenig Destabilisierung wie möglich. Für die Traumaverarbeitung ist erneute Stabilisierung schon allein deshalb nötig, weil das Gehirn positive Veränderung nur speichern kann, wenn es sich in ausgeglichenem Zustand befindet. Auch wenn die hier vorgestellte Methode des Innere-Kinder-Rettens eine sehr schonende ist, sodass schon relativ früh in der Therapie damit begonnen werden kann, bewirkt sie nicht zu unterschätzende Veränderungen für die Psyche, die Zeit und Selbstbeobachtung benötigen, um integriert zu werden. Da die meisten Klientinnen zur Selbstüberforderung neigen, ist hier von der Therapeutin bei Wünschen nach möglichst vielen und schnellen Rettungen eher vorsichtiges Bremsen gefragt.

Anders liegt der Fall bei von der Erinnerung abgespaltenen Traumatisierungen. Hier besteht eher große Angst vor der Erinnerung; es erfordert Ermutigung durch die Therapeutin sowie Kreativität der Klientinnen für die möglichst ideale Absicherung der Beobachterin, die nach und nach in geschütztem Modus herausfindet, was damals geschehen ist (s. Kap. 4.2, »Die modifizierte Beobachtermethode«). Meist hilft es, wenn die Klientin häufiger die Botschaft *»was immer es war, es ist vorbei und ich habe es überlebt«* nach innen richtet, was mit EMDR bestärkt werden kann. Am schwierigsten sind die Phasen in der Therapie, wenn noch nicht bewusste, aber vermutete Anteile durch die Suche danach aktiviert sind, sich also innerlich nähern, aber sich noch nicht anders zeigen können als durch die beteiligten, sehr negativen Gefühle. Hier muss die Therapeutin darauf hinweisen, dass dies ein Kindanteil sein muss, weil es sich für die Betroffene wie zur Gegenwart gehörig anfühlt.

In diesen Phasen sind auch Träume sehr hilfreich und geben Anhaltspunkte, auch auf die Ängste, die der Erinnerung noch entgegenstehen. Oft müssen kindliche Verlustängste bewältigt werden, was evtl. auch mit dem Innere-Kinder-Retten möglich ist, bevor das sexuelle Trauma angegangen werden kann. Häufig zeigt sich *vor* den Missbrauchserinnerungen ein Kind, das bedroht worden ist, falls es etwas erzählt, z.B. indem die Klientin plötzlich vermehrt unbewusst den Finger auf den Mund legt. Wenn sich auf Nachfrage bestätigt, dass ein inneres Kind zu

Recht Angst hat zu erzählen, was geschehen ist, kann dieses zuerst in Sicherheit gebracht werden und der Weg zur Traumaerinnerung ist ein Stück freier.

Vor dem Wiederfinden völlig abgespaltener Anteile wird eine längere Zeit der Stabilisierung benötigt als bei bereits bewussten, denn es braucht mehr Kraft, um sich diesen inneren Kindern zu stellen. Solange diese noch so weit abgespalten sind, dass sie an der Therapie »gar nicht teilnehmen«, versuchen sie manchmal weiter, auf ihre gewohnte Art ihre Probleme zu lösen: Sie bearbeiten das Trauma durch Panikattacken oder Reinszenierung, was, vor allem im letzteren Fall, das Leben und manchmal auch die Therapie verkomplizieren kann. Die Therapeutin sollte sich nicht scheuen, ihre Sicht der Lage darzulegen. Sie kann z.B. diesen Anteil, (mindestens) ein inneres Kind natürlich, auch wenn es sich noch nicht gezeigt hat, direkt ansprechen, ihm erklären, dass es Möglichkeiten gibt, ohne Dramen die Traumata zu heilen, und von der inneren sicheren Kinderwelt erzählen, die zu diesem Zeitpunkt oft schon mit einigen Kindern und ihren Helfern vergnügt bevölkert ist. Es kann auch sehr hilfreich sein, gelegentlich die Täterintrojektübung zu machen, um negative Einstellungen zu verändern, die der Heilung noch im Wege stehen (s. Kap. 3.4.2). Wenn sich herausstellen sollte, dass sehr viele Kindanteile in Sicherheit gebracht werden müssen, sollte sich die Betroffene dadurch nicht entmutigen lassen. Denn jedes Kind, das gerettet ist, macht tatsächlich keine Probleme mehr; es ist zwar viel Arbeit zu tun, aber diese ist nicht unendlich, und das Leben wird immer leichter.

Durch die starke Dissoziation ist es manchmal doch möglich, sexuell traumatisierte Kinder zu retten, auch wenn noch sporadisch Mittäterkontakt besteht (natürlich aber kein Täterkontakt). Umgekehrt sind Kindanteile, die das zweite Trauma, das Im-Stich-gelassen-Werden, tragen, auf jeden Fall erst zu retten, sobald auch der Mittäterkontakt beendet ist.

Für Betroffene ist es sehr motivierend zu spüren, wie sich allmählich auch die Persönlichkeitsspaltung, die »strukturelle Dissoziation«, und damit die innere Zerrissenheit löst. Denn auch diese Spaltung entstand durch einzelne, wenn auch viele Traumatisierungen, und es muss nur die möglichst jeweils erste jeder Traumatisierungsart aufgelöst werden.

Je mehr innere Kinder in Sicherheit sind, umso mehr ist die Erwachsene mit neuer und völlig ungewohnter Freiheit, Wahlmöglichkeiten und Potenzialen konfrontiert, an die sie sich erst einmal gewöhnen muss. Auch *positive*, neue Zustände machen der Psyche Angst. Der Umgang mit dieser Aufgabe ist ein Teil des letzten Therapieabschnitts.

3. Die Unterstützung der Integration des Neuen beginnt natürlich bereits in der ersten Therapiephase: Schon mit dem Entschluss, gezielt Traumatherapie zu suchen, beginnt eine starke innere Veränderung in Richtung Selbstfürsorge und weg von der Unterwerfung unter andere oder dem Rückzug von ihnen – Mechanismen, welche lange Jahre der Angstbewältigung dienten. Durch die wirkliche Aufarbeitung, das Erkennen und In-Sicherheit-Bringen der traumatisierten Anteile kann ein bis dahin nicht für möglich gehaltener Veränderungsprozess beginnen. Dies geschieht nicht in dem Sinne, dass die Betroffene eine »andere Person« wird, sondern dass sie endlich unbelastet von Traumafolgeschäden ihr ureigenstes Potenzial entdecken kann, meist jedoch erst nach einer »Pause« mit der staunenden Feststellung: *»So kann sich das Leben also auch anfühlen!«* Wenn es sich als sehr schwer herausstellt, sich an das Positive zu gewöhnen, deutet dies auf ein nicht gerettetes Innenkind hin, das z. B., wenn es damals gedacht hatte, »jetzt wird alles besser«, aufs Neue bitter enttäuscht wurde und daher Angst vor diesem Gedanken hat. Sobald dieses in Sicherheit ist, fällt das der Erwachsenen nicht mehr so schwer. Besonders wichtig ist in diesem Zusammenhang die Aufgabe, genießen zu lernen. Dies ist für sexuell Traumatisierte oft besonders schwer, weil es in der Nähe des Missbrauchs angesiedelt ist. Oft finden sich auch hier noch Innenkinder, die Negatives erlebt oder falsche Überzeugungen entwickelt hatten.

In der Sexualität ist es wichtig zu lernen, klar zu unterscheiden zwischen »Missbrauchserregung« *(»dann bin ich eben ein dreckiges Luder«)* und integrierter Sexualität *(»ich liebe und begehre dich«)*. Etliche gute Anregungen kann dabei das Buch *Sexual Healing* von Wendy Maltz geben.

Die Beglückung durch das neue Lebensgefühl und durch die Erkundung der eigenen kreativen Möglichkeiten hilft meist gut über den Schmerz hinweg, den es bedeutet zu realisieren, dass man keine Eltern (und Großeltern und andere Verwandte) hat(te) – eine Erkenntnis, die eigentlich nur die eigene Wahrnehmung als Kind bestätigt und insofern das Identitätsgefühl stärkt. Dabei hilft es, das Kind, das dies erstmals realisierte, in Sicherheit zu bringen. Viele komplex Traumatisierte wollten als Kinder andere Eltern haben oder sogar freiwillig in ein Heim gehen. Hier kann die Therapeutin Unterstützung geben beim Aufbau einer Art »Wahlfamilie«, falls eine solche noch nicht vorhanden ist: einige gute Freunde, es müssen nicht viele sein, aber sie sollten zuverlässig, ehrlich und liebevoll sein. Bei jungen Traumatisierten kann das auch ihre wirkliche Familie mit eigenen Kindern sein, denen nach erfolgreicher Traumatherapie des Elternteils die »transgenerationale Sekundärtraumatisierung«, also die indirekten Traumafolgen für die nächste Generation, weitgehend erspart bleibt. Bei älteren Traumatisierten kann dies der Aufbau oder die Veränderung einer Partnerschaft sein, die Gegenseitigkeit, unterstützende Solidarität und Verständnis beinhaltet und dabei die Grenzen und Eigenheiten des anderen wahrt. Ebenso wichtig ist die Erkenntnis, dass kein Mensch alle Bedürfnisse eines anderen erfüllen kann und es deshalb wichtig ist, ein paar gute Freunde zu haben.

Neben diesen zukunftsgerichteten Themen ist nach der Traumaintegration auch noch eine innere Nachreifung nötig, die meist schon in der zweiten Phase beginnt, jeweils nach wichtigen Traumaverarbeitungen. Denn infolge der strukturellen Dissoziation haben die zunächst abgespaltenen Kindanteile des EP die normalen Entwicklungsphasen der Persönlichkeit, die auf die Zeit der ersten Traumatisierungen folgten, nicht mit vollziehen können. Diese wurden lediglich vom ANP durchlaufen, meist beginnend mit der ödipalen Phase, in der die traumatisierten Innenkinder »stecken geblieben« sind (mit drei bis sechs Jahren, dem Beginn der meisten sexuellen Traumatisierungen). Nach der Latenzzeit wurden dann auch die Pubertät und die Adoleszenz nur vom ANP durchlebt. Nun, nach der Integration der Traumata, sorgt die Selbstheilungskraft dafür, dass diese für die Persönlichkeitsentwicklung notwendigen Schritte auch von den Anteilen des EP nachgeholt werden. Wenn dieses Nachholen nicht bewusstseinsfähig ist oder in der therapeutischen Übertragung symbolisch gelebt und aufgelöst wird, muss es auf bewährte Weise durch Reinszenierung ausgelebt und überwunden werden. Betroffene sollten sich also nicht wundern, wenn sie sich nach erfolgreicher Traumaarbeit z. B. plötzlich heftig in jemanden verlieben, der wirklich positive Vaterqualitäten aufweist, aber gebunden ist, oder ähnliche Verwicklungen *neurotischer*, nicht mehr *traumatischer* Art erleben. Da es dabei aber zum Glück nur noch um die Entwicklungsschritte der einen Teilpersönlichkeit, des EP, geht, während der andere Teil, der ANP, sie bereits längst vollzogen hat (wenn auch nicht völlig integrieren konnte, da der EP noch fehlte), werden diese Phasen meist im Eiltempo durchlebt und hinter sich gelassen. Dennoch reicht oft die Therapiezeit dafür nicht mehr aus, sodass sie im wahren Leben – manchmal unter Kopfschütteln der Umgebung – durchlaufen werden und im Allgemeinen mithilfe der in der Therapie gewonnenen Fähigkeiten ganz gut allein zu bewältigen sind. Zu diesem Zeitpunkt sollten die Betroffenen so weit gestärkt sein, dass ihnen verständnislose Reaktionen ihrer Umwelt nicht mehr allzu wichtig sind.

Der Abschied aus der meist sehr hilfreichen und unterstützenden Therapie sollte sanft auslaufend gestaltet werden: zunächst mit 14-tägigen, dann mit monatlichen Terminen. Es ist günstig, die selbstständige Durchführung der Rettungsaktionen und eventuell auch der Täterintrojektübung in der Therapie geübt zu haben, um sie dann für sicherlich noch zu findende kleinere Traumareste selbst anwenden zu können.

In jeder Traumatherapie mit komplex Traumatisierten ist in der Reihenfolge des Vorgehens die Einhaltung der inneren Logik unverzichtbar:

1. Äußere Sicherheit, vor allem vor den Tätern und Mittäterinnen
2. Innere Sicherheit
3. Traumaverarbeitung

Wird diese Reihenfolge nicht eingehalten, behindert dies auf jeden Fall den Therapiefortschritt, eventuell hat es sogar Schädigungen zur Folge, wie beispielsweise verstärkte Dissoziation oder Somatisierung. Wie erwähnt, sollte der Abbruch des *Mit*täterkontaktes jedoch nicht forciert werden. Zumindest wenn es sich hierbei nicht um aktiv ausliefernde Mütter und andere Verantwortliche handelt, sind in der Therapie auch vor diesem Schritt viel Stabilisierung und Entwicklung von Autonomie möglich, nur Traumaverarbeitung noch nicht.

2.4 Positive Dissoziation

Positive Dissoziation ist ein Phänomen, das speziell in der imaginativen Traumatherapie auf verschiedene Weise eine wichtige Rolle spielt. Natürlich ist jede Dissoziation positiv, entweder im Sinne der psychischen Ökonomie – wir alle dissoziieren teilweise, wenn die Gegenwart unsere Aufmerksamkeit nicht voll beansprucht, z.B. wenn wir auf der Autobahn fahren, manchmal beim Spazierengehen oder auch als Abwehr gegen unangenehme Gefühle: In harmlosen und langweiligen oder in leicht unangenehmen Situationen »beamen« wir uns weg. Und im Trauma ist Dissoziation der erste automatisch einsetzende, physiologische Rettungsmechanismus, weil das Erlebnis das Gehirn sonst überfluten würde. Allerdings hat diese automatische Abwehrreaktion auch die bekannten negativen Begleiterscheinungen.

Deshalb spreche ich von positiver Dissoziation im engeren Sinne nur dann, wenn die Fähigkeit zur Dissoziation bewusst, gezielt und gesteuert eingesetzt wird: in der Therapie entweder zur Heilung von Traumafolgen oder – wie bei dem Innere-Kinder-Retten – zur Integration von Traumatisierungen.

Die enorm heilsamen Möglichkeiten positiver Dissoziation wurden in der Hypnotherapie, der Egostate-Therapie und der imaginativen Traumatherapie von Beginn an erkannt, genutzt und auf verschiedene Weise systematisiert:

- Im *inneren sicheren Ort*, der vom Rest der Psyche bewusst dissoziiert wird.
- In *Containments*[5] wie dem inneren Tresor, der Abstand zu Flashbacks oder Gefühlsüberflutungen schafft.
- In anderen *»Rettungsbildern«* für akute, innere Gefahr, etwa dem, eine Wand zwischen der Erwachsenen und den Traumabildern zu ziehen.
- In der *Beobachtermethode*, bei der eine gefühlsneutrale Beobachterposition zum Erkunden und Integrieren von Traumaerinnerungen dissoziiert wird, oder sogar eine Beobachterin der Beobachterin.

5 In etwa: Aufbewahrung, Behältnis; es gibt für diesen Begriff kein treffendes deutsches Wort, das die Schutzfunktion konnotiert.

- In der *Screentechnik*, in der aus sicherem Abstand heraus, der imaginativ nach Bedarf vergrößert werden kann, Traumata auf einen inneren Film distanziert oder auch verarbeitet werden können.
- In *Techniken der Verfeinerung von Dissoziation*, etwa durch Fernbedienungen bei der Screentechnik oder Verfremdungen wie einer Vergilbung des Films, um die Dissoziation leichter aufrechterhalten zu können; oder in der *Split-Screen-Technik* durch eine weitere Dissoziation von einem Film mit Ressourcenbildern und einem mit den Traumata.
- In der *gezielten Dissoziation von imaginierten Helfern*, die für die Erwachsene und/oder Kindanteile eingesetzt werden können.
- In *Helferkonferenzen*, bei denen mehrere positive Persönlichkeitsanteile aus der Selbstheilungskraft dissoziiert werden, um Ressourcen zu entdecken, zu bestärken und einsetzen zu können.

Oft werden in der Therapie Kombinationen dieser Techniken zum Einsatz gebracht, z. B. bei der modifizierten Beobachtermethode, in der fast alle erwähnten Techniken kombiniert werden, um ein größtmögliches Sicherheitsempfinden herbeizuführen, das ein dosiertes Zulassen von Erinnerungsbildern ermöglicht, die nicht ohne Grund völlig abgespalten wurden (s. Kap. 4.2).

In der Methode des Innere-Kinder-Rettens wird positive Dissoziation in vielfacher Hinsicht aufeinander abgestimmt verwendet:

- Die Erwachsene dissoziiert aus dem Praxisraum weg an ihren sicheren Ort, um unabhängig von der Therapeutin in Sicherheit zu sein.
- Ein idealer Helfer bzw. mehrere werden dissoziiert und zum traumatisierten Kind geschickt, um es aus dem Trauma herauszuholen.
- Dabei werden Traumageschehen und beteiligtes Kind gezielt unbewusst dissoziiert.
- Davon darf die Erwachsene nichts mitbekommen, sonst würde sie entweder durch direkten Traumakontakt retraumatisiert oder würde durch Panik oder Zweifel diese für die Heilung wesentlichste Dissoziation stören. Deshalb wird äußerste Aufmerksamkeit darauf verwendet, die Dissoziation zwischen der Erwachsenen und dem zu rettenden Kind während der Rettungsaktion aufrechtzuerhalten.

- Das Kind wird von dem Helfer an einen weiteren dissoziierten Ort, den sicheren Kinderort, gebracht.
- Die Dissoziation von Erwachsener und Kind wird einseitig aufgehoben, indem die Erwachsene das jetzt in Sicherheit befindliche Kind sehen kann und auch soll, und es als Teil ihrer selbst realisiert, dem es ehemals sehr schlecht ging und jetzt sehr gut. Damit ist die Integration dieses kindlichen Persönlichkeitsanteils möglich geworden, die nach und nach (meist großenteils unbewusst) vollzogen wird.
- Die Dissoziation zwischen dem sicheren Kinderort und der äußeren Erwachsenenrealität bleibt dauerhaft bestehen, damit die dorthin geretteten Kinder auf keinen Fall retraumatisiert werden können, was den ganzen Heilungseffekt zunichte machen würde. Diese Dissoziation ist jedoch im Gegensatz zur vorher bestehenden strukturellen Dissoziation keine innerpsychische und erzeugt keinen Konflikt: Die Erwachsene kann jederzeit ihre innere Kinderwelt aufsuchen und sich daran erfreuen. Daher hat die Dissoziation zur Außenwelt lediglich Schutzfunktion, der sichere Kinderort ist ein Containment, und verursacht keine Persönlichkeitsspaltung mehr.

2.5 Einordnung des Innere-Kinder-Rettens in die Traumatherapieverfahren

Die Therapieverfahren für Komplextraumatisierung lassen sich grob einteilen in solche, die
a) nur stabilisieren,
b) stabilisieren und Traumata verarbeiten und
c) nur Traumata verarbeiten.

Die letzte Kategorie ist mir nur durch einige Verhaltenstherapeuten bekannt, die behaupten, dass Traumaverarbeitung ebenso gut möglich sei, ohne vorher zu stabilisieren. Die Studien, die das belegen sollen, beziehen sich vor allem auf Monotraumata. In der Therapie mit komplex Traumatisierten wird unter Stabilisierung jedoch etwas ganz anderes verstanden (s. Kap. 3) als *eine* Sitzung mit Stabilisierungsübungen vor der dann erfolgenden Exposition – wie in manchen dieser Studien beschrieben. Im Zusammenhang mit kindlicher Komplextraumatisierung wäre der Versuch, ohne gründliche vorherige Stabilisierung Traumaexposition durchzuführen, als unprofessionell und menschenverachtend abzulehnen, und bedarf daher keiner weiteren Diskussion.

In der ersten Kategorie der Therapieansätze bei Komplextraumatisierung befinden sich einerseits solche, die von vornherein nur auf Stabilisierung setzen, also durch Ressourcenaktivierung, Ermöglichung und Verankerung von Erfolgserlebnissen und Abstandgewinnen zu den Traumatisierungen eine Symptomauflösung zu erreichen versuchen.

Hierzu zählen z.B. die Ansätze in der Verhaltenstherapie, die nicht mit Exposition arbeiten, sondern auf kognitive Umstrukturierung abzielen.

Zum anderen finden sich hier Therapeutinnen, die – allerdings meist ohne klare Kriterien zu nennen – je nach Klientin die Indikation stellen, ob Traumaintegration angestrebt werden sollte oder (evtl. zunächst) nur stabilisiert und Ressourcen aufgebaut werden sollten.

Im Allgemeinen sind diese Ansätze erfolgreich und hilfreich im Sinne von Symptomauflösung. Allerdings ist die Klientin ohne Traumaintegration nie vor Rückfällen bei Destabilisierung und/oder Triggerung sicher. Und beides wird meiner Erfahrung nach von Traumatisierten selbst herbeigeführt, sobald sie sich stark genug fühlen, sich mit dem Trauma zu konfrontieren (s. Kap. 1.3, »Der Selbstheilungsprozess«). Die Strategie der Nur-Stabilisierung würde also eher dazu dienen – was auch sinnvoll sein kann –, die Verarbeitung zu verschieben und so zu einer verträglicheren Dosierung beizutragen, die die Betroffenen sich oft nicht zugestehen.

Die meisten Therapieansätze bei Komplextraumatisierung versuchen, Traumaverarbeitung mit unterschiedlichen Methoden durchzuführen, aber jeweils nach genügender Stabilisierung. Die Wichtigsten davon sind Verhaltenstherapie (Exposition, Narrative Therapie, Schematherapie u.a.), EMDR, Somatic Experience (Peter Levine), Psychoanalyse sowie imaginative und hypnotherapeutische Therapieformen, zu denen auch das Innere-Kinder-Retten zählt. Diese Methode sollte meines Erachtens ebenso wie die Psychodynamisch-Imaginative Traumatherapie (PITT, Luise Reddemann) und die Ego-State-Therapie (z.B. Jochen Peichl) zu den tiefenpsychologisch fundierten Verfahren gerechnet werden, die in fokussierter Weise die Integration von in der Kindheit nicht abgeschlossenen Prozessen (Fixierungen) herbeiführen, die zu Symptomen in der Gegenwart führten. Bei neurotischen Krankheitsprozessen handelt es sich dabei um Verdrängtes, bei traumatischen um Dissoziiertes.

3. Vorbereitung für die Methode des Innere-Kinder-Rettens: Stabilisierung

Dieses Kapitel beinhaltet eine Zusammenfassung meiner Erfahrungen mit dem, was sich bei den meisten komplex traumatisierten Klientinnen in der Therapie als günstig, beruhigend und stabilisierend erwies. Sie erhebt keinen Anspruch auf Vollständigkeit, ganz abgesehen davon, dass Methoden im Einzelfall immer auf die jeweiligen Betroffenen angepasst werden müssen.

Unter dem Begriff Stabilisierung werden zwei verschiedene Prozesse subsumiert: Die allgemeine Stabilisierung der Persönlichkeit, also die Wiederherstellung innerer Sicherheit und äußerer Handlungsfähigkeit zum einen, und ein Wiederauftauchen aus einem getriggerten, dissoziativen Zustand ins Hier und Jetzt zum anderen (s. Kap. 3.3.5).

Zur ersten Bedeutung: Wenn eine Betroffene Therapie sucht, hat dies meist den Grund, dass sie sich nicht mehr stabil fühlt, weil sich eine frühere Traumatisierung, also der EP, der die Traumatisierungen und ihre Folgen »trägt«, indirekt durch verschiedene Symptome einer PTBS bemerkbar macht. Durch den Beginn einer spezialisierten Traumatherapie wird dieser EP zusätzlich sehr bestärkt, denn erklärtes Therapieziel ist es, dessen abgespaltene Inhalte und Gefühle zu integrieren und damit auch die Symptome aufzulösen, in denen sich der EP zeigt. Damit dies nicht zu starkem Ungleichgewicht und weiterer Labilisierung durch anstürmende Traumainhalte führt, muss zunächst, meist recht ausführlich, der ANP gestärkt werden, also der Anteil der Persönlichkeit, der für den kompetenten Umgang mit dem Alltag zuständig ist. Dies soll jedoch in der Traumatherapie nicht durch erneute Verleugnung der Traumata geschehen, wie großenteils bisher, sondern durch einen bewussten, gesteuerten und dosierten Umgang damit: Es gilt vor allem, zunächst einen gezielten, inneren emotionalen Abstand zu den Traumata bei gleichzeitiger Wertschätzung der enormen bisherigen Leistung *beider* Persönlichkeitsanteile herzustellen und den Abstand so lange aufrechtzuerhalten, bis die Traumatisierungen aufgelöst werden können. Das ist sehr schonend möglich durch das Innere-Kinder-Retten.

Komplex Traumatisierte sind im Allgemeinen durch häufige Dissoziation, einen extrem hohen Angstpegel mit entsprechender Irritierbarkeit und durch die Undurchschaubarkeit ihrer psychischen Prozesse infolge der strukturellen Dissoziation nicht sehr gut in der Lage, sich selbst zu verstehen, zu steuern und zu beruhigen, sich abzugrenzen und sich, wenn nötig, angemessen zu wehren. Diese Fähigkeiten, die in der Psychologie als »Ich-Stärke« zusammengefasst werden, zu erhöhen, sollte erstes Ziel jeder Traumatherapie sein, um dann die Integration der Traumata angehen zu können. Für die Ich-Stärkung ist ein Mindestmaß an äußerer und innerer Sicherheit Voraussetzung. Sicherheit ist das zentrale Thema in der Therapie mit Traumatisierten überhaupt: Das grundlegende Sicherheitsgefühl kommt im Trauma abhanden, und in dem Maße, wie es wieder hergestellt werden kann, sind die Betroffenen in der Lage, ihre Fähigkeiten wieder selbstfürsorglich auch für andere Ziele einzusetzen. Die inneren »Behinderungen« entstehen hauptsächlich dadurch, dass die Psyche als oberstes Gebot erst einmal diese Sicherheit wiederherzustellen sucht, wodurch alles andere zweitrangig wird.

3.1 Das innere Chaos strukturieren

Am Anfang einer Therapie besteht vonseiten der Klientin das Bedürfnis, ihre Lebensgeschichte zu erzählen, und vonseiten der Therapeutin, diese kennenzulernen. Dies sollte jedoch, zumindest in den traumabezogenen Anteilen, nicht so ausführlich und detailliert geschehen, dass weitere Destabilisierung die Folge ist. Vielmehr sollte in groben Zügen nur so viel berichtet werden, dass die Therapeutin in etwa über die wichtigsten Fakten informiert ist, um einschätzen zu können, bei welchen Themen besondere Vorsicht geboten ist. Dieses anfangs möglichst neutrale, wenig emotionale Berichten, um nicht zu triggern, kann durch die Aufforderung unterstützt werden, nur »von Weitem« zu erzählen. Auch das Einführen der Beobachtermethode kann die Distanz zum Erzählten erhöhen: Eine innere Beobachterin wird dissoziiert, die möglichst ohne Gefühlsbeteiligung berichtet, was sie – in diesem Fall, ohne sich anzustrengen – sehen kann.

Für dieses Zusammentragen der wichtigsten Fakten sollte zwecks verträglicher Dosierung genügend Zeit zur Verfügung stehen. Aus diesem Grunde beantrage ich bei komplex Traumatisierten zunächst grundsätzlich eine Kurzzeittherapie bei der Krankenkasse, sodass ich nicht nach wenigen Vorgesprächen dem/der Gutachter(in) eine komplette, natürlich verschlüsselte Anamnese berichten muss.

Sollten sich trotz der Bemühung, in der Anfangsphase der Therapie keine Traumata zu aktivieren, traumatisierte Innenkinder oder Traumafolgekinder mit ihren Gefühlen oder Symptomen zeigen, ist es günstig, möglichst früh ihren Ursprung zu erkennen und ihnen Rettung zu versprechen (s. Kap. 3.3.4), damit der Alltag nicht noch weiter aus den Fugen gerät.

Wichtig im Zusammenhang mit dem Lebenslauf ist vor allem, dass die Betroffenen beginnen, ihre Geschichte als unter den gegebenen Umständen bestmöglichen Heilungsweg zu verstehen, und sich selbst und ihre Leistung auf diesem Weg mehr annehmen und wertschätzen lernen, auch wenn ihre Umwelt das noch nicht so betrachten kann.

3.1.1 Die Komplextraumatisierungsfolgen und den Selbstheilungsprozess verstehen

»Wissen ist Macht« und das Wissen über und das Verständnis von eigenen inneren Prozessen befreit von dem ohnmächtigen Gefühl des Ausgeliefertseins an das eigene emotionale Innenleben.

Zwei Arten von Information sind dafür besonders geeignet: Solche über die Folgen von Traumatisierung in der Kindheit, auch die späteren (s. Kap. 1.2) und – weniger bekannt – über die Mechanismen der eigenen Selbstheilungsansätze (s. Kap. 1.3). Vor allem, um letztere auf die eigene

Lebensgeschichte beziehen zu können, ist therapeutische Unterstützung nötig und führt durch das neue Verständnis eigener Aktionen und Reaktionen zu immer wieder neuen, befreienden, aber zunächst auch befremdlichen Aha-Erlebnissen. Es ist sehr ungewohnt für Betroffene, sich selbst *nicht* als zu einem großen Teil eingeschränkt, hilflos und ausgeliefert zu empfinden und einzuordnen, sondern zu erkennen, dass die eigene Psyche, genauer die Selbstheilungskraft, unbewusst schon immer auf geniale Weise tätig war, um Traumatisierungen bestmöglich zu überleben (ANP) und bestdosiert zu verarbeiten (EP). Leider werden komplex traumatisierte Erwachsene auch von vielen Praktikern und sogar fachspezifischen Theoretikern noch immer als Menschen beschrieben, die durch große persönliche Probleme und dysfunktionale Reaktionen geprägt und durch ihre Symptome behindert sind. Es liest sich häufig, als seien diese bedauernswerten Menschen infolge der Traumatisierungen auf fast irreparable Weise geschädigt und bis zur Lebensunfähigkeit beeinträchtigt; manchmal werden sie auch beschrieben, als seien sie »ein bisschen blöd«, selbstverständlich diplomatischer ausgedrückt: Früher hatten ihre Reaktionen einmal einen positiven Sinn, heute sind sie leider dysfunktional. Doch das stimmt ganz und gar nicht. Auch heute sind alle diese Reaktionen äußerst funktional, bestens dosiert und auf alle inneren und äußeren Gegebenheiten optimal abgestimmt. Tatsächlich geht *jede* menschliche Psyche – natürlich auch mit ihren unbewussten Anteilen – auf geniale Weise vor, indem sie unter den gegebenen Bedingungen alles ihr nur Mögliche tut, um die erlittenen Verletzungen mit möglichst geringen »Kosten« zu heilen, um dann ihr Potenzial mit immer weniger werdenden Einschränkungen entfalten zu können. Dies trifft auf komplex Traumatisierte ebenso zu wie auf alle anderen Menschen. Es wirkt auf den ersten Blick bei ihnen nur manchmal weniger »gesund«, weil sie z. B. auffällige Symptome wie scheinbar unbegründete Panikattacken benötigen, um einerseits das Abgespaltene hervorzuholen (im Panik*gefühl*) und andererseits die Dosierung erträglich zu halten (durch noch fehlende *Erinnerung*).

Die Therapeutin sollte die Klientin anhand aktueller Beispiele aus dem heutigen Alltag oder früherer, in ihrer positiven Verarbeitungsbedeutung unverstandener Erlebnisse der Traumatisierten über Zusammenhänge von Traumafolgen und Selbstheilungsansätzen informieren (s. Kap. 1).

Im Folgenden beschreibe ich ein Beispiel von nicht so einfach zu durchschauenden Zusammenhängen, vor allem von der Betroffenen selbst nicht (auch aus Selbstschutzgründen, damit nicht zu viel auf einmal bewusst wird):

Eine Klientin, Frau G., wurde in ihrer Kindheit in Polen vom Alkoholiker-Vater über Jahre mit sexueller und anderer Gewalt gequält, was die Mutter wusste und später vor der Polizei auch zugab. Dennoch wurde »selbstverständlich« nur der Vater bestraft. Frau G. ging mit ihrem ersten Ehemann, den sie geheiratet hatte, weil er sie vor Nachstellungen ihres Chefs beschützt hatte, nach Deutschland. Dort arbeitete sie mit zunehmendem Erfolg, zuletzt als Marktleiterin großer Lebensmittelketten, und zog zwei Kinder groß. Erst Jahre später in der Traumatherapie wurde ihr bewusst, dass sie auch in dieser von ihr idealisierten Ehe extrem ausgenutzt worden war: Sie ging ganztags arbeiten und kümmerte sich praktisch allein um Haushalt und Kinder, der Mann war meistens arbeitslos, bei wenig motivierter Arbeitssuche, und tat zu Hause dennoch buchstäblich nichts. Die Klientin schwärmte trotz allem ihren Freundinnen vor, er sei so liebevoll, begleite sie nachts, »ohne sich über mich lustig zu machen«, auf die Toilette, weil sie panische, irrationale Ängste davor habe, und sie könne immer mit ihm sprechen. Deshalb verstand sie sich selbst überhaupt nicht, als sie sich eines Tages Hals über Kopf in einen Mann verliebte, der ihr in einem Café eine rote Rose geschenkt hatte. »Schicksalhaft« folgte sie diesem Mann, verließ unter heftigsten Schuldgefühlen Ehemann und halbwüchsige Kinder, ließ sich scheiden und heiratete ihren Geliebten, obwohl alle Freundinnen ihr davon abrieten. Denn von Beginn der Beziehung an flirtete der zweite Mann heftig mit ihren »besten Freundinnen«, ging wahrscheinlich fremd, behandelte die Klientin äußerst abwertend, schwärmte ihr von seinen Nachtclubbesuchen vor und brachte sie dazu, aufreizende Kleidung zu tragen, die ihr eigentlich nicht gefiel. Sie fühlte sich immer elender in der Ehe, bekam schließlich Angstattacken vor ihrem Mann und trennte sich mit meiner Unterstützung, jedoch erst, als er sie mehrfach geschlagen hatte. Sie wertete sich selbst zunächst wieder sehr ab, weil sie so »blöd« gewesen sei, ihn auch noch zu heiraten, bis sie allmählich den Sinn der Sichtweise ihrer Therapeutin realisierte, die ihr die Funktion von Reinszenierungen erklärte: In der ersten Ehe waren es mehr Mechanismen und Atmosphäre der Mutterbeziehung: psychische und kräftemäßige Ausbeutung und seitens der Klientin Verleugnung der Schädlichkeit dieses Verhaltens. In der zweiten Ehe »wagte« sie sich an die Verarbeitung der Vaterbeziehung: die sexuelle Ausbeutung und das Zum-Objekt-gemacht-Werden bei allgemeinem Sadismus. In beiden Ehen gab es, verglichen mit den kindlichen Beziehungen, Weiterentwicklungen: In der ersten Ehe erfuhr sie auch Verständnis für ihre seelischen Bedürfnisse und Schutz vor sexueller Ausbeutung; in der zweiten »liebte« der Mann sie auf seine Art, und sie liebte ihn anfangs auch, mehr als je zuvor als Erwachsene einen Mann. Aus beiden malignen Beziehungen konnte sie sich schließlich befreien, und dies ist wohl der größte Unterschied zur Kindheit.

Auch die *Symptomatik* der Komplextraumatisierung erschließt sich in ihrer inneren Logik nicht so leicht. Viele Klientinnen können z.B. kaum glauben, dass es Erlebnisse geben kann, die sie komplett aus der Erinnerung abgespalten haben. Andere wiederum verstehen nicht, weshalb sie an ihre gesamte (vorschulische) Kindheit praktisch keine Erinnerung haben.

Nicht einfach zu verstehen ist auch, was Dissoziation bedeutet, wozu sie dient und welche Folgen sie hat. Beispielsweise ist es sehr erhellend zu wissen, dass Dissoziation bewirkt, dass die abgespaltenen Erlebnisse – quasi wie tiefgefroren – sich in der Zeit fast nicht verändern. Das erklärt, dass es bei wieder auftauchenden Gefühlen von früher sich so anfühlt, als *sei* die Betroffene das Kind von damals, und nicht »verrückt«, wie sie dann vermutet. Immer wieder ist es wichtig zu betonen, dass solche Erlebnisse »normale« Traumatisierungsfolgen sind, denn viele Betroffene fühlen sich damit unnormal und ganz allein auf der Welt.

Ähnlich verhält es sich mit Panikattacken und irrationalen Ängsten, die für die Klientinnen sehr unverständlich sind. Es ist dann z.B. befreiend zu verstehen, dass *konkrete* Angst für die Psyche erträglicher ist als »frei flottierende«, weswegen sich – solange die *eigentlich* diese Angst erzeugenden Erlebnisse noch nicht, oder nicht in ihrer Bedeutung, erinnerbar sind – die Angst auf andere Auslöser verschieben kann, die für die Erwachsene unverständlich und inakzeptabel sind. Dies dient dem Zweck, die Angst an etwas Konkretes zu binden, damit sie nicht ständig und unvorhersehbar auftreten kann.

Frau T. beispielsweise, eine sehr differenzierte Akademikerin, als Kind von einem Onkel über Jahre immer wieder missbraucht, was »nicht so schlimm« gewesen sei, weil er ihr dabei nicht weh tat, hatte früher häufig Angst um ihren Ehemann, er könnte erkranken, verunfallen etc. Seit der Geburt ihres Söhnchens, das ganz prächtig gedieh, verschob sich die Angst auf diesen. Zunächst fürchtete sie, dass er lebensbedrohlich an Masern mit darauffolgender Hirnhautentzündung erkranken könnte. Nach der entsprechenden Impfung verschob sich die Angst auf den Fuchsbandwurm. Es war für sie entlastend, als Erwachsene zu verstehen, dass es eigentlich um die Angst um eigene, innere Kindanteile ging, die verschoben werden musste, solange sie noch keinen anderen Weg sah, als die Missbrauchsgefühle durch Bagatellisierung in Schach zu halten. Auch wenn die Angst dadurch noch nicht wegging, sondern erst durch die Rettung der betroffenen Innenkinder, konnte sie besser einen inneren Abstand zu den Ängsten aufrechterhalten, ohne sich dabei erneut selbst als »blöd« abzuwerten.

Auch die schützende Funktion von Täterintrojekten zu verstehen, nimmt diesen bereits einen Teil ihrer beängstigenden Mächtigkeit (s. Kap. 3.4, »Die [Auto-]Aggression abmildern«).

3.1.2 Die strukturelle Dissoziation verstehen

Es fühlt sich wesentlich besser an, wenn Betroffene, sich selbst erkennend, sagen können: »Das ist mal wieder die Auswirkung dessen, was mit struktureller Dissoziation gemeint ist, und wird sich nach und nach lösen.« Und nicht mehr: »Warum fühle ich mich immer wieder so furchtbar zerrissen und kann mich nicht entscheiden, weil es gleich starke, aber völlig gegensätzliche Impulse gibt?«

Die zwei Seiten dieses Gegensatzes haben beide ihre Berechtigung und wollen das Beste für das Gesamtsystem. Weil dies für die Betroffene spürbar ist, fühlt es sich gelegentlich »völlig irre« an, weil logisch schwer nachzuvollziehen, wenn die beiden miteinander diskutieren, konkurrieren und zu keinem Entschluss kommen können: Egal, welche Seite schließlich überwiegt, es fühlt sich – nämlich für die andere Seite – falsch an, was ein sehr quälender Vorgang sein kann. Bis sich die strukturelle Dissoziation schließlich auflöst, kann sie abmildert werden, indem Betroffene vertrauensvoll darauf fokussieren, dass die eigene Selbstheilungskraft mit Sicherheit dafür sorgt, dass die in der jeweiligen Situation *etwas* günstigere Seite »gewinnt«. So können sich Betroffene mit ihren Alltagsentscheidungen versöhnen und sich dadurch besser annehmen.

Der Konflikt ist stets derselbe: Die eine Seite, der ANP, möchte die Traumaanteile so weit wie möglich aus dem Alltagsleben fernhalten, um ein »normales« und möglichst befriedigendes Leben führen zu können, auch um für die Traumaverarbeitung Kraft zu sammeln – hier wird die Zusammenarbeit der scheinbar gegensätzlichen Anteile ersichtlich. Dafür müssen alle Traumaerinnerungen, Traumafolgen und Traumaassoziationen vermieden, nicht wahrgenommen, geleugnet oder dissoziiert werden. Das hat zur Folge, dass die Betroffene in manchen Situationen anscheinend ihr Urteilsvermögen, ihren gesunden Menschenverstand verloren hat, wenn sie z.B. nicht »merkt«, dass sie ausgenutzt wird. Die andere Seite dagegen, der EP, der die Traumaerinnerungen und -folgen »trägt«, richtet alle Handlungsimpulse danach aus, was für die Traumaverarbeitung gerade günstig ist: Günstig kann entweder sein, Kraft zu sammeln, also allen Traumaassoziationen aus dem Wege zu gehen (was oft am besten durch übermäßigen Rückzug zu bewerkstelligen ist), oder – wenn genügend Kraft und Mut vorhanden ist – sich beispielsweise durch Reinszenierungen mit den Traumata zu konfrontieren, um damit umgehen und sie bewältigen zu lernen.

Diese Bestrebungen der gegensätzlichen Anteile, die *beide* eine überlebenswichtige Funktion haben, können konträre Handlungsimpulse hervorbringen und dadurch sehr irritieren. Um sich nicht ständig zwischen den beiden Teilen zerrissen zu fühlen, laufen diese Entscheidungsprozesse meistens unbewusst ab, und nur ihre Ergebnisse werden bewusst. Dies kann die Selbstwahrnehmung erheblich irritieren, weil es sich manchmal fast wie zwei verschiedene Personen anfühlt, die jeweils agieren.

Im Laufe einer erfolgreichen Traumatherapie löst sich die strukturelle

Dissoziation allmählich auf, indem der Konflikt zwischen den beiden Anteilen zunehmend entschärft wird: Einerseits wird der EP in der Therapie darin bestärkt, dass die abgespaltenen Anteile berechtigterweise zum Persönlichkeitssystem dazugehören wollen. Andererseits wird der ANP in seiner Angst vor den Inhalten des EP beruhigt und entängstigt. Das geschieht z.B. durch das Innere-Kinder-Retten – die schonende, fast schmerzfreie Integration der abgespaltenen Anteile, sodass nur noch die Dosierung Probleme bereiten kann. Die dem Konflikt übergeordnete Selbstheilungskraft weiß durch den »Überblick«, den sie über alle bewussten und unbewussten Anteile der Persönlichkeit hat, dass eine Integration der Traumata heilsamer als deren Verleugnung ist – sofern die Traumaintegration nicht, wie bei zu viel Exposition, die Gesamtpersönlichkeit zu sehr labilisiert.

3.1.3 Die inneren Anteile (Ego-States) der Erwachsenen kennenlernen

Der in den letzten Jahren in der Traumatherapie erfolgreich eingeführte Ego-State-Ansatz (auch schon im Manual von Luise Reddemann, 2004a, kurz beschrieben) geht davon aus, dass bei allen Menschen das als Einheit gedachte Ich eine Fiktion ist. Wir sind nicht ein Ich, sondern viele. Dies ist noch nichts Neues, das wussten bereits Janet, Freud, Jung und andere Pioniere der Psychotherapie. Auch die Transaktionsanalyse und verschiedene andere Therapieansätze vertreten diese These. Das Besondere des Ego-State-Ansatzes ist, dass er nicht von einer theoretischen Aufteilung des Ich nach allgemeinen Funktionen ausgeht, wie das etwa der Zweig der Psychoanalyse tat, der sich im Anschluss an Hartmann Ich-Psychologie nannte (Hartmann 1993), sondern versucht, im einzelnen Individuum zu erkennen, welche relativ kohärenten Anteile sich durch die Lebensgeschichte einzigartig entwickelten. Ein Ego-State – damit ist einerseits ein Ich-Zustand gemeint, andererseits ein Ich-Bereich oder Ich-Anteil – wird von Peichl (2007, S. 62) folgendermaßen definiert: »Ego-States sind komplexe neuronale Netzwerke, die Gefühle, Körpergefühle, Überzeugungen und Verhaltensweisen in einem bestimmten Augenblick oder über einen bestimmten Zeitraum festhalten. Es sind voneinander abgrenzbare psychische Einheiten.«

Ein Ego-State ist in einem bestimmten Lebensalter durch bestimmte, prägende Erfahrungen entstanden und hat seitdem eine eigene Geschichte, eine eigene Wahrnehmung, Bedürfnisse, Affekte, Überzeugungen, Ziele, Funktionen, Fähigkeiten und Erinnerungen entwickelt. Die einzelnen Ego-States sind mehr oder weniger voneinander abgegrenzt. Je durchlässiger sie untereinander sind, je besser sie miteinander kommunizieren, je weniger sie im Konflikt zueinander stehen, je besser sie sich gegenseitig ergänzen, unterstützen und zusammenarbeiten, umso erfolgreicher in jeder Hinsicht ist die Gesamtpersönlichkeit.

Weniger abstrakt wird diese Schilderung z. B. bei einer Betrachtung der Ego-States im Fall von komplex Traumatisierten. Denn chronische Traumatisierungen erzeugen neue States. Diese sind natürlich individuell, lassen sich jedoch bei allen Betroffenen in traumatisierte Egostates, Täterintrojekte und Helfer-States (Peichl) einteilen, die stets nach Komplextraumatisierung ausgebildet werden, neben anderen States, die denen Nichttraumatisierter ähnlich sind.

In der stabilisierenden Arbeit kann den jeweiligen Ego-States entweder durch Introspektion *(»ein Teil in mir fühlt sich …« oder »würde jetzt … sagen«)* oder durch Imagination *(»ich kann eine kleine 5-Jährige ›sehen‹«)* begegnet werden. Noch anschaulicher und prägnanter wird dies manchmal, wenn man die Anteile in der Vorstellung externalisiert oder auch symbolisiert. Hierfür kann man z. B. Stühle oder Kissen, Handpuppen und Stofftiere verwenden, oder was immer der Therapeutin und der Klientin liegt. Ich nehme dafür am liebsten meine Sammlung von unterschiedlichsten Steinen, natürlichen und geschliffenen (und Glaskugeln und -brocken). Es ist erstaunlich, welche verschiedenen Assoziationsmöglichkeiten diese bieten, und welche oft tief greifenden Prozesse bei ihrer Positionierung (auf Tisch oder Teppich) und den darauffolgenden Assoziationen und Dialogen sowie durch ihr Verschieben stattfinden. Es ist wirklich schade, dass dies nicht mit verbalen Beschreibungen zu vermitteln ist. Eine Klientin hatte die gute Idee, einen Fotoapparat mitzubringen, um vom aktuellen Abschlussbild einer solchen Ego-State-Arbeit ein Foto zu machen, das sie sich vergrößern und aufhängen konnte.

Diese stabilisierende (und gleichzeitig Trauma*folgen* verarbeitende) therapeutische Arbeit mit den Ego-States ist eine sehr gute Ergänzung zum Innere-Kinder-Retten. Manche schwersttraumatisierte Innenkinder sollten jedoch eher *nicht* mit der Ego-State-Arbeit direkt angesprochen werden, da dies zu große Gefahren der Retraumatisierung durch Überflutung beinhaltet. Sie sollten vielmehr Rettungsversprechen bekommen und so bald wie möglich mittels des Innere-Kinder-Rettens in Sicherheit gebracht werden. Doch bei Komplextraumatisierung haben die Traumatisierungen und Traumafolgen zur Herausbildung von Ego-States geführt, die aus vielen Einzelerlebnissen bestehen, die gar nicht alle gerettet werden könnten und sollten. Hierfür ist Ego-State-Arbeit sehr sinnvoll und erfolgreich. Was jeweils sinnvoll ist, soll stets die Klientin nach ihrem Gefühl entscheiden.

Die erste und wichtigste Differenzierung, die eine komplex traumatisierte Betroffene erkennen lernen sollte, ist die zwischen der Erwachsenen und den Kindanteilen. Sobald sie realisieren kann, wann sie nicht erwachsen fühlt und reagiert, ist schon viel gewonnen. Denn das bedeutet, trotz des Getriggertseins (d.h., ein nicht integrierter Kindanteil hat sich in die Gegenwart eingemischt) konnte eine innere Beobachterin aktiv bleiben, die diesen Tatbestand registriert, sodass die Betroffene diesem inneren Kind nicht mehr völlig unbewusst »ausgeliefert« ist.

3.1.4 Perspektiven entwickeln: Die Traumatherapie planen

Sinn einer Traumatherapie sollte sein, in verträglicher Dosierung die traumatischen Erlebnisse möglichst weitgehend zu verarbeiten und zu integrieren – meiner Erfahrung nach kann nur so die Persönlichkeit wirklich heilen. Die traumatisierten Anteile wollen von der Erwachsenen und von der Therapeutin in ihrem Leid *gesehen* werden, es soll ihnen *geglaubt* werden, sie wollen *ernst genommen* und *wertgeschätzt* werden in dem, was sie all die Jahre geleistet haben, indem sie die Traumatisierungen und deren Folgen trugen. Und ihr Leiden soll schnellstmöglich *beendet* werden. Dies muss jedoch gut dosiert geschehen, damit keine größere Labilisierung geschieht.

Es muss also der Erwachsenen klargemacht werden, dass das Bedürfnis (des ANP) nach Beruhigung und Stabilisierung kein »Weglaufen« ist, sondern genau das Richtige, um bewusst jeweils genügend Kraft für die Traumaintegration (des EP) zu sammeln. Wenn sich die Erwachsene mit aktiver Unterstützung durch die Therapeutin angewöhnt, der eigenen Selbstheilungskraft zu vertrauen und auf die inneren Impulse zu horchen, entspricht die dadurch entstehende Dosierung meist am besten den eigenen Kräften und führt nicht zu Überforderung. Im Zweifel *(»soll ich einen nächsten Schritt angehen oder nicht?«)* sollte immer abgewartet und zunächst die offensichtlich vorhandenen Ängste angesehen und beruhigt werden (z.B. mit Ego-State-Arbeit, EMDR oder Brainspotting).

Sobald es dann um die Traumaintegration geht, muss bei schwerer Komplextraumatisierung ausgewählt werden, was insgesamt wichtig ist zu integrieren, und was die Betroffene sich davon zum jetzigen Zeitpunkt zutrauen kann – was sich im Einzelnen meist erst nach und nach herauskristallisiert. Es hat wenig Sinn, sich darin zu überfordern; das führt nur zu neuem inneren und äußeren Chaos. Eine so starke Veränderung, wie sie hier angestrebt und notwendig ist, braucht Zeit, und zwar nicht nur genügend Zeit zur Bearbeitung, sondern auch Zeit für das Unbewusste, um das Neue zu assimilieren. Ich habe es bei mehreren Klientinnen als sinnvoll erlebt, dass nach einer zunächst erzwungenen Therapiepause – durch die Kassenbeschränkung der Sitzungsanzahl –, die oft für äußere Belange wie berufliches Fortkommen genutzt werden kann, noch einmal ein erneutes Therapiekontingent beantragt wird. Derzeit ist das nach zwei Jahren möglich. Innerhalb welchen Zeitraums die Traumaintegration möglich ist, hängt u.a. davon ab, wie viel noch völlig aus dem Bewusstsein Abgespaltenes zu integrieren ist. Dann müssen zunächst die Ängste vor den Erinnerungen bearbeitet werden.

Die Aufgabe der Traumaintegration ist eindeutig schwieriger zu bewältigen, wenn der Missbrauch in der engeren Familie stattfand; am schwierigsten – abgesehen natürlich von der Kinderpornomafia oder ritueller, sexueller Gewalt – wenn es der leibliche Vater war. Die Betroffene hat dann zunächst das unberechtigte Gefühl, sich gegen einen großen Teil ihrer selbst wenden zu müssen. Es sollte also viel Wert darauf gelegt werden, immer wieder klar abzugrenzen, dass *sie, die Betroffene selbst*, es war, die damals Teile von ihm übernommen hat, ebenso wie von der Mutter, der aktiven Mittäterin, und dass sie mit ihrem heutigen, erwachsenen Bewusstsein entscheiden kann, was davon sie behält und was *nicht*. Der Betroffenen sollte bewusst werden, dass Identifizierung bzw. Introjekt nicht dasselbe ist wie Identität, und dass sie selbst von ihrer Zeugung an ein *eigenes*, im Kern *unverletzliches* Wesen ist, das weder aus Vater noch aus Mutter besteht. Die Traumatisierung innerhalb der Ursprungsfamilie ist auch deshalb schwerer zu integrieren, weil die Traumabrücken umso stärker sind, je näher der Missbraucher mit der Betroffenen zusammengelebt hat. Die traumatisierten Anteile liegen dichter beieinander, und die Therapie muss großen Wert darauf legen, die einzelnen traumatisierten Innenkinder getrennt voneinander zu halten, damit keine Überforderung passiert. Dies kann z. B. unterstützt werden, indem auf dem Traumafilm, der in den Tresor gelegt wird, zwischen einzelnen Traumata breite Balken mit positiven, beruhigenden Bildern, die sozusagen die Zeit »erweitern«, als Puffer einbaut werden. Solche Aktionen sollten stets von der inneren Beobachterin ausgeführt werden.

Meist bremst die Selbstheilungskraft der Betroffenen intuitiv von selbst. Ich habe es mehrfach erlebt, dass in der modifizierten Beobachtermethode der Film nach einem Missbrauchserlebnis abrupt stoppte, kurz bevor die Traumatisierung durch die im Stich lassende Mutter hinzugekommen wäre, wie sich später herausstellte. Dadurch konnte die Illusion, dass die Mutter oder andere Erwachsene schützten, weiterhin noch so lange aufrechterhalten bleiben, bis die Psyche genügend Kraft gesammelt hatte, um auch dieses zweite große Trauma zu bewältigen.

Ein Problem in der Therapie ist oft, dass die Betroffene entweder sozial sehr isoliert ist oder einige ihrer Kontakte so viele Anteile von retraumatisierender Reinszenierung haben, dass das berechtigte Bedürfnis entsteht, sie zu beenden. Auf die Schnelle sind jedoch keine neuen Kontakte herbeizuzaubern, zumal es während der Verarbeitungsphase meist nicht sinnvoll ist, neue Menschen zu nah an sich heranzulassen, weil die Traumaanteile, die noch nicht »an der Therapie teilnehmen«, noch immer traumaähnliche Menschen anziehen, die wiederum retraumatisierend wirken. Das bedeutet häufig, dass die Betroffenen eine Phase von relativer Einsamkeit durchleben, abgemildert manchmal nur durch professionelle Kontakte. Viele suchen sich in dieser Phase sinnvollerweise eine Selbsthilfegruppe, in der Betroffene an ähnlichen Themen arbeiten.

Die Methode des Innere-Kinder-Rettens kann bereits zu Beginn der Therapie in allen Einzelheiten beschrieben werden, sodass die Psyche sich darauf einstellen und innerlich vorbereiten kann. Ebenso ist es nötig, die Voraussetzungen dafür zu schildern: möglichst große äußere Sicherheit, in jedem Fall vor Tätern und Mittäterinnen, die Möglichkeit von innerer Sicherheit durch den inneren sicheren Ort, das Auffinden der Kindanteile, die gerettet werden sollten, und die Imagination von idealen Helfern und dem sicheren Kinderort.

In jedem Fall ist es wichtig, die Zuversicht zu entwickeln, dass die Traumatisierungsfolgen heilbar sind. Die Traumata sind vorbei, und die Erwachsene hat sie überlebt. Sobald das auch die verletzten inneren Kinder spüren können, ist ein tiefes Aufatmen möglich und eine immer positivere Gegenwart kann sich entwickeln.

3.2 Innere Sicherheit herstellen

3.2.1 Voraussetzung: Äussere Sicherheit

Um (wieder) innere Sicherheit zu gewinnen, ist ein gewisses Maß an grundlegender äußerer Sicherheit unabdingbar. Darunter fallen im Fall von sexueller Komplextraumatisierung drei Themenbereiche: die existenzielle Absicherung der Lebensgrundlage, Sicherheit vor Täter- und Mittäterkontakt und möglichst Sicherheit vor anderer Retraumatisierung, also täterähnlichen Kontakten und anderen starken Triggern. Alle drei Bereiche müssen in der Therapie Beachtung finden und möglichst weitgehend beruhigt werden. Für die existenzielle Absicherung ist manchmal die Einbeziehung anderer sozialer Unterstützungssysteme wie Sozialpsychiatrischer Dienste notwendig. In der Anfangsphase der Traumatherapie kann die Bewältigung äußerer Probleme zunächst viel Raum einnehmen. Es ist dann hilfreich, den subjektiv empfundenen Berg, der vor der Betroffenen liegt, in kleinere, zu bewältigende Hügel aufzuteilen, zu denen konkrete Handlungsstrategien gefunden werden und deren Umsetzung im Auge behalten wird.

Zur Retraumatisierungsgefahr gehören nicht nur Menschen, sondern auch Umgebungen. Wenn eine Betroffene etwa im Erdgeschoss wohnt, womöglich den Bürgersteig direkt vor ihren Fenstern, ist innere Sicherheit kaum aufzubauen.

Täter- und Mittäterkontakt beenden

Die Notwendigkeit des Beendens von Täter- sowie Mittäterkontakt wurde bereits im Abschnitt über die Therapiephasen kurz begründet. *Sie ist nach meinem jetzigen Wissensstand bei sexueller Traumatisierung in jedem Fall lebenslang gegeben, mindestens die des Kontaktabbruchs zu den Tätern und den für das Kind Hauptverantwortlichen.* Bei allen anderen Traumata ist im Einzelfall zu entscheiden, ob und auf welche Weise Kontakt möglich ist. Hier sollten jedenfalls die traumatisierten Kindanteile als schwächste Glieder des Gesamtsystems der Persönlichkeit Unterstützung und ein »Vetorecht« bekommen.

Den Täterkontakt abzubrechen, ist notwendig, um das direkte, sexuelle Trauma heilen zu können; den Mittäterkontakt zu beenden ist notwendig, um das zweite, bei sexueller Traumatisierung stets vorhandene und auf andere Weise ebenso schädigende Trauma heilen zu können: den plötzlichen Totalverlust der nicht schützenden Mutter oder anderer Bezugspersonen, der von manchen als noch schwerwiegender empfunden wird. Besonders bezogen auf diese Mittäterinnen ist es für Betroffene, aber auch für ihre Umgebung im Erwachsenenalter, nicht selten sogar für ihre Therapeutinnen, nicht leicht einzusehen, weshalb die Notwendigkeit des völligen Kontaktabbruchs besteht – und zwar auch dann, wenn sich die damals nicht schützenden Erwachsenen inzwischen zum Positiven gewandelt haben, ihr Versagen bereuen und um Vergebung bitten. Dies ist weder Grausamkeit noch eine Frage von Moral oder persönlicher Meinung von Therapeutinnen, sondern ergibt sich aus der inneren Therapielogik. Es geht dabei nicht um Fragen von Schuld und Vergebung (die dem erwachsenen Anteil der Betroffenen u.U. möglich ist), sondern lediglich um Abgrenzung, Schutz und Heilung.

Die wenigsten Traumatherapeutinnen stellen noch in Frage, dass Kontakt zum aktiven Täter retraumatisierend ist und damit das nötige Sicherheitsgefühl verhindert, auch wenn keine direkten, sexuellen Traumatisierungen mehr stattfinden. Die zumindest unbewusste Assoziation zu vergangenen Traumata wirkt bei Kontakt mit dem/n entsprechenden, aktiven Täter(n) in jedem Fall als stärkstmöglicher Trigger und bewirkt erneut Dissoziation, Verleugnung und autoaggressive Symptome. Bei schwerer sexueller Misshandlung können das Selbstverletzung oder Depression bis zur Suizidalität sein.

Dasselbe gilt jedoch auch für den Kontakt zu Mittäterinnen, auch wenn sich dies nicht ganz so offensichtlich erschließt: Von den traumatisierten inneren Kindern aus gesehen – und um deren Integration in die erwachsene Persönlichkeit geht es in der Traumatherapie – sind die nicht schützenden Erwachsenen in genau gleichem Maße am Zustandekommen der sexuellen Traumatisierungen beteiligt wie die direkten Täter, und das betroffene Kind spürt dies genau: Ohne ihr aktives Wegsehen hätten die Traumata tatsächlich niemals geschehen können, zumindest nach dem ersten Mal nicht. Aber auch das erste Mal kann nur geschehen, wenn die verantwortlichen Erwachsenen keine wirklich tragende, verantwortungsvolle, schützende Beziehung zu dem Kind haben. Dieses gravierende »Wegsehen«, auch schon bei den fast immer vorangehenden, deutlichen Anzeichen für Wünsche und Impulse des Täters zu sexuellem Übergriff, beinhaltet den größten vorstellbaren Verrat seitens der Erwachsenen und einen Vertrauensverlust seitens des Kindes. Dies betrifft vor allem die Mutter, zu der vom Kind aus meist eine nähere bzw. abhängigere Verbindung besteht als zu allen anderen Menschen. Dieses Im-Stich-gelassen-Werden wird vom Kind sehr wohl realisiert, und zwar *plötzlich* realisiert, als ein traumatisches, den inneren Boden schlagartig wegziehendes Geschehen, das ein unerträgliches Gefühl von innerem Abgrund erzeugt. Das ist so grauenhaft, dass es meist sofort wieder dissoziiert und später verleugnet werden muss, auch weil ein einigermaßen normaler Alltag mit solch einer Mutter nicht vorstellbar ist. Aber der dissoziierte Anteil weiß sehr wohl um deren Schuld und auch um die Schuld der anderen Erwachsenen, die die vielen Hinweise auf den Missbrauch zwangsläufig wahrnehmen mussten, aber nicht wahrhaben wollten, aus welchem Grund auch immer. Dies ist – neben der Angst vor dem Täter – auch der Hauptgrund, warum Kinder »nichts gesagt haben« (wonach sie als Erwachsene manchmal verständnislos gefragt werden und dann oft nicht wissen, was sie darauf antworten sollen: Das Kind spürt genau, dass die Mittäterinnen nicht wissen *wollen*. Oft wissen Mittäterinnen nicht, wie sie auf die Wahrnehmung des Missbrauchs reagieren sollen, oder trauen sich nicht, zu handeln und zu konfrontieren – sexuelle Täter sind ja äußerst aggressive Menschen.

Diese »mildernden Umstände« sind für das traumatisierte Kind jedoch völlig unerheblich. Das Versagen der Erwachsenen ist auf andere Art ein fast ebenso furchtbares Vergehen wie der aktive Missbrauch, m. E. *auch* moralisch gesehen: Unterlassene Hilfeleistung ist berechtigterweise ein Straftatbestand. Vom Kind aus gesehen ist der Verrat der Mittäterinnen beim Verursachen der Tat dem eigentlichen Täter absolut gleichwertig. Der innere, all diese Tatsachen wissende, abgespaltene Anteil in der Traumatisierten *kann nicht* zu ihr zurückkehren, solange noch Mittäterkontakt besteht. Es muss dann weiter verleugnet werden, sowohl das Im-Stich-Lassen der Mittäterinnen, als auch oft die Taten der Täter oder zumindest deren wahre, extrem schädigende Bedeutung.

In einer erfolgreichen Traumatherapie kann der Missbrauch mit seinen gravierenden Folgen nicht länger verleugnet werden. Daraus entsteht ein starker Konflikt: Auf der einen Seite stehen die Anteile, die um die Schuld auch der Mittäterinnen wissen, und daher zusätzlich zum Hass auf den aktiven Täter einen stets unterschätzt starken Hass auch auf die Mittäterinnen in sich tragen. Auf der anderen Seite stehen die Anteile, die aus Angst vor den Tätern und Mittäterinnen und vor dem eigenen enormen Hass und den daraus folgenden Konsequenzen weiter verleugnen möchten. Nicht selten ist durch Reaktionsbildung gegen den Hass und durch parentisierende Rollenumkehrung eine besondere, wenn auch äußerst ambivalente »Fürsorglichkeit« der erwachsenen Traumatisierten zu der inzwischen oft alten, evtl. hilfsbedürftigen Mutter entstanden. Manchmal wird diese maligne Bindung von deren Seite durch (abgewehrtes) Schuldgefühl oder sogar aggressives Einfordern von Zuwendung und Fürsorge bestärkt.

Die schwer gestörte Mutter von Frau D., die sich oft in das Bett der Tochter legte, damit diese zum Stiefvater musste, verlangte von ihr als Erwachsener Zuwendung und Unterstützung, immer mit dem Argument: »Schließlich habe ich dich geboren!« – intuitiv ein ziemlich raffinierter Schachzug, denn mit diesem Satz triggerte sie in der Klientin, die schon kurz nach der Geburt von der Mutter stark vernachlässigt worden war, »innere Säuglinge« mit Überlebensängsten. Diese inneren Säuglinge waren daher sofort bereit, sich der Mutter wieder zu unterwerfen. Die Klientin brauchte Jahre der Therapie, um sich aus dieser längst durchschauten Abhängigkeit zu befreien.

Aus vielen Gründen ist es nicht einfach und braucht daher Zeit und therapeutische Aufmerksamkeit, den Mittäterkontakt, vor allem zur Mutter oder einer anderen Hauptbezugsperson in früher Kindheit, zu beenden. Insbesondere, wenn das Kind wahrnahm, dass die Mutter nicht nur Mittäterin, sondern in ihrer Kindheit selbst Opfer war, fällt es der erwachsenen Betroffenen schwer, zu sich selbst zu stehen und diesen auch noch als Erwachsene schädigenden Kontakt zur Mutter und allen anderen Mittäterinnen zu beenden. Dies ist jedoch für die Heilung aus folgenden Gründen unabdingbar:

1. Reale Erlebnisse sind für die Psyche immer wirkungsvoller als bloße Vorstellungen. Dadurch ist der reale Täter- und Mittäterkontakt stärker als die innere Vorstellung von Sicherheit, sowohl vom sicheren Ort für die Erwachsene als auch vom sicheren Ort für Kindanteile. Es kann also kein wirkliches, dauerhaftes Sicherheitsgefühl entstehen, wenn es immer wieder durch retraumatisierenden Täter- und Mittäterkontakt zunichte gemacht wird. Trotz der erstaunlichen Tätigkeit der Spiegelneuronen – sie generieren im Gehirn bei eigenen Erlebnissen, bei an anderen beobachteten Erlebnissen und bei der bloßen Vorstellung derselben Erlebnisse fast dieselben Prozesse – besteht eben doch auch ein für das Gehirn realisierbarer, deutlicher Unterschied zwischen Realität und Vorstellung. So kann die Vorstellung von Sicherheit keinen Bestand haben, wenn in der Wirklichkeit *keine* Sicherheit, sondern im Gegenteil starke Retraumatisierung geschieht. Und Täter- sowie Mittäterkontakt sind die am schlimmsten denkbaren Retraumatisierungen, abgesehen von der noch katastrophaleren Wiederholung realer sexueller Traumatisierung, weil sie auf direkteste Weise die kindlichen Traumata antriggern.

2. Durch den Täter- und Mittäterkontakt wird einerseits immer wieder die massive Missbrauchsaggression aktiviert und verstärkt, gegen Täter wie gegen Verräter, die aber andererseits *wegen* des Kontaktes nicht gegen diese agiert oder fantasiert werden kann. Vielmehr muss sie in irgendeiner Form gegen andere, meist gegen sich selbst gerichtet werden; in letzterem Fall geschieht das meist unbewusst und ziemlich heftig, z. B. durch Selbstverletzung, Unfälle, Knochenbrüche und ähnliche autoaggressive Somatisierungen. In der Therapie kann bei Täter- und/oder Mittäterkontakt diese heftige Aggression nicht oder nicht im eigentlichen Ausmaß bewusst werden und daher auch nicht verarbeitet werden.

3. Wenn der Kontakt zu Tätern wie Mittäterinnen trotz des Bewusstseins über die kindlichen Traumata nicht abgebrochen wird, verhält sich die erwachsene Betroffene ihren eigenen misshandelten inneren Kindern gegenüber genauso wie früher die Mutter u.a. Mittäterinnen: verratend, im Stich lassend, verleugnend und bagatellisierend. Sie kann sich selbst also in diesen Anteilen nicht annehmen. Alle Bemühungen, diesen Kindanteilen Gerechtigkeit widerfahren zu lassen und sie in Sicherheit bringen zu wollen, sind null und nichtig, solange sie dem Kontakt zu den versagenden Erwachsenen immer wieder ausgesetzt werden, solange also die Erwachsene diese (Mit-)Täter(innen) wichtiger nimmt als ihre Innenkinder. Dies ist auch dann der Fall, wenn nach Beenden des schädlichen Kontaktes und nach der erfolgreichen Rettung dieser Kindanteile ein erneuter Kontakt stattfindet. Denn das Gehirn lässt sich nicht belügen, es erkennt diese Erwachsenen als die früheren Traumatisierer und müsste sich wieder aufspalten, um den Kontakt auszuhalten, womit die erreichte Integration wieder zunichte wäre. Deswegen muss der (Mit-)Täterkontakt dauerhaft beendet bleiben.

Bevor mir diese Mechanismen, auch in Bezug auf nicht schützende Mütter u.a. Mittäterinnen, völlig klar waren, habe ich einige Male Rettungsaktionen von direkt traumatisierten Kindanteilen durchführen lassen, obwohl noch sporadisch Kontakt zu einer nicht schützenden Mutter bestand. Günstigstenfalls hatten die Rettungsaktionen dann kaum oder keine Wirkung, weil sie vom Gehirn klugerweise nicht wirklich angenommen wurden. Schlimmstenfalls, wenn eine geringere innere Unabhängigkeit der Klientin zur Therapeutin bestand, musste die Aggression gegen die Mittäterin somatisiert werden. Das brachte mich schleunigst dazu, ernst zu nehmen, dass erst äußere Sicherheit gegeben sein muss, bevor die Aktionen der inneren Sicherheit in Angriff genommen werden können. Der sichere Ort für die Erwachsene mag noch angehen, auch wenn er nicht allzu gut funktionieren kann. Die Erwachsene kann evtl. das Damals und das Heute trennen. Das Innere-Kinder-Retten jedoch bringt das Gehirn nur in Verwirrung und richtet manchmal sogar Schaden an, wenn noch Täter- oder Mittäterkontakt besteht. Zumindest wird die starke Wirksamkeit dieser potenten Methode untergraben.

Frau U., die noch Kontakt zu ihrer schwer kranken Mutter hatte, der allmählich seltener wurde, erinnerte auf ihren eigenen Wunsch in der Therapie mithilfe der Beobachtermethode deutlich kindliche Missbrauchsszenen durch den inzwischen verstorbenen Vater, u. a. beim abendlichen Zubettbringen. Dieses Kind wurde von idealen Helfern in Sicherheit gebracht, was bewirkte, dass der seit der Kindheit immer wieder auftretende Albtraum (der Vater legt sich schwer auf sie, sie bekommt furchtbare Todesangst) für Monate völlig aufhörte. Kurz vor dem nächsten Besuch bei der Mutter trat der Albtraum wieder auf.

So absurd das klingen mag: Der (Mit-)Täterkontakt wird manchmal zum Schutz vor zu vielen traumatischen Erinnerungen aufrechterhalten, was deutlich wird, sobald er abgebrochen wird. Es kann dann zu einer Flut von Traumaerinnerung kommen, die vorher abgespalten war, oder es kann – bei sehr schweren Traumata – ein starkes Täterintrojekt auftauchen und die Erwachsene z. B. mit Suizidaufforderungen dominieren, um die vor Traumaerinnerung schützende Aufgabe zu übernehmen, die vorher der Täterkontakt hatte. (Falls dies eintritt, sollte auch an eine eventuelle Programmierung gedacht werden. Klientinnen mit dissoziativer Identitätsstörung sind nicht immer leicht erkennbar.)

Bei Frau D. war ein langer Klinikaufenthalt nötig, um den Mittäterkontakt zur Mutter abbrechen zu können. Als dies schließlich gelungen war, tauchten innere Stimmen auf, die sie zum Suizid zu treiben versuchten.

Die maligne Bindung an eine nicht schützende Mutter aufzulösen kann bei Klientinnen mit schwerer Traumageschichte und daher starker struktureller Dissoziation schwer sein und lange Zeit benötigen. Selbst wenn die Erwachsene längst realisiert hat, dass die Mutter auch vor den sexuellen Traumatisierungen bei Weitem nicht genügend konstant und zugewandt für sie da war, gibt es sehr junge, meist Säuglingsanteile, die von dieser Erkenntnis nicht erreicht werden und immer noch auf die Liebe der Mutter hoffen oder sogar Angst haben zu sterben, wenn sie sich von ihr lösen. Diese können sich mit anderen verleugnenden inneren Kindern verbinden. Es gibt z. B. oft solche, die der Überzeugung sind, dass die Mutter sie geschützt hat und folglich an ihr festgehalten werden muss, um nicht wieder traumatisiert zu werden. Denn immer, wenn die Mutter im Raum war, fanden keine sexuellen Traumata statt. Die therapeutische Strategie besteht dann darin, geduldig diese inneren Kinder allmählich durch den Schmerz zu geleiten, den die Wahrheit über die Mutter bedeutet, und ihnen künftig wirklichen Schutz am sicheren Kinderort zu versprechen. Es sollte in diesen Fällen eine langsame, allmähliche Entwöhnung stattfinden. Manchmal ist es hilfreich, schon einmal starke Helfer zu diesen Kindern zu schicken, damit sie nicht allein sind; allerdings können sie der Erwachsenen evtl. dadurch auch noch näherrücken und ihr Probleme machen. In manchen Fällen nützt nur ein längerer, traumaspezifischer Klinikaufenthalt, während dessen diese inneren Kinder die *Erfahrung* machen können, dass Trennung von der Mutter überlebt wird, und es danach sogar meist besser geht. Auch oder *gerade* bei weniger gravierender sexueller Traumatisierung kann es ein längerer, schmerzhafter Prozess sein, sich von der Mutter zu lösen und nicht nur die Wut, sondern auch die Traurigkeit darüber zuzulassen.

Frau W. war es nach langem Zögern gelungen, den Kontakt zur Mutter, der stets sehr ambivalent gewesen war, abzubrechen, und zwar erst, nachdem sie sich bei der Beschäftigung mit der Frage den Arm gebrochen hatte. In der Folge nahm sie, die seit der Pubertät stets Probleme mit Übergewicht gehabt hatte, ohne Mühe und Diät langsam und kontinuierlich ab, bis sie ihr Normalgewicht erreicht hatte, sozusagen bei sich selbst angekommen war und keine äußere Schutzschicht mehr benötigte.

In sehr vielen Fällen ist der Kontakt zur nicht schützenden Mutter oder ebensolchen Eltern innerlich schon ausgehöhlt und wird nur aus Pflichtgefühl bzw. Kinderangst aufrechterhalten. Es bedeutet daher eine Erleichterung für die Betroffenen, ihn endlich mit einer nachvollziehbaren, therapeutischen Argumentation beenden zu »dürfen«. Es schadet auch nicht, wenn den Mittäterinnen gegenüber die Verantwortung dafür zunächst der Therapeutin zugeschoben wird: »Der Abstand ist für den Therapieerfolg notwendig.«

Der Kontakt zu sexuellen Tätern und nicht davor schützenden Mittäterinnen muss lebenslang abgebrochen werden. Bei einer Mutter, die voller ehrlicher Reue beteuert, »nichts gewusst« zu haben, und die vielleicht selbst, wie es häufig vorkommt, als Kind traumatisiert wurde, ist dies natürlich besonders schwer, da die erwachsene Betroffene und sogar innere Kinder auch berechtigtes Mitgefühl mit ihr hatten. Dies nützt den *traumatisierten* Kindanteilen jedoch rein gar nichts. Um sie integrieren zu können, *müssen* sie Vorrang bekommen vor der Auch-Liebe und dem Mitgefühl mit der Mutter, die innerlich natürlich bestehen bleiben können.

Frau P. beantragte Hilfe über das Opferentschädigungsgesetz und befragte zu diesem Zweck nochmals detaillierter ihre Mutter, die die ständigen Traumatisierungen durch den Vater natürlich mitbekommen haben musste, aber die ganze Zeit behauptet hatte, nichts bemerkt zu haben. Die Klientin war dadurch stets völlig irritiert, da sie spürte, dass die Mutter die subjektive Wahrheit sagte. Durch die Möglichkeit, ihrer Tochter zu helfen, was der heutigen, teils reuevollen Mutter ein Anliegen war, kamen ihr doch einige dissoziierte Erinnerungen von ganz klaren Missbrauchsszenen, die in diesem Fall sogar in ihrer Gegenwart stattgefunden hatten, und von ihr, die selbst als Kind u. a. durch Miterleben von Kriegsvergewaltigungen schwersttraumatisiert worden war, dissoziiert werden mussten.

Alle positiven Anteile dieser nicht schützenden Erwachsenen sollten in der Betroffenen bewahrt werden, ebenso wie die der aktiven Täter, sofern es in der Beziehung zu diesen positive Anteile gab. Es geht beim Abbruch des Täter- und Mittäterkontaktes ja nicht darum, jemanden zu »verteufeln« (auch Täter werden nicht als solche geboren), sondern darum, Retraumatisierung durch starke Triggerung zu vermeiden und durch den Schutz davor die notwendige Voraussetzung zur Heilung zu schaffen.

Um Missverständnissen vorzubeugen: Meine starke Betonung auf die Beendigung des Mittäterkontaktes resultiert lediglich daher, dass dessen Notwendigkeit viel schwerer nachzuvollziehen ist. Natürlich ist der Täterkontakt noch schädlicher und der/die aktive/n Täter machen sich schuldiger als die Mittäterinnen, es sei denn, Letztere haben aktiv und wissentlich Vorschub geleistet.

Das *Wissen* und dennoch Nichtschützen ist bei Mittäterinnen der entscheidende Punkt. Wenn also eine Mutter aufgrund ihrer eigenen frühen Traumatisierungsgeschichte dissoziiert, muss der Kontakt dennoch beendet werden. Denn um zu dissoziieren, muss sie zuerst wahrgenommen haben, dass es um sexuelle Misshandlung geht. Und *dies* hat das Kind realisiert und ebenfalls sofort dissoziiert. *Hierin* besteht die Traumatisierung durch Mittäterinnen.

Anders ist es nur in manchen Fällen von Eltern, die ihr Kind längere Zeit weggegeben haben oder auf andere Weise von ihm getrennt wurden, und das Kind dann während der Trennung durch diese ungeschützte Situation sexuell traumatisiert wurde. Hier müssen Betroffene herausfinden, ob sie den Eltern das Abschieben nach deren reuevoller Reaktion sowie nach genügend eigener Wut verzeihen können. Sexuelle Mittäterinnen, zu denen der Kontakt beendet werden muss, sind in einem solchen Fall jedoch natürlich die Erwachsenen, die in der Zeit der Trennung von den Eltern für das Kind verantwortlich waren.

Das Abbrechen des Täter- und Mittäterkontaktes bedeutet auch einen sehr starken und somit angemessenen, aggressiven Akt gegen diese: *»Ihr habt mich damals ›sterben‹ lassen; jetzt seid ihr für mich ›gestorben‹.«* Die dabei auftretenden Schuldgefühle und die berechtigte Traurigkeit danach sollten in der Therapie beruhigt und verarbeitet werden, ohne sie als »Anzeichen« zu missverstehen, dass die Entscheidung vielleicht doch falsch war. Es ist heilsam, nicht nur in der Fantasie die enorme Wut zuzulassen, sondern auch durch eine konsequente Haltung und Handlung. Oft bringt das Eltern, die noch Verantwortlichkeit besitzen, zum ersten Mal wirklich ins Nachdenken über das früher Geschehene.

> *Frau M., vom älteren Bruder über Jahre sexuell traumatisiert, besuchte nach dem Kontaktabbruch zu den verleugnenden Eltern, die sie vor der Therapie beschuldigt hatten, sie zerstöre die Familie, weil sie dem Bruder nicht verzeihen könne, eine Freundin, die die Mutter zufällig getroffen hatte. Sie erfuhr von ihr, dass diese jetzt ihre eigenen, sexuellen Traumatisierungen als Kind erinnerte und sich eine Selbsthilfegruppe gesucht hatte.*

Die Anwendung der Rettungsmethode ist möglich, sobald beschlossen wurde, keinen Kontakt zu Tätern und Mittäterinnen mehr aufzunehmen und entsprechende Versuche von deren Seite zurückzuweisen. Wenn dies sehr schwer fällt – vor allem die Vorstellung der Endgültigkeit –, ist es im Fall von abgespaltenen Erinnerungen möglich, zunächst einmal vorzusehen, den Kontakt für eine längere Zeit zu beenden, z.B. für ein Jahr, um herauszufinden, was geschehen ist. Allerdings nutzt dies den abgespaltenen traumatisierten Innenkindern nur, wenn ihnen ehrlich versprochen wird, dass sie auf jeden Fall Vorrang bekommen, sobald sie sich zeigen; dass also von der Erwachsenen nichts getan werden wird, was sie retraumatisiert. Die traumatisierten Anteile müssen die Gewissheit bekommen, dass ihre Bedürfnisse jetzt von der Erwachsenen an erste Stelle gesetzt werden, denn sie sind die empfindsamsten, verletzlichsten Anteile der Person. Damit sie wieder »dazugehören« können, brauchen sie größtmöglichen Schutz, sonst ziehen sie sich logischerweise wieder zurück. Es ist für komplex Traumatisierte eine höchst ungewohnte Vorstellung, sich selbst mit all ihren Anteilen als wichtigsten Menschen auf der Welt anzunehmen, abgesehen von eventuellen eigenen Kindern, die immer vorgehen (sollten) – eigentlich für Erwachsene eine Selbstverständlichkeit, denn wer sonst soll sich um ihre Belange kümmern.

Dass der Kontaktabbruch zu Tätern und Mittäterinnen auch nach dem Innere-Kinder-Retten beibehalten werden muss, liegt auch daran, dass der sichere Kinderort *keine Abwehr*-Dissoziation bedeutet, sondern der Erwachsenen jederzeit zugänglich, also mit ihr verbunden ist. Daher sind die Kinder zwar sehr gut geschützt, aber nicht mehr abgespalten und deshalb durch Täterkontakt noch verletzbar. In einem solchen Fall würden sie sich wieder abspalten müssen, um sich zu schützen.

Das nächste Beispiel zeigt den starken Konflikt gegenüber der Mittäterschaft der Mutter:

> *Als Frau S., nachdem sie den Kontakt zur Mutter – der Vater war schon gestorben – beendet hatte, sich vorsichtig der Erinnerung an die Mittäterschaft der Eltern näherte, entwickelte sie autoaggressive Fantasien. In der Sitzung, in der sie mit der modifizierten Beobachtermethode den inneren Film mit der ersten sexuellen Traumatisierung ansah, übersprang sie zunächst die Sequenz, wo sie als ca. dreijähriges Kind direkt nach dem im Haus stattgefundenen Trauma durch einen Onkel zur Mutter gelaufen war. Offensichtlich war deren Reaktion für sie so belastend, dass es noch nicht aushaltbar war. Sie erinnerte – »sah« auf dem imaginierten Film – als nächstes die*

Situation, wo die Mutter dem Vater, der nur am Wochenende nach Hause kam, beim Abendessen erzählte, dass die Tochter schon die ganze Woche so »komisch« sei und nicht essen wolle. Dem begegnete der Vater mit Unverständnis und keinerlei Nachfrage an das Kind und es führte dazu, dass sie an diesem Abend ohne Essen ins Bett geschickt wurde und völlig verzweifelt war. Den hilflos-wütenden Widerstand des Nicht-essen-Wollens – auch ein Versuch, ihre Not zu zeigen – gab sie natürlich auf.

In diesem Beispiel ist deutlich, dass die Mutter zu diesem Zeitpunkt bereits völlig dissoziiert hatte, was sie von ihrer Tochter wahrgenommen hatte (was Frau S. später erinnerte), und ihr bereits die »Schuld« zuschob: Nicht, was ihr widerfahren sein musste, war »komisch«, sondern das Kind. Diese Mittäterhaltung (Trauma C) erzeugt im Kind ein sehr typisches Mittäterintrojekt: *»Ich bin selbst schuld«*, ein Introjekt, das die Selbstfürsorge von Betroffenen stark und dauerhaft behindert – die Selbstfürsorge, die im positiven Fall von fürsorglichen Eltern, besonders der Mutter, übernommen und internalisiert wird.

Um es noch einmal zusammenzufassen: Bei der Frage des Abbruchs von (Mit-)Täterkontakt geht es *nicht* um Schuld, Rache o. Ä., sondern um die schlichte Tatsache, dass für ein Ausleben des Wunsches nach Verstehen und Verzeihen in Form von *Kontakt* zu (Mit-)Täter(innen) der Preis zu zahlen ist, dass die innere Aufspaltung zwischen Erwachsener und sexuell traumatisiertem Kind aufrechterhalten werden *muss*, weil dieses Verzeihen *nur* der Erwachsenen möglich ist.

Von unerträglicher Ignoranz zeugen Forderungen mancher Therapeutinnen nach »Versöhnung« mit den Tätern und – dies von recht vielen angestrebt – den Mittäterinnen, die ja meist angeblich »nichts wussten«, so als könne ein Opfer seinem (psychischen) Mörder und den dabei Zusehenden oder Vorschubleistenden »verzeihen«. Mehr oder weniger verdeckte Täteridentifikation ist auch bei sonst sehr kompetenten Therapeutinnen nicht ganz selten, bis hin zu Äußerungen wie: »Es ist doch nun schon so lange her«, die das Aufheben der Zeit als Dissoziationsfolge völlig verkennt (Dissoziiertes bleibt in der Zeit unverändert). Eine Kollegin bezeichnete es kürzlich als »ein Manko der Therapie«, dass es nicht gelingen könne, die sexuellen Traumata so weit zu integrieren, dass ein erwachsener Kontakt zumindest zu Mittäterinnen wieder möglich wird. Dies ist m. E. eine falsche Auffassung des Therapiezieles, basierend auf falsch verstandener Ethik von Harmonie und Versöhnung um jeden Preis. Es darf auf keinen Fall Therapieziel sein, Betroffene innerlich wieder so sehr zu »verdrehen«, dass sie unter Selbstverrat ihren Misshandlern begegnen können, fast »als sei nichts gewesen«. Nicht die Quadratur des Kreises sollte Ziel der Traumatherapie sein, sondern eine (erneute) klare Wahrnehmung dessen, was ein Kreis (hier: ein hilfreicher Mensch) und was ein Quadrat (hier: ein Täter bzw. eine Mittäterin) ist, und was der Unterschied zwischen beiden. Versöhnung ist im Allgemeinen ein schönes Ziel. Aber das Wichtigste ist Versöhnung mit sich selbst. Wenn Versöhnung mit bestimmten anderen nur um den Preis der Entzweiung mit sich selbst zu erreichen ist, ist es an dieser Stelle das falsche Ziel.

Natürlich können auch Täter sich wandeln, und die erwachsene Betroffene kann das anerkennen. Das ändert aber nichts daran, dass sie ihr inneres, damals misshandeltes Kind wichtiger nehmen muss, und ihm den Kontakt mit *diesen konkreten* ehemaligen (Mit-)Täter(innen) nicht zumuten darf. Mit (Mit-)Täter(innen) anderer Betroffener kann sie natürlich erwachsen umgehen und sich in deren Schicksal und inneren Werdegang einfühlen. Sie sollte dabei aber vorsichtig bleiben, da noch etliche Zeit nach der eigenen Heilung die Gefahr von Täteridentifikation besteht.

Im Übrigen wandeln sich Täter, auch mithilfe von Therapie, nur, wenn sie das wirklich von innen heraus wollen, und nicht nur aus opportunistischen Gründen. Von außen ist da motivational nicht allzu viel zu erreichen, denn Pädophilie ist m. E. eine schwere Form von Suchtverhalten, vor dem Kinder *geschützt* werden müssen. Ähnlich wie beim Substanzmittelmissbrauch ist beim sexuellen Missbrauch die Gratifikation so hoch, dass eine eventuelle Einsicht in die Schädlichkeit des Verhaltens und die Herausforderung, sich den dahinter liegenden emotionalen Problemen zu stellen – häufig eigener kindlicher Missbrauch – nur sehr schwer dagegen ankommen. Insofern scheinen mir die großen Hoffnungen auf Erfolge durch Therapie bei Sexualstraftätern ziemlich illusionär. Anders als bei anderen Süchten schadet hier der Suchtkranke nicht vor allem sich selbst, sondern er und die Mittäterinnen schaden den Schwächsten und gleichzeitig Wichtigsten der Gesellschaft: den Kindern.

Deshalb muss die Gesellschaft diese schützen. Es ist schockierend, wenn z. B. die Blockierung von Kinderpornoseiten im Internet verzögert wird, mit dem täterfreundlichen Argument, dass die Freiheit der Information gefährdet sei. Im eigenen, persönlichen Umfeld sollte sich jeder im deutlichen Verdachtsfall fragen, was er tatsächlich tun *kann*: z. B. Kontakt mit Verwandten, Lehrern, Erziehern oder anderen Erwachsenen aus dem Umfeld dieses Kindes aufnehmen, um vorsichtig Wahrnehmungen zu vergleichen und evtl. gemeinsam tätig zu werden; die verleugnende Mutter wird dabei jedoch zunächst wenig hilfreich sein. Da sexueller Missbrauch so gut wie nie in Anwesenheit von Zeugen geschieht, ist der Grundsatz »in dubio pro reo« praktisch ausgehebelt; würden Vermutungen nicht aktiv untermauert werden, könnten die Gerichte nie tätig werden. Es müssen also genügend und eindeutige Hinweise gesammelt werden. So gehen z. B. Ärzte- und Psychotherapeutenkammern auch vor, wenn ein Kollege in den Verdacht gerät, Klientinnen sexuell zu missbrauchen und es keine direkten Zeugen gibt (so geschehen nach dem Suizid einer Betroffenen, ein mir bekannt gewordener Fall).

Eine wichtige Frage ist, was »Täterkontakt« konkret bedeutet: *Jede* Form von Kontakt. Auch Briefe sollten möglichst ungeöffnet zurückgeschickt werden. Wenn es um wichtige, juristische Fragen geht (z. B. das Erbe, das zumindest das oft auch in finanzieller Hinsicht schwierige Leben von Betroffenen materiell erleichtern kann), sollten andere, am besten neutrale Personen wie ein Anwalt, sich darum kümmern.

Herr V., der als Kind u. a. vom Vater sexuell traumatisiert wurde, hatte mit seiner Schwester telefoniert, die zu Besuch bei den Eltern war, und dabei im Hintergrund die Stimme des Vaters gehört. In der Therapie fragte er: »War das schon retraumatisierend?« Noch bevor ich antworten konnte, horchte er nach innen und spürte sogar bei der bloßen Erinnerung an die Szene eine Beschleunigung seines Herzschlages, was meine Erwiderung bestätigte: »Ja, das innere Kind bekommt sofort Angst.«

Trigger erkennen

Trigger sind Auslöser, Schlüssel- oder Signalreize, die assoziativ mit zumindest emotional abgespaltenen Traumata verknüpft sind und automatisch Negativreaktionen hervorrufen, Gefühle und oft Körperreaktionen. Trigger sind also immer Hinweise auf zu rettende Innenkinder. Sie sind individuell mit den spezifischen Traumaszenen verbunden. Es gibt jedoch auch bestimmte Strukturelemente, die generell bei sexueller Traumatisierung triggern, z.B. Situationen, die einen Fluchtweg versperren (U-Bahn, Zahnarzt etc.) oder bei vielen sogar alles, was ein »Muss« beinhaltet.

Trigger können von außen an die Betroffene herangetragen sein und lösen dann eine plötzliche Reaktion aus; oder die Triggerung kann durch bestimmte gedankliche Assoziationen von innen ausgelöst werden, die zu plötzlichen oder allmählich sich steigernden Traumagefühlen oder auch bildhaften Flashbacks führen.

Die äußeren Trigger stammen häufig aus Sinnesbereichen, die im Allgemeinen bewusstseinsferner und somit schwerer zu kontrollieren sind, also Gerüche, haptische oder Geschmacksreize. Aber natürlich können auch optische oder akustische Reize triggern, oder auch die Wahrnehmung von bestimmten Interaktionsmustern, z.B. von Menschen oder Tieren, die ausgeliefert sind. Dabei ist es fast gleichgültig, ob es sich um Realität, Film oder »nur« Fantasie handelt.

Je ähnlicher ein Trigger der damaligen Situation ist, umso heftiger wirkt er als Auslöser und ruft entsprechend starke Reaktionen hervor, die die Betroffenen meist nicht verstehen können. Der heftigste Trigger ist der Kontakt mit damaligen Tätern oder Mittäterinnen.

Sobald die betreffenden Traumata durch das Innere-Kinder-Retten – oder auch »Durcharbeiten« – integriert sind, sind die jeweiligen »Trigger« keine Auslöser mehr, sondern normale, gegenwärtige Wahrnehmungsreize, die nur noch angemessene, erwachsene Reaktionen auslösen, weil das Gehirn durch die Verarbeitung klar zwischen damals und heute unterscheiden kann. Nicht möglich ist dies jedoch bei Tätern oder Mittäterinnen, denn das Gehirn erkennt die *Identität* derselben Person. Daher wird dieser Trigger immer eine Mischung aus damaliger und heutiger berechtigter, heftiger Wut auslösen, die dann entweder ausgedrückt wird, oder – wahrscheinlicher – wieder dissoziiert und/oder verleugnet, somatisiert oder auf andere Weise gegen sich selbst gerichtet werden muss.

Durch den Vorgang des Triggerns tritt immer ein dissoziativer Zustand ein, also ein Sich-nicht-mehr-ganz-in-der-Gegenwart-Befinden, bei dem die Betroffene gefühlsmäßig mit einem Trauma verbunden ist, möglicherweise auch mit mehreren, sodass sie über Traumabrücken immer tiefer ins »innere Traumaland« rutschen kann. Dies geschieht vermutlich umso leichter, je mehr Traumatisches noch von der Erinnerung abgespalten ist. Manchmal treten durch Trigger auch bildliche oder szenische Flashbacks auf, oder Gefühlsflashbacks und Körperintrusionen.

Solange die entsprechenden Traumata nicht integriert, also die betroffenen Kinder nicht gerettet sind, was die Trigger zu normalen Reizen werden ließe, gibt es keine wirklich effektiven Möglichkeiten, diese Auslöser zu entkräften. Es kann daher durchaus sinnvoll sein zu versuchen, sie bis dahin zu vermeiden und die Energie lieber in die Traumaverarbeitung zu stecken, als gegen die Reaktionen anzukämpfen. Um sie vermeiden zu können, müssen sie erst einmal kennen und erkennen gelernt werden. Dafür kann es hilfreich sein, die innere Beobachterin oder eine speziell dafür beauftragte innere Wächterin zu aktivieren, die die Erwachsene möglichst frühzeitig warnt, wenn Trigger im Umfeld sind, bzw. die Betroffene bei bestimmten, stark negativen Gefühlszuständen an Triggerung denken lässt (s. Kap. 3.3.5, »Selbstberuhigung bei Triggerung«).

3.2.2 Sicherheit durch die Therapie und die Therapeutin

Die Praxis (oder Klinik) sollte von der Klientin als sicherer Ort angesehen werden können. In manchen Fällen ist dies zunächst der einzige Ort, der sich sicher anfühlt. Ein Sicherheitsgefühl ist z.B. schwer möglich, wenn in einer Klinik die Unterbringung in verstreuten Bungalows erfolgt, die – von anderen als idyllisch angesehen – in einem weit verzweigten, abends schlecht beleuchteten Park liegen.

Die Therapie bzw. die Therapeutin gibt den inneren traumatisierten Kindern sehr viel Sicherheit, was – vor allem in der Anfangszeit der Therapie – an starken Reaktionen auf Therapiepausen zu spüren ist. Der Urlaub der Therapeutin sollte mit Rücksicht auf diese Verantwortung gegenüber schwer Traumatisierten nicht allzu lange dauern.

Allein das Wissen um die Möglichkeit des Kontaktes zur Therapeutin, mit deren Hilfe es meist gelingt, getriggerte Zustände aufzuklären und aufzulösen, gibt enorme innere Sicherheit. Die Klientinnen sollten die Zusage haben, jederzeit auf den Anrufbeantworter einen »Hilferuf« sprechen zu können und zumindest einen Rückruf bekommen, im Bedarfsfall auch einen Zusatztermin. Von komplex Traumatisierten wird ein solches Angebot nie ohne wirkliche Not in Anspruch genommen, eher wird lange gezögert.

Vor allem durch die Integration der Traumata wird die äußere Sicherheit durch die Therapeutin zunehmend durch innere Sicherheit ersetzt.

3.2.3 Der innere sichere Ort

Innere Sicherheit ist das, was komplex Traumatisierten fehlt. Daher ist der Aufbau eines inneren sicheren Ortes für sie nicht leicht. Wenn es allgemein um die Stärkung von Ressourcen geht, kann stattdessen ein innerer »Wohlfühlort« eingerichtet werden; für die Integration abgespaltener, traumatisierter Kindanteile reicht dies jedoch nicht aus. Hier ist wirkliche innere Sicherheit unerlässlich, um die gewünschte Wirkung erzielen zu können. Natürlich fällt es Traumatisierten sehr schwer, überhaupt an Sicherheit zu glauben. Daher wird manchmal viel Zeit benötigt, um den sicheren Ort wirklich funktionsfähig zu machen. Seine Installierung ist jedoch ein wichtiger Schritt, um wieder die Kontrolle über das eigene Bewusstsein zu bekommen – und die Betroffene ist dabei auf niemand anderen als auf sich selbst angewiesen. Dies ist die überzeugendste Nachricht für Betroffene. Bei seiner Gestaltung sollten in Bezug auf die Sicherheit keine Kompromisse eingegangen werden, denn »ein bisschen Sicherheit gibt es nicht«, wie eine Kollegin sagte.

Nach und nach sollte der innere Ort subjektiv richtig schön gestaltet werden. Es sollte ein Ort sein, wo man hinkommt und sofort aufatmen kann und sich freut, dass es diesen wunderschönen Platz für einen gibt. Alle Sinne sollten dort Schönes erfahren können. Eine Klientin nannte den Ort wegen des wirklich erholsamen Effektes eine »Dauerkureinrichtung«. Für komplex Traumatisierte bedeutet es richtig Arbeit, so viel Positives ertragen zu können, deshalb sollten sie nach und nach für Schönheit sorgen. Das Wichtigste ist zunächst die Sicherheit. Hypnotherapeuten werden den sicheren Ort wohl nach einer Hypnoseinduktion einführen.

Da sich oft ineffektive »sichere Orte« bei Klientinnen finden, gilt es, einige Punkte zu beachten.

Zunächst einmal darf der sichere Ort kein real existierender sein, da er dann logischerweise nicht ideal sicher sein *kann*. Natürlich können Teile von realen Orten in anderer Kombination verwendet werden, jedoch keine, die in irgendeiner Weise mit Traumatisierungen assoziiert sind. Der Ort muss außerdem ideal abgesichert sein, am besten auf doppelte Weise: eine (schöne) Grenze fürs Auge, dahinter für den zu Recht misstrauischen Verstand eine ideale Absicherung, die *nur* die Besitzerin hindurchlässt, rundherum eine Art magische Schutzschicht, Energieschirm o. Ä., die jedenfalls alle physikalischen Gesetze übersteigt. Viele stellen sich diese Schutzschicht *auch* unterirdisch vor, wie eine riesige Kugel. Auch Besuche von geliebten Menschen sind dort nicht sinnvoll, da sonst die Schutzschicht als »durchlöchert« empfunden wird. Für Kontaktbedürfnisse ist die Realität zuständig, nicht der sichere Ort. Ausgenommen sind zahme Tiere und eventuelle, ideale Helfer für die Erwachsene, also keine lebenden oder gestorbenen Menschen.

Der sichere Ort muss erst bei relativ ausgeglichener Stimmungslage gut etabliert und geübt sein, bevor er gegen Negativgefühle einsetzbar ist.

Falls er dennoch nicht (gut) funktioniert, kommen verschiedene Umstände als Störfaktoren in Betracht, die überprüft werden sollten. Die *äußere* Sicherheit könnte nicht ausreichend gegeben sein. Das Gehirn arbeitet sehr logisch und weigert sich, an wirkliche, innere Sicherheit zu glauben, wenn in der Realität noch (Mit-)Täter- oder täterähnliche Kontakte zu befürchten sind. Dann muss erst in der physischen Welt etwas verändert werden und die Betroffene sollte mehr reale Wehrhaftigkeit entwickeln.

Manche Betroffenen haben auch eine falsche Vorstellung von der Herstellung des sicheren Ortes: Sie versuchen, einen solchen Ort in sich zu *finden*. Tatsächlich muss er aktiv *ausgedacht* und von eventuell auftauchenden Negativanteilen *befreit* werden. Bei manchen, weniger visuell betonten Menschen ist das Realisieren des sicheren Ortes mehr ein »Wissen« als ein »Sehen«, was kein Problem ist. Die meisten können den Ort nicht wie ein Foto sehen, sondern nur den jeweils fokussierten Teil; der Rest wird gewusst, ebenso wie die ideale Schutzschicht, die meistens unsichtbar ist.

Da zum Zeitpunkt seiner Installierung die Traumata sich noch unintegriert in der Psyche der Erwachsenen befinden, schleichen sich anfangs gelegentlich unbewusst Traumaassoziationen an den sicheren Ort ein, die unbedingt zu entfernen sind. Alles darf *nur* und für alle Sinne angenehm sein und kann jederzeit entsprechend veränderter Bedürfnisse modifiziert werden. Dies sollte in der Anfangszeit häufiger überprüft werden. Kleinere Negativanteile lassen sich, wenn schnell erkannt, verändern oder entfernen. Wenn etwas sehr Beängstigendes dort auftaucht, ist es jedoch besser, sich einen neuen sicheren Ort zu erschaffen und herauszufinden, wo die Bedrohung herkam.

> *Frau V. war durch eine am schönen Strand ihres bis dahin erfolgreich eingesetzten sicheren Ortes plötzlich aus dem Untergrund auftauchende, schwarze Riesenkrabbe mit sehr großen Scheren verständlicherweise sehr verunsichert. In der Therapie schuf sie sich einen neuen Ort außerhalb der Erde und achtete sorgsam zunächst nur auf Überschaubarkeit, um ihn erst später wieder schöner zu gestalten. Zum besseren Schutz holte sie dorthin einen idealen Helfer für die Erwachsene, was ihr in vieler Hinsicht gut tat. Kurz darauf fand sie heraus, dass die schwarze Krabbe auf einen nicht genügend verarbeiteten Autounfall als Erwachsene hinwies.*

Auch dies kann ein Hindernis für die Installation des sicheren Ortes sein: Nicht bearbeitete, schwere Traumata, die die Betroffene als Erwachsene erlebt hat. Sobald dies bewusst ist und am besten auf einen Film gebracht und in einen Tresor gelegt wurde, und die Beteiligte ein Rettungsversprechen bekommen hat, ist dieses Hindernis aus dem Weg geräumt.

Häufig wird der Ort aus Angst und Kontrollbedürfnis zu klein imaginiert, sodass die Betroffene sich dort eingeengt fühlt, was ein starker Trigger sein kann für die (unbewusste) Angst, nicht weg zu können. Dann muss die Sicherung verstärkt werden, sodass er erweitert werden kann. Außerdem sollte bewusst die Erfahrung des beliebig Hinein- und Herausgehens verankert werden. Oder der Ort wird sich aus einem

Sicherheitsbedürfnis heraus zu (überschaubar) kahl vorgestellt, sodass man sich dort nicht wohl fühlen kann. Auch dann ist die Sicherheit der Schutzschicht zu überprüfen und ggf. zu verstärken.

Auf keinen Fall sollte bei jedem Besuch am sicheren Ort die Schutzschicht erneuert werden, da dies natürlich impliziert, dass sie nicht lange hält. Es sollte sich lediglich vergewissert werden, dass sie *da* ist. Wird sie als zu dünn empfunden, muss sie verstärkt werden, dies jedoch nur einmal bzw. so lange, bis es sich völlig sicher anfühlt.

Traumatisierte Kindanteile, die sich noch unintegriert in der Erwachsenen befinden, können aus verschiedenen Gründen Angst bekommen, z.B. Angst vor Enttäuschung. Sie sollten aufgefunden werden und ein Rettungsversprechen bekommen, was sie meist genügend beruhigt.

Oft müssen stark hemmende Täterintrojekte, vor allem *»du bist selbst schuld«*, *»du hast es nicht verdient«* u.Ä., bewusst gemacht und wenn möglich schon aufgelöst oder zumindest zur Toleranz von etwas Positivem überzeugt werden, damit die Erwachsene sich selbst Sicherheit erlauben kann.

Manchen Klientinnen, die Mühe mit dem Ausdenken des sicheren Ortes haben, hilft es, sich einen Helfer zu imaginieren, der Anregungen dazu gibt, die sie dann akzeptieren oder auch verwerfen oder modifizieren können.

> *Frau GG. ließ sich bei der Imagination von Pumuckl unterstützen, der problemlos Ideen produzierte, die teilweise recht fantastisch, aber sehr kreativ waren, etwa eine Hängematte im Himmel, die von der Klientin dann zu einer Hängematte zwischen Weiden am Strand umgewandelt wurde.*

Die Erwachsene kann unbewusst die – oft nicht unberechtigte – Befürchtung haben, dass zuviel Traumaerinnerung hochkommt, sobald der sichere Ort funktioniert. Tatsächlich kann seine Installation ein qualitativer Sprung in der Annäherung an Traumata sein (ebenso wie Abbruch von Täterkontakt und Kinderrettungen, besonders die erste). Es muss dann herausgefunden werden, was für die Dosierung günstig sein kann.

Für manche ist es hilfreich, am Eingang des sicheren Ortes eine Lichtdusche zu installieren und/oder eine Möglichkeit, Ballast loszuwerden.

Manche stellen sich auch vor, am sicheren Ort anders gekleidet zu sein. Es kann dort auch eine Art »Tor« oder Platz der Selbstfürsorge eingebaut werden, das bei jedem Durchgehen die Selbstfürsorglichkeit bestärkt, und/oder ein solches für das Selbstwertgefühl, das Verstärkung meist auch gut gebrauchen kann, oder ähnliche hilfreiche Imaginationen.

Manche wünschen sich am sicheren Ort für die *Erwachsene* Unterstützung, die von einem oder mehreren idealen Helfern gegeben werden kann, also auf keinen Fall durch reale Menschen, auch nicht bereits gestorbene.

> *Frau Z., sehr therapieerfahren, wendete die Methode des Innere-Kinder-Rettens schon kurz nach ihrer Einführung in der Therapie für »kleinere« Traumatisierungen zu Hause selbst an. Damit sie dafür kompetente Unterstützung hatte und nichts in falsche Bahnen geraten konnte, nahm sie dazu eine Helferin für die Erwachsene, eine Riesenkatze – Katzen sind ihre Lieblingstiere –, die mit aller Intuition ausgestattet ist, und ihr immer sagen kann, was machbar ist und was nicht, und worin eventuelle Hindernisse bestehen, was natürlich sehr hilfreich ist.*

Bei allen imaginierten Helfern sollte die Erwachsene sich bewusst machen, dass dies konzentrierte Bilder für die eigene Selbstheilungskraft sind. Hierin besteht ein Unterschied zwischen imaginativer Traumatherapie und Schamanismus, bei dem meines Wissens Helfertiere oder -wesen als äußere Kräfte angenommen werden.

In vielen Fällen hat es sich als sehr hilfreich erwiesen, am sicheren Ort einen mittels Hypnoid (z. B. 20 angenehme, hell beleuchtete Stufen hinuntergehen, um mehr Zugang zum Unbewussten zu bekommen) aufzusuchenden Ort einzurichten, beispielsweise eine unterirdische Höhle, wo sich der innere, weise Anteil des eigenen Ichs befindet, von manchen als sehr alter oder auch altersloser Anteil imaginiert. Dieser kann aufgesucht werden, um mittels seiner Übersicht bestimmte Fragen zu beantworten, oder einfach, um in seiner gelassenen Gegenwart mehr Ruhe und Stabilität zu gewinnen.

Ein Vorschlag zur Einführung des sicheren Ortes findet sich in Anhang 1.

3.3 Die traumatisierten Anteile beruhigen

Solange Traumaintegration noch nicht möglich ist, weil bestimmte Voraussetzungen dazu noch fehlen, ist das Zwischenziel der Traumatherapie, die innere Sicherheit zu erhöhen und zu den Traumata einen inneren *Abstand* herzustellen. Dies geschieht durch verschiedene Formen der positiven Dissoziation, also der gesteuerten, gezielten, bewussten Abspaltung, um die Symptomatik zu beruhigen und den Alltag wieder freier von Traumafolgen zu bekommen. Dies muss jedoch mit dem Versprechen verbunden sein, sich nach und nach, sobald es möglich ist, um die traumatisierten Anteile zu kümmern, und sie keinesfalls wie früher »unter den Teppich zu kehren«. Die Voraussetzungen zu schaffen, kann unter Umständen einige Zeit benötigen.

3.3.1 Containments

Bevor Traumaverarbeitung anwendbar ist, besteht die wohl wirkungsvollste Möglichkeit, zu beunruhigenden oder gar überflutenden Inhalten Abstand zu schaffen, in der Imagination von *Tresoren*, die auf verschiedene Weise belastendes Material (vorübergehend) aufnehmen können. Sie sind oft sogar früher verwendbar als der sichere Ort. Tresore sind sozusagen Verbindungsstücke zwischen dem EP und dem ANP, sie schützen den ANP vor Überflutung mit Traumamaterial, sind aber dennoch zugänglich und bergen die Traumatisierungen des EP, im Gegensatz zur vorherigen Abwehr-Dissoziation. Sie werden also den Zielen von beiden Anteilen gerecht und mildern dadurch die strukturelle Dissoziation ab, wenn sie auch noch keine wirkliche Verarbeitung im Sinne von Integration darstellen.

Bei schweren Traumatisierungen schlage ich zwei große Tresorräume vor: einen, in den auf verschiedenen Filmen (zunächst ohne Ansehen) in einzelne Tresore, die z.B. thematisch unterschieden werden können, belastende Dinge eingeschlossen werden, die (teilweise) bewusst sind und zumindest vom Oberthema her benannt werden können. Hierher können z.B. auch Albträume dissoziiert werden, die erfahrungsgemäß dann nicht wieder auftreten. In einen zweiten Raum, ebenfalls mit

Tresortür, aber sonst einfach leer, kann auf die Schnelle alles, was gelegentlich ungeordnet und bedrohlich auf die Betroffene einstürmt, z.B. durch einen Trigger ausgelöst, einfach hineingeschoben werden. Später wird dies entweder in dosierten Einzelteilen wieder herausgeholt oder es löst sich von selbst auf, weil es später auf andere Weise aufgetaucht ist und verarbeitet werden konnte. Bei diesem Tresorraum ist wichtig, dass nur die überbordenden Gefühle oder Erinnerungen hineingeschoben werden, nicht jedoch die beteiligten Innenkinder, weil diese natürlich nicht eingeschlossen werden dürfen.

Bei sexueller Komplextraumatisierung lasse ich in jedem Fall einen Film von den sexuellen Traumata herstellen, meist auch einen Extrafilm von den traumatisierenden Anteilen der Mutterbeziehung und eventuell andere Filme von bestimmten, schwierigen Lebensthemen oder Traumatisierungen. Sowohl das Anfangsbild als auch das Abschlussbild aus dem Leben der Betroffenen sollte positiv oder zumindest neutral sein, d.h. auf keinen Fall spätere Täter oder Mittäterinnen darstellen. Der traumatische Inhalt der Filme, der sich zwischen den beiden Bildern befindet, wird zunächst *nicht* angesehen. Dies kann eventuell später geschehen, falls es sich als sinnvoll und notwendig erweist, mithilfe der abgesicherten Beobachtermethode jeweils in erträglichen Ausschnitten herauszufinden, was genau geschehen ist. Auch dies sollte jedoch nur aus weiter Entfernung zum rationalen Erkennen stattfinden, *nicht* im Sinne von emotionaler Exposition. Auch für das Herstellen dieser Filme ist es in vielen, wenn nicht den meisten Fällen besser, weil sicherer, die innere Beobachterin zu aktivieren, während alle fühlenden Anteile sich am sicheren Ort befinden. Wenn die Herstellung dieser Filme nicht sehr belastend ist, kann sich dafür auch Zeit genommen werden. Es fühlt sich dann an wie ein innerer Reinigungsprozess. Solche Entscheidungen trifft immer die Betroffene selbst, evtl. unter Befragung innerer Helfer. Das positive oder neutrale Anfangsbild bereitet manchmal Schwierigkeiten, wenn es in einer Zeit liegt, an die keine Erinnerung besteht. Es kann dann ein Foto genommen werden oder eine neutrale Situation, z.B. als Baby, die es mit großer Sicherheit gegeben haben wird.

Sobald die Filme mittels der Beobachtermethode ausschnittweise angesehen und die betroffenen, traumatisierten Kinder in Sicherheit gebracht sind, kann der Film oder auch der ganze Tresor endgültig entsorgt werden. Manche werfen ihn in einen Vulkan, versenken ihn in der Tiefsee, schießen ihn ins Weltall etc., was eine abschließend heilsame Wirkung hat. Bei einzelnem Akuttrauma ist das auf jeden Fall zu empfehlen; bei Komplextraumata ist es eher schwierig zu entscheiden, ob wirklich alles verarbeitet ist. Insofern kann es besser sein, den Tresor zunächst zu behalten.

Auch für Albträume sind Tresore bestens geeignet. Der komplette Traum wird auf einen Film gebracht. Wiederkehrende Albträume treten in fast allen Fällen nicht mehr auf, sobald sie im Tresor sind, weil Tresore Containments, also bewusste, positive, für die Erwachsene zugängliche Abspaltung bedeuten und keine Abwehr-Dissoziation.

Bei allen Filmen sollte immer eine konkrete bildliche Vorstellung bestehen, welches Medium verwendet wird: DVD, Video, Dias oder alte Filmspulen. Nach dem Herausnehmen des Mediums wird ein Titel darauf geschrieben, damit er wiedererkannt werden kann (und die rationale Seite mit einbezogen ist), dann wird er am besten noch in ein verschließbares Behältnis gelegt und dieses in den Tresor.

Um überbordende Negativgefühle zu distanzieren, hat es sich als günstig erwiesen, ein Symbol dafür zu suchen und dieses, indem die Betroffene knapp daran vorbeisieht, schrumpfen zu lassen, was die Kontrolle darüber verstärkt, es in ein verschließbares Behältnis zu legen und dieses in einem Tresor zu deponieren.

Die Tresore sind auch für Momentaufnahmen belastender Vergangenheits- oder Gegenwartserlebnisse geeignet, für imaginierte Schriftstücke mit belastenden Sätzen usw., die vorher »eingepackt« werden, und zwar auf die Art, die für die Betroffene am wirksamsten ist.

Die Tresore oder Tresorräume sollten an einen ausgedachten Ort gebracht werden, nicht an einen realen, um die Ebenen nicht zu vermischen. Vorsichtshalber lasse ich die Tresore ähnlich wie den sicheren Ort mit einer idealen Schutzschicht umgeben, damit niemand außer der Betroffenen Zugang dazu hat. Allenfalls ideale Helfer können (und sollten bei der Beobachtermethode, s. Kap. 4.2) unterstützend hinzukommen.

Frau B. fiel es in der Anfangsphase der Therapie wegen starker Täterintrojekte, die dies verhindern wollten, recht schwer, den Tresor einzusetzen. Das zugrunde liegende Problem war, dass sie es noch nicht schaffte, den Mittäterkontakt zu den Eltern zu beenden.

Als sie nach der ersten gelungenen Nutzung des Tresors zu Hause noch einmal hinsah, hatte er sich ein wenig geöffnet. Daher war es gut, dass der Tresorraum als Ganzes auch noch ideal abgesichert war, aber – oh Wunder – es hatte sich »von allein« eine kleine Fee eingefunden, die den Spalt zuhielt und verhinderte, dass etwas herauskommen konnte. Auch später noch übernahm diese immer wieder schwierige Aufgaben. Dies ist ein schönes Beispiel von spontan sich einfindenden Helferfiguren, die bei Komplextraumatisierung nicht ganz selten sind.

Es gibt getriggerte Zustände, in denen es zu lange dauern würde, etwas in den Tresor zu tun, selbst in den ungeordneten Tresorraum. Wenn Soforthilfe nötig ist, lassen sich *Trennwände* ziehen, sowohl gegen fantasierte Gefahren oder Flashbacks, als auch gegen reale Personen, die Angst auslösend sind.

Dies war z.B. in der Therapieanfangsphase bei Frau I. hilfreich, die immer wieder Pseudohalluzinationen von Schlangen hatte. In einer Sitzung »befand sich« plötzlich eine solche im sonst sicheren Therapieraum. Frau I. flüchtete in heller Panik auf ein Sofa in einer Ecke des Raumes und zitterte am ganzen Körper. Ich ließ sie sofort eine undurchdringliche Wand quer durch den Raum ziehen, auf deren einer Seite natürlich wir beide waren, auf der anderen das bedrohliche »Tier«. Es half, und nach wenigen Minuten, in denen ich beruhigendes (langsames) EMDR mit ihr machte, war das Tier verschwunden und die Wand konnte wieder aufgelöst werden. Dieses Mittel konnte Frau I. in der Folge auch erfolgreich zu Hause einsetzen, ebenso wie das beruhigende EMDR.

3.3.2 Positives EMDR und Brainspotting

In jeder (Trauma-)Therapierichtung gibt es Möglichkeiten, um die in den Klientinnen bereits vorhandenen Stärken und Fähigkeiten zur Stressbewältigung zu unterstützen und auszubauen, sowie neue kennenzulernen und zu installieren. Für mich besonders effektiv haben sich dafür das EMDR und das Brainspotting erwiesen. Sobald die Klientinnen beides kennen gelernt haben, können sie im jeweiligen Fall entscheiden, welches sich gerade besser anfühlt.

Zwei verschiedene EMDR-Anwendungen bei Komplextraumata werden in der Literatur beschrieben: Zum einen diejenige für die reine Stabilisierung, bevor Traumaverarbeitung möglich ist oder danach, und zum anderen EMDR zur Traumaverarbeitung, wobei oft Ressourcen eingewoben werden. Letzteres verwende ich nur bei Monotraumata. Eine dritte Form der Anwendung benutze ich häufig: die Begleitung der Rettungsaktionen mit langsamem EMDR (s. Kap. 4.6).

Durch den emotional sehr verstärkenden Effekt des EMDR wird bewirkt, dass die aktivierten Ressourcen, positive und hilfreiche Fantasien oder Erinnerungen, sehr intensiviert werden und leichter zugänglich sind, sodass Betroffene lernen, wie sie sich selbst beruhigen und stabilisieren können, auch durch die Selbstanwendung des EMDR. Bestärkt werden können bereits als Erinnerung vorhandene Bewältigungsstrategien bzw. reale oder imaginierte Personen mit den entsprechenden Fertigkeiten. Hilfreich ist es auch, mit positiven Einstellungen verbundene Körperhaltungen mittels EMDR zu unterstützen. Eine sehr wichtige Ressource, die es zu entwickeln und erweitern gilt, ist die Fähigkeit zur Selbstfürsorge, sowohl was die körperlichen Bedürfnisse als auch was die psychischen Bedürfnisse betrifft. Weitere wichtige Ressourcen sind Selbstvertrauen, Vertrauen in die eigene Wahrnehmung, Abgrenzungsfähigkeit, Zuversicht, Treue zu sich selbst und viele andere mehr.

Beim modifizierten EMDR zur Installation gezielter Ressourcen werden zu einer belastenden, zu bewältigenden Situation, also einer Gegenwartsanforderung oder auch zu bewältigenden Erinnerung, zunächst die dafür benötigten Ressourcen identifiziert (Fähigkeiten, Vorbilder, unterstützende Personen, imaginierte Helfer oder hilfreiche Bilder). Die damit verbundenen positiven Sinneseindrücke, Gefühle und Köperempfindungen werden dann mittels EMDR verankert und in einer positiven Zukunftsvision verstärkt.

Ähnliches ist mit Brainspotting zu erreichen. Diese Methode, die aus der Weiterentwicklung von EMDR durch David Grand (»Natural Flow«) entstanden ist, wurde von ihm zu einer völlig eigenständigen und beeindruckenden Verarbeitungsmethode ausgestaltet, mit der über die Blickrichtung der genaue »Ort« im Gehirn ermittelt werden kann, wo ein bestimmtes Erlebnis und alle damit assoziierten Themen gespeichert sind, sowohl die schwierigen, als auch, meist auf der jeweils anderen Seite des Gesichtsfeldes, der für dieselbe Thematik hilfreiche positive Ressourcenpunkt. Bei schwereren Traumata hat es sich nach meiner Erfahrung als günstiger erwiesen, nur stabilisierend mit diesen positiven Punkten zu arbeiten.

In dieser kurzen Beschreibung mag das wenig nachvollziehbar klingen. Brainspotting gehört zu den Methoden, wie auch das EMDR, deren Faszination und große Wirksamkeit sich erst in eigenem Erleben erschließen.

3.3.3 Helferkonferenzen

Schon früh wurde in der imaginativen Traumatherapie, vermittelt z.B. in den Seminaren von Michaela Huber, mit Helferkonferenzen oder »inneren Teams« gearbeitet, um die vorhandenen Stärken von Betroffenen zur Problemlösung zu aktivieren, zu vernetzen und zu nutzen. In neuerer Zeit werden diese inneren, hilfreichen Anteile als Helfer-Ego-States bezeichnet.

Schwer komplex Traumatisierte behaupten oft zunächst, dass es solche helfenden Anteile in ihnen gar nicht gebe, was sich schon dadurch widerlegen lässt, dass diese »Feststellung« von einer inneren Beobachterin getroffen worden sein muss. Es ist bereits äußerst hilfreich, diesen beobachtenden Anteil der Klientin bewusst aufrechtzuerhalten. Nach und nach lassen sich durch Äußerungen der Betroffenen, die z.B. offensichtlich aus ihrem klaren, erwachsenen Verstand herrühren, oder durch Handlungen, z.B. des Anteils, der zur Therapie kommt, weitere hilfreiche Anteile identifizieren, wobei die Benennung zunächst oft von der Therapeutin kommen muss. Bei Klientinnen, die sich selbst nur als amorphe, düstere Atmosphäre erleben, ist es sinnvoll, jeden Aspekt einer hilfreichen Ich-Funktion separat zu personifizieren, also etwa neben der Beobachterin noch eine neutrale Alltagsperson, den eher ausführenden Aspekt, zu imaginieren. Oder, auch wenn alle Helfer diese Funktion haben, dennoch eine innere Therapeutin zu benennen. Je nach Lebensgeschichte lassen sich innere, frühere Fähigkeiten personifizieren. Auch wenn diese zum Zeitpunkt des Therapiebeginns im Alltag wenig zur Verfügung stehen, sind es doch hilfreiche innere Anteile, die sich mit der Methode der Helferkonferenzen wieder in den Vordergrund holen lassen. Und die Klientin macht die extrem wichtige Erfahrung, dass sie sich dabei *selbst* hilft, besser als die Therapeutin es könnte, da die Klientin sich am besten kennt. Natürlich muss bei dieser Anleitung zur Selbsthilfe die Therapeutin unterstützend wirksam sein.

Die hilfreichen Anteile lassen sich dann zu einer konkreten Fragestellung zusammenbringen (z. B. »wie sollte derzeit mit einem bestimmten, sehr ängstlichen Innenkind am besten umgegangen werden?«) oder auch zu einer konkreten, schwierigen Situation im Alltag. Die Helferkonferenz könnte evtl. an einem schönen, imaginierten »Arbeitsort« stattfinden, der auch abgesichert werden sollte, aber nicht der sichere Ort der Erwachsenen ist, damit dieser nicht durch Probleme belastet wird. Dann äußern sich nacheinander alle Beteiligten zu der Fragestellung, wobei sinnvollerweise die Therapeutin ein Protokoll schreibt und es am Ende für die Klientin kopiert. Diese bespricht dann mit der Therapeutin das Ergebnis. Häufig ist sie überrascht von den Ideen, die dabei in ihr entstanden. Auf ähnliche Weise kann man so eine Helferkonferenz oder ein inneres Team auf Stühlen Platz nehmen lassen, die jeweils von der Klientin besetzt werden, was für Betroffene jedoch eine noch größere Herausforderung ist, da sie meist nur schwer das Positive in sich zulassen können.

Hypnotherapeutinnen werden die Helferkonferenz in Trance durchführen lassen, um das Unbewusste der Klientin noch mehr einzubeziehen.

3.3.4 Rettungsversprechen

Das Versprechen von Rettung, sobald die nötigen Voraussetzungen dafür hergestellt sind, ist ein zentrales Instrument zur Beruhigung von abgespaltenen, traumatisierten Kindanteilen, die sich in Symptomen oder Negativgefühlen melden und bei denen erkennbar ist, um welche konkreten Kinder es geht. Die Innenkinder wissen, dass sie sich auf Versprechen der Erwachsenen verlassen können, und da es im Symptom nur darum geht, gesehen, erkannt und integriert zu werden, löst sich das mit einem bestimmten Kind verbundene Symptom mit dem Rettungsversprechen oft bereits auf – natürlich nur, wenn gezielt darauf hingearbeitet wird, dass das Versprechen auch eingelöst werden kann. Damit kein Innenkind in Vergessenheit gerät, sollten Betroffene sich diese Rettungsversprechen unbedingt separat notieren.

3.3.5 Selbstberuhigung bei Triggerung

Bei Auslösern, die ein Trauma oder mehrere Traumata aktivieren, »rutscht« die Betroffene, oft ohne es zu merken, durch die »Traumabrücken«, also meist unbewusste Assoziationen zwischen verschiedenen Traumata, mehr oder weniger tief hinein in das, was ich das »innere Traumaland« nenne, ein schwarzes Reich, in dem alles ausweglos scheint. Entstanden ist dieses »Land« durch unbewusste, emotionale Verknüpfungen zwischen »Traumakindern«, »Traumafolgekindern« (negative Selbstkognitionen, irrationale Schuldgefühle u. Ä.) und Täterintrojekten. In diesem getriggerten Zustand überwiegt entweder die Dissoziation, was eine »gelähmte« Hilflosigkeit und Handlungsunfähigkeit erzeugt, oder schwärzeste Depression, evtl. mit Suizidgedanken und/oder -impulsen, oder der blanke Hass, der zu unangemessen aggressiven Ausbrüchen führen kann. Meist ist es eine äußerst unangenehme Mischung aus allem. Eine Klientin nannte es treffend ein »schreckliches Von-innen-vereinnahmt-Werden«.

Das erste Problem bei Triggerung ist, sie überhaupt zu erkennen, was schwerer ist, als es zunächst aussieht. Das liegt daran, dass in getriggertem Zustand die Erwachsene, die erkennen könnte, was los ist, nicht mehr »vorhanden« ist. Es *fühlt* sich für die Betroffene an wie »ich«, also so, als sei ihr Zustand der des erwachsenen Ichs; infolgedessen muss vom logischen Verstand *erschlossen* werden, dass das nicht stimmen kann, sondern dass ein Trigger einen kindlichen Zustand ausgelöst haben muss, *weil die Gefühlslage zu extrem ist, um zum aktuellen Auslöser zu passen*. Dies ist meist das einzige Anzeichen, an dem Triggerung für die Betroffene zu erkennen ist. Das ist aber nur dem erwachsenen Verstand möglich, der jedoch im getriggerten Zustand ziemlich in den Hintergrund geraten ist. Eventuell gibt es noch auffällige Körperreaktionen. Als Erstes muss also die Betroffene üben, trotz

Triggerung die Erwachsene bzw. eine innere Beobachterin im Bewusstsein zu behalten oder »zurückzuholen«, sobald sie anhand der extremen Gefühlslage ahnt, dass Triggerung stattgefunden haben muss.

Wenn das gelungen ist, sollte sie sich als Nächstes zurückziehen, sofern das in der Situation möglich ist, denn in getriggertem Zustand ergibt eine Aktivität im Außen meist kein wünschenswertes Resultat. Falls Rückzug nicht möglich ist, sollte sie versuchen, Spontanreaktionen zunächst innerlich zurückzuhalten. Wenn der Triggerungszustand rechtzeitig genug erkannt wurde – es sollte also auf Vorzeichen geachtet und möglichst früh gegengesteuert werden –, sodass der beobachtende Verstand die Oberhand gewinnen konnte, ist es natürlich günstig zu versuchen, die wertvolle Information, die in dem Zustand verborgen ist, herauszufiltern: *Welches* innere Kind mag sich *wann* genau *so* gefühlt haben? Evtl. gibt es einen Hinweis durch den Auslöser, der zu dem Zustand führte. Wenn es der Erwachsenen möglich ist, das Kind zu erahnen oder gar zu erkennen, sollte sie ihm ein Rettungsversprechen geben und es sich sofort notieren, denn bei Triggerung rutscht die Erinnerung leicht wieder weg.

Wenn diese Selbstbefragung nicht möglich ist oder sie zur inneren Differenzierung und Stabilisierung nicht ausreicht, weil der emotionale Zustand zu schlecht ist, sollte die Betroffene eine vorher in ausgeglichenem Zustand zusammengestellte und an leicht zu findendem Ort deponierte Hilfeliste zur Hand nehmen, auf der steht, was speziell *ihr* helfen kann, sich wieder in der sicheren Gegenwart zu verankern. Anhand dieser Liste sollte sie herausfinden, was für genau *diese* Situation stimmig ist, und sich selbst ein wenig »überreden«, das dann auch anzuwenden.

Bei Vielen steht auf dieser Liste u. a.:

- Alles, was dem Körper gut tut und/oder Dissoziation entgegenwirkt: durchatmen, baden oder duschen, essen, trinken (z. B. beruhigende Tees), »Erste-Hilfe-Tropfen«, Awareness-Übung, Igelball, Kältereize, Entspannungsübungen, Bewegung, Sport, tanzen, an die Wand lehnen etc.
- Eine beruhigende Tätigkeit für die Hände finden, z. B. stricken oder basteln (die Hände nehmen durch die vielen Nervenenden ein besonders großes Areal im Gehirn ein; außerdem müssen sie oft in besonderem Maß von negativen Traumaassoziationen abgelenkt werden)

- Innere Ressourcen aktivieren: die innere Beobachterin rufen, die innere Therapeutin, evtl. vorhandene innere Helfer
- Positives EMDR, positives Brainspotting
- Helferkonferenz
- Hilfreiche Imaginationsübungen (Garten, Baum etc.)
- Sich nur auf die jeweils nächsten Minuten konzentrieren
- Kontakt mit realen Haustieren oder Kuscheltieren
- Wenn es noch möglich ist, in eine positive Dissoziation gehen (am Anfang von Triggerung), entweder an den sicheren Ort oder in ein positives Bild oder eine positive Erinnerung.
  Frau X. hatte sich früher oft selbst helfen können, indem sie sofort, wenn sie merkte, dass es anfing, ihr schlecht zu gehen, in eine positive Fantasiewelt »abgetaucht« war. Dann sagte ein Psychiater ihr, das sei Dissoziation, also ein Symptom der PTBS und nicht wünschenswert, worauf sie erschrocken damit aufhörte, bis ihr in der Traumatherapie der Unterschied zwischen automatischer Abwehr durch Dissoziation und dem kreativen, von ihr gesteuerten, positiven Einsatz von Dissoziation zur Selbstberuhigung erklärt wurde, und sie erleichtert wieder begann, bei Bedarf erfolgreich ihre positive Fantasiewelt zu nutzen.
- Spezielle Musik, bipolar aufgenommene Musik, Lieblingsmusik
- Lieblingsfilme oder Fernsehen zur Ablenkung
- Malen und andere kreative Aktivitäten (eher die »gröbere« Sorte, Fingerfarben oder Wachsstifte auf Tapetenreste statt Aquarell oder Leinwand)
- »Freischreiben«, d. h., so lange alles aufschreiben, was einem durch den Sinn geht, auch mit Wiederholungen, bis sich der Zustand klärt. Wenn möglich dabei die Auslöser erkennen und überlegen, wie sie zu vermeiden sind, bis die betroffenen Innenkinder gerettet sind
- Bei Kenntnis von Selbsthypnose kann man diese mit beruhigenden Autosuggestionen versuchen.

Selbstberuhigung ist wohl am schwersten, wenn Hass aus dem Missbrauch getriggert ist. Wenn innerlich ein aggressiver Aufruhr tobt, der sich ausdrücken *will*, kann es für Betroffene sehr schwer sein, sich selbst zu überzeugen, dass Aktivität im Außen jetzt nicht günstig wäre.

Leichter wird es, wenn einerseits die Wutkinder identifiziert werden (Rettungsversprechen geben) und andererseits *die Erwachsene Wutfantasien* zulässt und/oder der Wut auch einen körperlichen Ausdruck gestattet, also auf Polster schlagen, schreien, stampfen, wild tanzen etc. In anderen Fällen, wenn es sich um schwer kontrollierbare Wut handelt, sind innere Helfer (Wächter) dafür günstig.

Wenn die Triggerung so weit fortgeschritten ist, dass die Betroffene sich im »Traumaland« befindet, funktioniert der sichere Ort oft nicht oder würde mit Traumaassoziationen kontaminiert. Tresore einzusetzen, ist dann oft eher möglich. Bei Triggerung durch einen Albtraum, wenn es beim Aufwachen nicht gelingt, wieder in den Körper zu kommen, ist ein »Trick« anwendbar, der schon vielen schwer Traumatisierten geholfen hat: sich auf den Punkt zu konzentrieren, wo der Kopf die Unterlage berührt.

Was eigentlich immer hilft, ist der Kontakt mit lieben Menschen, die wissen, worum es geht. Wenn private Kontakte nicht erreichbar sind, kann der Krisendienst oder die eigene Therapeutin helfen.

3.4 Die (Auto-)Aggression abmildern

Missbrauch und Verrat erzeugen – teils durch Übernahme, teils in Reaktion – extreme Aggression, die von Betroffenen (jedenfalls denen, die zur Therapie kommen) am ehesten gegen sich selbst gerichtet wird, weil sie es so gewohnt sind und die Aggression auf diese Weise ungefährlich handhabbar wird. Dies kann sich z.B. in einer Form von Nichtwahrnehmen und Vernachlässigung eigener körperlicher und psychischer Bedürfnisse äußern, in intellektuellem und sozialem Selbstboykott, in Selbstabwertung, Schuldgefühlen, Selbstverletzung, oder – unbewusster – in Depression, Sucht, Somatisierung und Unfallneigung. Am ehesten kann dem entgegengewirkt werden (solange die Wutkinder noch nicht erkannt sind und gerettet werden können) indem durch das Erkennen der Ursachen der Aggression diese von der Erwachsenen, zumindest in der Fantasie, in die richtige Richtung gelenkt wird und ihr ein angemessener Ausdruck gegeben werden kann. Für »überschüssige« aggressive Energie ist eine der Betroffenen angenehme Sportart oder

Kampfsportart günstig, ein Kurs in Selbstverteidigung oder ähnliche körperliche Ausdrucksarten.

3.4.1 Entlastung von Schuldgefühlen und Selbstvorwürfen

Weniges kann so sehr bedrücken wie Schuldgefühle; am stärksten dann, wenn sie unbewusst sind, also nur ihre niederdrückende Wirkung spürbar ist, ohne ihren Ursprung erkennen zu können. Depression hat sehr häufig mit solchen gegen sich selbst gerichteten, unbewussten Selbstvorwürfen zu tun, die ursprünglich entweder anderen galten oder auch sich selbst. Da es hier um komplex Traumatisierte geht, haben die in Form von Schuldgefühlen gegen sich selbst gerichteten Aggressionen eine besonders massive und perfide Qualität.

Es gibt bei diesen Schuldgefühlen drei verschiedene Ursprünge, die es im konkreten Fall als erstes zu identifizieren gilt: kindliches irrationales Schuldgefühl, kindliches rationales Schuldgefühl und jugendliches oder erwachsenes berechtigtes, aber oft unangemessenes Schuldgefühl.

Ein Großteil der Schuldgefühle stammt aus der Kindheit und ist völlig irrational, entstanden einerseits aus kindlichen Größenfantasien bzw. aus der normalen Entwicklungsstufe (etwa im Alter von zwei bis vier Jahren), wo jeder Mensch die eigene Person zwar schon als solche wahrnimmt, aber von der Umwelt noch nicht richtig und konsequent abgegrenzt erlebt, sondern sich selbst in magischem Denken als aktives Zentrum der ganzen Welt empfindet: *»Ich bin selbst ursächlich, also ›schuld‹ an allem, was mir zustößt, eben auch an dem schlimmsten, dem Missbrauch.«* Diese Überzeugung wird beim Kind in Form von Täterintrojekten extrem verstärkt, sowohl von Tätern *(»du kleines Luder hast mich angemacht«)* als auch von Mittäterinnen *(»warum hast du denn mitgemacht?«)* (s. Kap. 3.4.2). Diese falsche Überzeugung muss auf jeden Fall völlig aufgelöst werden, was dann zur Wahrnehmung der enormen Wut gegen die (Mit-)Täter(innen) führt, die schwer auszuhalten ist.

Ein ebenfalls sehr häufiges, unberechtigtes Schuldgefühl entsteht aus der richtigen Wahrnehmung des Kindes, dass der Missbrauch etwas mit seiner eigenen, erwachenden Sexualität zu tun hat, und aus der völlig falschen Interpretation, dass es also selbst »schuld« daran sei, sexuell misshandelt worden zu sein. Noch ausgeprägter wird dieses falsche Schuldempfinden, wenn das Kind selbst sexuelle – natürlich kindgerechte – Wünsche in Richtung des späteren Missbrauchers hatte (z.B. Vater, Onkel oder älteren Bruder), und/oder beim (nicht brutalen) Missbrauch durch die körperliche Stimulation zwangsläufig *auch* Lustgefühle hatte. Dann ist es für das Kind fast unmöglich, sich *nicht* schuldig zu fühlen. Hier besteht dringender, therapeutischer Korrekturbedarf: Es muss klargestellt werden, dass erstens das Kind mit Sicherheit *dieses Ausleben nicht* gewollt hat, und dass zweitens der erwachsene (oder jugendliche) Täter die Verantwortung gehabt hätte, auf solche völlig normalen, sexuellen Wünsche des Kindes *nicht* einzugehen. Wirklich schädlich (täteridentifiziert) verhalten sich manche Therapeutinnen, z.B. im Fall von deutlich älteren Geschwistern als Tätern, wenn sie das Geschehen bagatellisieren als »harmloses, kindliches Neugierverhalten«. Denn unter diese Kategorie fallen nur sexuelle Erkundungen (»Doktorspiele«) unter (fast) Gleichaltrigen, wenn also Machtverhältnisse keine Rolle spielen und jedes Kind sagen oder zeigen kann, was es möchte und was nicht. Bei deutlich älteren Geschwistern oder anderen Kindern bzw. Jugendlichen (und gleichzeitig nicht wahrnehmen wollenden Erwachsenen) besteht für das kleinere, missbrauchte Kind diese Möglichkeit nicht.

Eine große Verunsicherung und Verwirrung entsteht im Kind zusätzlich, wenn es den Geschlechtsverkehr der Eltern (nach Freud die Urszene) mitbekommt: Wenn die Eltern »das« auch machen, stimmt womöglich sein Gefühl nicht, dass es furchtbar ist, was ihm geschieht. Also ist es offenbar selbst falsch.

Manchmal hat das irrationale Schuldgefühl eine positive Funktion (neben dem Schutz vor der Wahrnehmung der eigenen Extremwut), indem es das damalige Kind wie auch die heutige Erwachsene vor dem noch unerträglicheren Gefühl schützt, völlig ausgeliefert (gewesen) zu sein: *»Wenn ich selbst schuld bin, hätte ich mich theoretisch auch anders entscheiden können.«* Das hartnäckigste, weil am schwersten dingfest zu machende, ist das irrationale Schuldgefühl, nicht weil das Kind etwas Bestimmtes falsch gemacht hätte – es kann nichts dergleichen finden – sondern weil es also offenbar schicksalhaft falsch *ist.* Anders kann es sich nicht erklären, warum gerade ihm so Grauenvolles zustößt. Wenn es gelingt, dieses Kind zu entdecken und in Sicherheit zu bringen, wird Selbstfürsorge in der Tiefe möglich.

Das Kind hat ein »berechtigtes« Schuldgefühl, weil es natürlich nie so »artig« war, wie die Erwachsenen es haben wollten. Es sollte nicht versucht werden, ihm diesen Anteil des »Schuldgefühls« auszureden, sondern er sollte in Relation gesetzt werden zur darauf folgenden fantasierten »Strafe« in Form des Missbrauchs und des Im-Stich-gelassen-Werdens. Dieses Zurechtrücken der Angemessenheit gelingt z. B. gut mit EMDR. Manchmal reicht zur Auflösung des Schuldgefühls auch die Vorstellung (oder sie sollte beim EMDR eingewoben werden) darüber, wie man es als Erwachsener bei anderen Kindern empfinden würde, wenn als »Strafe« für geringfügige Vergehen Missbrauch und anschließender Verrat erfolgt. Hierher gehört auch das ödipale »Schuldgefühl«, das sich im Fall von Missbrauch in das Geschehen ungut einmischt, z. B. indem das kleine Mädchen vermutet, dass die Mutter es aus Eifersucht und Rache für seine ödipalen Wünsche an den Vater im Stich lässt.

Sehr viel schwieriger abzumildern oder aufzulösen sind Schuldgefühle bei Betroffenen, die von inneren Kindern und Jugendlichen oder – noch schwieriger – Erwachsenen stammen, die sich zu Recht, aber oft grausam heftig vorwerfen, andere, Schwächere, Ausgelieferte (jüngere Geschwister oder andere kleine Kinder, z. B. beim Babysitten, behinderte Kinder oder Erwachsene, demente, alte Menschen, Tiere u. a.) gequält zu haben oder gar selbst zum sexuellen Missbraucher geworden zu sein. Hier können einerseits mildernde Umstände angeführt werden: Es ist eine »normale« Missbrauchsfolge, dass Täter- wie Mittäteraggression aufgenommen werden *muss*, um zu überleben, und dass diese sich dann leider auch anderen (Menschen oder Tieren) gegenüber in Form von (oft als solchem unbewusstem) Tätertum ausdrückt. Das kommt bei *allen* von Missbrauch Betroffenen vor – was die Schuld jedoch nicht auflöst, sondern nur abmildert. Es ist schwer für Betroffene, sich diesen Täteranteil überhaupt einzugestehen, am schlimmsten, wenn es sich bei den darunter Leidenden um die eigenen realen Kinder handelt, für die sie die Verantwortung tragen oder trugen. Ich habe einige Eltern von Traumatisierten erlebt, die den durch die Therapie angeregten (Mit-)Täterkontaktabbruch richtig fanden und fast mit Erleichterung darauf reagierten, »endlich« eine »angemessene« Strafe zu erhalten.

Anstatt wegen eigenen Schuldigwerdens mit der unbewussten, meist schon lange bestehenden Selbstbestrafung fortzufahren (z. B. durch Boykott der Selbstwirksamkeit, des persönlichen, sozialen und beruflichen Erfolges) sollten komplex Traumatisierte nach direkten oder indirekten Wegen der Wiedergutmachung suchen, ohne auf eine schnelle Vergebung der Geschädigten zu hoffen. Berechtigte Schuldgefühle lösen sich am ehesten, wenn die Psyche das Gefühl hat, einen angemessenen Ausgleich geschaffen zu haben. Wenn dies nicht bei den von der Täteraggression Betroffenen möglich ist, weil sie nicht mehr leben oder der Aufenthaltsort nicht festgestellt werden kann, gibt es genügend Bedürftige auf der Welt, denen stattdessen geholfen werden kann. Berechtigte Schuldgefühle sind übrigens eine nicht seltene, unbewusste Motivation für die Wahl eines sozialen Berufes.

Herr A. begann in der Therapie, Missbrauchserinnerungen durch seinen sehr viel älteren Bruder zu bekommen. Er berichtete dem Bruder davon, der ihm daraufhin in einem langen Brief mit großen Schuldgefühlen seine wiedergefundenen Erinnerungen bestätigte. Herr A. war sehr froh über die Bestätigung seiner Wahrnehmungen und auch berührt vom starken Bedauern des Bruders über das Vorgefallene. Bei völliger Amnesie ist es schwer, den Zweifel an der Erinnerung ganz loszuwerden.

3.4.2 Arbeit mit Täterintrojekten

Die Arbeit mit den Täterintrojekten ist ein sehr wichtiger und oft schwieriger Teil der Stabilisierungsarbeit, denn die sexuelle Täteraggression, die in diesen Introjekten »enthalten« ist, ist massiv und destruktiv. Deshalb sollte die Arbeit damit vorsichtig dosiert werden und manchmal ist es günstiger, sich eher indirekt damit zu befassen.

Täterintrojekte werden vom Kind zum Schutz in sich aufgenommen: als Schutz des Gehirns während der Traumatisierung, z. B. um nicht verrückt zu werden angesichts der schrecklichen Tat, die meist von einer *Vertrauens*person begangen wird, und als Schutz, um den Alltag mit den (Mit-)Täter(innen) zu überstehen. Bei Erwachsenen dient ihre Aufrechterhaltung unter anderem der Dosierung von Veränderung, um sie integrieren zu können. Aber die Täter- und Mittäterintrojekte haben natürlich sehr quälende Auswirkungen, weswegen nach und nach ihre Funktion von konstruktiveren Dosierungsmechanismen übernommen werden sollte.

Wichtig ist die Unterscheidung zwischen täteridentifizierten Introjekten, d.h. Introjekten des aktiven Täters, die dazu führen, dass die Betroffene täterähnlich agiert, meist sich selbst gegenüber (z.B. *»ich bin der letzte Dreck und habe nichts Gutes verdient«*), aber auch anderen gegenüber, die oft unbewusst ausgebeutet, manipuliert und aggressiv behandelt werden, insbesondere Schwächere (z.B. Kinder, die Tiere quälen).

Unterschieden davon sind täterloyale Introjekte, d.h. Introjekte von nicht schützenden Erwachsenen, die zu Verleugnungen *(»das bildest du dir nur ein«)*, Bagatellisierungen *(»ist doch normal, halb so schlimm«)* und Selbstbeschuldigungen (*»warum bist du nicht weggegangen«*, »*du hast es nicht anders verdient«*) führen.

Die Introjekte haben ausnahmslos eine positive Überlebensfunktion, die vom Therapeuten gewürdigt werden sollte, aber negative Inhalte, die klar abzulehnen sind und modifiziert werden sollten.

Manche Täterintrojekte lösen sich auf, wenn die damit verbundenen Kindanteile gerettet werden (oft *»ich bin nichts wert«*, *»ich bin selbst schuld«*, *»ich bin schlecht«*).

Andere, die sich stark ausgebreitet haben und durch ihre Vertrautheit Schutz und Halt bieten, persistieren auch nach Rettungen (oder es müssen noch andere Kindanteile in Sicherheit gebracht werden).

Sobald Betroffene den Wunsch haben, diese negativen Überzeugungen loszuwerden, fühlen sie sich stark genug, deren noch notwendige Funktionen auf andere Weise auszuüben. Dann gibt es einige Möglichkeiten, damit zu arbeiten, die im Folgenden einzeln beschrieben werden. Die Aufzählung erhebt natürlich keinen Anspruch auf Vollständigkeit.

Wenn eine Identifikation mit den Introjekten stattgefunden hat, wenden sie sich gegen andere, Schwächere. Aus *»ich bin nichts wert«* wird dann *»du bist es nicht wert, dass ich dich gut behandele«*. Natürlich kann auch beides parallel bestehen bzw. ist dies wohl immer der Fall. Welche Version überwiegt, hängt meines Wissens von noch ungeklärten Faktoren ab, möglicherweise vor allem davon, wie viele positive Identifikationsobjekte es in der Kindheit *auch* gab. In der Therapie haben wir es meist mit hauptsächlich opferidentifizierten Menschen zu tun, deren Täteranteile eher verdeckt sind, und bei denen große Scham besteht, sie sich selbst und der Therapeutin einzugestehen. Dies wird leichter, wenn sich innerlich die Erlaubnis gegeben wird, diese Täteraggression dorthin zu richten, wo sie hingehört, nämlich gegen die Täter bzw. Mittäterinnen.

Die Täterintrojektübung

Wenn sie anwendbar ist, ist die Täterintrojektübung nach Reddemann (zum konkreten Vorgehen s. Anhang 2) meist äußerst wirkungsvoll. Mit dieser Imaginationsübung ist es möglich, den destruktiven Kern eines Introjektes unschädlich zu machen. Ich lege dabei großen Wert darauf, alle positiven Funktionen des Introjektes herauszufinden und sie als wertvolles Gut zu behalten. Entweder wird während der Übung bewusst, auf welche konstruktive Weise die jeweilige Funktion ausgefüllt werden kann, oder es wird dem Unbewussten ein Auftrag gegeben, danach zu suchen. Dies ist für Betroffene eine sehr erhellende Differenzierungsarbeit und überrascht häufig durch ungeahnte positive Entdeckungen in sich selbst. Sehr schön sind oft auch die Erlebnisse mit dem Geschenk, das nach Auflösung des destruktiven Introjektkernes erhalten wird.

Frau W. machte die Übung mit einem sehr resistenten Introjekt, das trotz gegenteiligen Wissens und vieler Versuche, es emotional zu verändern, immer wieder auftauchte: »Ich bin wertlos« – ein sehr häufiges Introjekt bei Komplextraumatisierung. Als sie nach positiven Funktionen dieses Introjektes gefragt wurde, war sie selbst überrascht, als ihr einfiel, dass es ihren häufig vorhandenen und quälenden inneren Leistungsdruck abmildert: »Wenn ich sowieso wertlos bin, brauche ich mich nicht so anzustrengen.« Sie musste also nach Wegen suchen, diesen Leistungsdruck auf nicht destruktive Art zu reduzieren. Spontan fiel ihr ein, dass dieser Druck wahrscheinlich immer wieder durch ein inneres Kind nach dem Missbrauch entsteht, das der Meinung war und noch ist, es müsse sich noch mehr anstrengen, dann würde der Missbrauch nicht mehr geschehen bzw. die Mutter sie davor schützen. Dem Kind wurde versprochen, nach ihm zu suchen, und es, sobald es konkret aufgefunden ist, in Sicherheit bringen zu lassen, was sich Frau W. notierte. Als weitere positive Funktion fiel ihr ein, dass »Ich bin wertlos« sie davor schützt, von anderen als wertlos bezeichnet und vernichtend kritisiert zu werden, wovor sie große Angst hatte. Hier wurde dem Unbewussten der Auftrag gegeben, nach Wegen zu suchen, wie sie wehrhafter werden kann, sich besser vor unberechtigter Kritik wappnen und schlagfertiger werden kann (»schließen Sie kurz die Augen und geben Sie nach innen an Ihr Unbewusstes den Auftrag …«). Weitere positive Funktionen fielen ihr nicht ein. Sie dachte sich eine Form für den negativen Rest des Introjektes aus: ein braunschwarzer, zerklüfteter Steinklumpen. An dieser Form konnten weder Klientin noch Therapeutin etwas Positives entdecken, das ein Hinweis auf weitere positive Funktionen wäre. Die Klientin dachte sich ideale Helfer aus, die damit auf jeden Fall fertig würden: zwei Engel mit Schwertern. Sie gab ihnen den Auftrag, den Klumpen unschädlich zu machen. Die Engel ließen mit der Kraft ihrer Schwerter den Steinbrocken zu Staub zerfallen, der in kleinsten, unschädlichen Partikeln ins Weltall verteilt wurde. Nun bekam Frau W. das Geschenk, das durch das Introjekt blockiert war. Sie schloss dafür wieder die Augen und sah vor ihrem inneren Auge eine goldschimmernde Kugel. Sie fand heraus, dass diese für »ruhige Gelassenheit« steht. Sie brachte sie an ihren sicheren Ort in die unterirdische Höhle, wo bei ihrer inneren 100-Jährigen eine Schatztruhe steht, in der schon mehrere Schätze aufbewahrt werden. Sie fühlte sich sehr zentriert und wohl danach.

Ob die Übung angewendet werden kann, zeigt sich meist schon bei der Beschreibung durch die Therapeutin: Es gibt komplex Traumatisierte, die jeden Anteil von sich selbst als genuin eigenen empfinden und sich durch die Vorstellung bedroht fühlen, etwas Destruktives aus der eigenen Psyche zu »verbannen«, das »dort nicht hingehört«, wobei es sich eigentlich um eine Umwandlung handelt. Wenn die Klientin bei der Beschreibung der Übung das Gefühl bekommt, etwas Wichtiges von sich »hergeben« zu sollen, sollte von der Übung Abstand genommen werden. Dann sind die Introjekte so verwoben mit der Gesamtpersönlichkeit, dass eher der Ego-State-Ansatz oder andere Methoden zu empfehlen sind, die geeignet sind, die destruktiven Inhalte der Introjekte allmählich zu modifizieren.

Ego-State-Arbeit mit Täterintrojekten

Die Egostate-Therapie (nach Watkins/Watkins 2003) spricht von Introjekten erst, wenn sie zu »bösen« Ego-States geworden sind. Diese werden von negativen Überzeugungen unterschieden, die wie eine »Maske« (Woltemade Hartman, mdl. Mitteilung 2009) von eigentlich hilfreichen Anteilen getragen werden. Dann ist es relativ leicht möglich, diese Maske abzunehmen und die Schutzfunktion direkt zu erkennen (z.B. mit der Täterintrojektübung, s.o.). Bei »echten« Täterintrojekten wird die ebenfalls positive Funktion gewürdigt, die negativen Tätigkeiten des Introjektes werden jedoch durch Überzeugung und Verhandlung allmählich umgewandelt. Dies kann durch *indirektes* Ansprechen über die Erwachsene geschehen. Falls die Introjekte so sehr zu Teilen des Persönlichkeitssystems geworden sind, dass die Therapeutin unter Hypnose direkt mit ihnen sprechen kann (sie sagen auf Aufforderung *»ich bin hier«*), werden sie Identifikanten genannt, und eine Sequenz *direkter* Therapie ist mit ihnen möglich. Diese Art von therapeutischer Arbeit bei schwerer Komplextraumatisierung ist Traumatherapeutinnen nur nach intensiver, traumaspezifischer Ausbildung in Ego-State-Therapie (die das Beherrschen von Hypnotherapie voraussetzt) zu empfehlen. Selbst ein indirektes Ansprechen starker Täterintrojekte kann eine enorm destabilisierende Wirkung haben.

Bei den meisten Introjekten (wie allen anderen negativen Anteilen, depressiven z.B.) kann das folgende, mir von Claire Frederick (mdl. Mitteilung 2010) gezeigte Vorgehen sehr hilfreich sein: Ein in sich gefundener, als schwierig erlebter Anteil wird aus sich heraus imaginiert, ein, zwei Meter entfernt. Das Bild, das sich spontan dazu einstellt, gibt meist schon Aufschluss über den Entstehungszeitpunkt, es ist ein Kind oder eine Jugendliche. Dann wird die Klientin gefragt, was für Gefühle sie zu diesem Anteil hat. Sind diese negativ, z.B. Scham oder Zorn, wird dieser Gefühlsanteil ebenfalls außerhalb der Betroffenen imaginiert und die Klientin wiederum nach den Gefühlen zu diesem Anteil gefragt und so fort. Dann wird mit allen gearbeitet, d.h., die Klientin mit den Anteilen und diese untereinander in Kommunikation gebracht. Es wird herausgefunden, was sie brauchen, damit es ihnen besser geht, und welche Anteile des Persönlichkeitssystems ihnen dies geben können. Am Ende der Sitzung werden die dadurch bereits veränderten Anteile wieder in die Klientin zurückgenommen.

Ego-State-Therapeuten betonen stets, dass es um Modifikation und Integration geht, niemals um den Versuch, problematische Anteile zu eliminieren, was der erwachsenen Betroffenen manchmal am liebsten wäre. Sie postulieren, dass *alle* Anteile der Persönlichkeit gleichermaßen wertvoll sind und wichtige Funktionen haben.

Brainspotting mit Täterintrojekten

Beim Brainspotting werden destruktive Täterintrojekte meiner Erfahrung nach am günstigsten indirekt bearbeitet: Die Therapeutin identifiziert die falsche, negative Überzeugung des Introjektes, findet über die Blickrichtung den Punkt, wo diese gespeichert ist, sucht dann (meist auf der anderen Seite des Gesichtsfeldes) den entsprechenden positiven oder Ressourcenpunkt und lässt nur diesen fokussieren. Entweder wird dabei geblieben, wenn sich durch die positiven Assoziationen zu diesem Punkt die falsche Negativeinstellung ändert, oder zwischendurch, aber jeweils nur kurz, zum negativen Punkt gewechselt. Handelt es sich um weniger destruktive Introjekte, kann auch, wie beim allgemein üblichen Vorgehen, mit dem negativen Punkt begonnen werden, und erst wenn dieser durchgearbeitet ist, zum positiven gewechselt werden. Das jeweils sinnvolle Vorgehen wird meist an der Reaktion der Klientinnen schnell deutlich und sollte, wie stets in der Traumatherapie, diesen überlassen werden. Auch Brainspotting kann selbstverständlich erst nach einer intensiven Fortbildung angewandt werden.

Innere-Kinder-Retten bei Täterintrojekten

Manchmal ist das Innere-Kinder-Retten eine indirekte Möglichkeit, mit Täterintrojekten konstruktiv umzugehen. Die Introjekte können ja nur in das Kind gelangen, indem ein Teil von ihm sie aufnimmt. Wenn es gelingt, was nicht ganz einfach ist, diesen Teil zu identifizieren, ist es leicht, ihn in Sicherheit zu bringen und damit die destruktive Wirkung zu beenden. Meist ist dieser Anteil zunächst sehr versteckt, weil er Angst hat, durch ein anderes (Mit-)Täterintrojekt missverstanden zu werden – im Sinne von: *»Du bist ja selber schuld, wenn es dir schlecht geht, warum hast du die negativen Botschaften aufgenommen?«* Sobald die Erwachsene versteht, warum dieses Aufnehmen notwendig war, und was für eine immens wichtige Aufgabe dieser Teil von ihr all die Jahre übernommen hat, ist die Scham darüber überflüssig geworden und der Anteil kann sich eventuell zeigen. Bei schwer komplex Traumatisierten sollte die Therapeutin auch hier etwas vorsichtig sein mit dem Ansprechen der positiven Funktion. Ist das Innenkind identifiziert, das *damals* das Introjekt aufgenommen hat, kann es in Sicherheit gebracht werden, und zwar wie immer mittels idealer Helfer, während die Erwachsene am sicheren Ort ist (s. Kap. 4). Wie beim Retten von traumatisierten Anteilen das Traumaerlebnis, wird hier das negative Introjekt hinter sich gelassen. Die Negativbotschaften verlieren damit ihre emotionale Besetzung und verschwinden von allein.

3.4.3 Umgang mit der berechtigten Wut

Alle komplex Traumatisierten sind, auch wenn sie es oft nicht so erleben, angefüllt mit enormer Wut, die durch die Traumata entstanden ist, teils durch Übernahme (Introjektion) der Täter- (und der Mittäter-) Aggression, teils als ohnmächtige, aber umso heftigere Wut in Reaktion auf die Traumatisierungen.

Es gibt zwei grundsätzlich verschiedene Ausgangssituationen, wobei die zweite in der Therapie eher selten auftaucht: Entweder ist die Aggression sehr unterdrückt bzw. abgespalten bis hin zur Somatisierung. Ihre Heftigkeit wird nur gelegentlich gespürt, macht viel Angst und zeigt sich nach außen nur sehr kontrolliert und abgeschwächt. Im zweiten Fall bricht sie, wenn einmal angetriggert, (fast) unkontrollierbar durch und richtet (u. U. großen) Schaden an.

Im ersten Fall muss die Klientin zur Wahrnehmung und zum angemessenen Ausdruck der Wut ermutigt werden; im zweiten geht es darum zu lernen, sie zu dosieren, zu steuern und in ungefährliche Bahnen zu lenken.

In jedem Fall ist es gut, die Wut in kindliche und erwachsene Wut differenzieren zu lernen, weil mit beiden unterschiedlich umgegangen werden muss: Alte Wut muss integriert werden, z. B. durch das Retten von Wutkindern, und aktueller Ärger muss angemessen ausgedrückt werden. Bevor dies möglich ist, sollten Betroffene sich zur Kanalisierung der enormen Spannung eine Sportart suchen, die sie mögen. Gern werden dazu Kampfsportarten ausgeübt. Jedoch wird sich *vor* der Integration der Traumata die Wutspannung immer wieder aufs Neue aufbauen. Dies ändert sich erst, wenn nach und nach die Wutkinder (s. Kap. 4.1.2) an den sicheren Kinderort gebracht sind, wo sie ihre Wut, die ihnen als Kind verboten war, so lange es nötig ist auf ungefährliche Weise austoben können, wodurch sie sich allmählich legt.

Auch durch die Täterintrojektübung – Täterintrojekte sind ja nichts anderes als gebündelte Aggression – wird durch den Akt des Unschädlichmachens Wut abgebaut, meist werden die Introjekte völlig aufgelöst.

Solange noch Racheimpulse vorhanden sind, welche die betroffenen Kinder fast immer überfordern, sollte die *Erwachsene* diese hemmungslos in der Fantasie ausleben, bis sie sich gelegt haben. Es gilt dabei, die jeweils passenden Fantasiebilder zu finden und die Fantasie evtl. mit EMDR zu unterstützen.

> *Herr V. kam in Kontakt mit der Wut auf seine Mutter, die ihn nicht vor dem Vater geschützt hatte. Gewaltfantasien konnte er ihr gegenüber nicht zulassen; der Einfall, sie einzusperren, ließ ihn unzufrieden. Dann kam er auf die Idee, sie in eine Missbrauchsszene zum Zusehen zu schicken – das war für ihn genau das Richtige: Es bewirkte, dass sie nicht mehr wegsehen konnte und dementsprechend leiden musste.*

Bei schwer kontrollierbaren Durchbrüchen der Wut, solange Wutkinder noch nicht integrierbar sind, z. B. weil nicht klar ist, wo die enorme Wut herkommt, hat es sich als sinnvoll erwiesen, die *Erwachsene und die Kinder* durch Helfer zu unterstützen. Es sollte sich um verständnisvolle und liebevolle Wächter handeln, die die Vorzeichen des Wutausbruchs spüren können und sofort tätig werden, indem sie beispielsweise die beteiligten Kinder in den Arm nehmen und beruhigen, sodass die Erwachsene in der Lage ist, ihren Ärger dem Anlass angemessen auszudrücken oder sich erst einmal zurückzuziehen und später zu reagieren, sobald sie sich beruhigt hat.

Nach und nach kristallisiert sich dann eine erwachsene Form von Wut heraus, die vielleicht bei Traumatisierten stärker ist als bei nicht Betroffenen, die aber doch eine erwachsene Qualität hat: ein berechtigter Zorn darüber, dass diese Form der Ausbeutung durch sexuelle Misshandlung, weit überwiegend mit Mädchen und Frauen als Opfern, seit Jahrtausenden besteht, und noch immer viel zu wenig ernst genommen wird.

3.4.4 Selbstfürsorge und Abgrenzungsfähigkeit aufbauen

Ein inneres Zulassen von nach außen gerichteter Wut ist auch notwendig, um zu lernen, sich gegen andere abzugrenzen und sich zu gestatten, *sich selbst an erste Stelle zu setzen.* (Die einzige Ausnahme davon bilden eigene, reale Kinder, die vorgehen. Auch diesen sollte jedoch nicht gestattet werden, ihre Eltern auszubeuten.) Traumatisierte, denen dies noch schwer fällt, richten bei genauerem Hinsehen noch Aggression gegen sich selbst, indem sie beispielsweise das Täterintrojekt *»du bist egoistisch«* übernehmen. Um anhand konkreter Situationen zu lernen, sich auf konstruktive Weise gegen Grenzüberschreitungen zu verwehren und keine Grenzverletzungen zuzulassen, muss die Betroffene erst einmal erkennen können, was eine Grenzverletzung darstellt. Um sich dann gut abgrenzen zu können, sind sowohl EMDR zur Einstellungsveränderung als auch Brainspotting sehr nützlich, neben anderen hilfreichen Methoden.

Dasselbe gilt für den tiefer greifenden, nicht nur auf rationaler Einsicht basierenden Aufbau der Fähigkeit zur Selbstfürsorge. Hier müssen häufig zunächst Täterintrojekte umgewandelt werden (z. B. *»du hast es nicht verdient«*) oder innere Kinder gefunden und in Sicherheit gebracht werden, denen Anteile der Selbstfürsorglichkeit Angst machen (z. B. ein Kind, das denkt, Zuwendung von anderen anzunehmen, bedeute im nächsten Schritt, sich mit Missbrauch »einverstanden« zu erklären).

Eine häufige »Falle« sollte bei der Selbstfürsorglichkeit umgangen werden, nämlich die Annahme: *»Glücklich kann ich nur sein, wenn etwas Bestimmtes eintritt (… ich eine bessere Wohnung habe; ich einen Partner gefunden habe u. ä.).«* Die Traumatisierte sollte sich einerseits darum kümmern herauszufinden, was innerlich noch diesem ersehnten Glück entgegensteht, und sich andererseits fragen, was *im Moment* nötig ist, um sich *gut* zu fühlen. Vielleicht reicht es, ein wenig auszuruhen, etwas Spezielles zu essen, ein Telefonat mit einer netten, vertrauten Person zu führen oder das derzeitige Unglück der Freundin nicht zu nah an sich heran zu lassen.

Der Aufbau dauerhafter und kontinuierlicher Selbstfürsorglichkeit ist meist ein langwieriger, aber immer leichter fallender und Freude bereitender Prozess, der auch nach Beendigung der Therapie noch andauern sollte und immer wieder Aufmerksamkeit erfordert.

Das In-Sicherheit-Bringen von traumatisierten Kindanteilen ist ein starker Akt der Selbstfürsorge, dessen Wirkung auch auf das allgemeine Bestreben nach Selbstfürsorglichkeit übergreift, das durch die Ausstrahlung des positiven Kinderortes erleichtert wird.

4. Das Innere-Kinder-Retten (IKR)

In der Methode des Innere-Kinder–Rettens geht es darum, zunächst herauszufinden, welche durch Traumata völlig überforderten Kindanteile in der Lebensgeschichte innerlich abgespalten werden mussten, genau *diese* Kinder gefahrlos und ohne schmerzliche Retraumatisierung wieder »einzusammeln« und sie anschließend in die dem Bewusstsein zugängliche Psyche zu integrieren.

Die Methode eignet sich deshalb so gut für Traumatisierungen, weil die im Trauma dissoziierten Kindanteile sehr konkret und eindeutig identifizierbar und dadurch für das Gehirn erreichbar sind. In neurotischen Prozessen bilden sich natürlich auch innere Kind-Ich-Anteile (Ego-States); diese entstehen jedoch allmählich, durch Verdrängung über einen längeren Zeitraum, und es ist daher viel schwerer, *ein* erstes Kind auszumachen, das aus einer unguten Konstellation befreit werden kann und sollte. Außerdem sind diese Kindanteile ambivalent und möchten eher die Situation verändern, als dort herausgeholt zu werden. Dennoch ist es gelegentlich möglich, einen im Allgemeinen als neurotisch bezeichneten Kindanteil zu retten, denn im frühen Alter sind Kinder noch so sensibel, dass das erste Mal einer »kleineren« psychischen oder physischen Verletzung, z. B. der erste Schlag auf den Po oder die erste Ohrfeige, dennoch als traumatisch erlebt und daher emotional abgespalten wird.

Das Gehirn braucht ein konkretes inneres *Bild*, um eine Rettungsaktion wirkungsvoll vollziehen zu können. Häufig ist dies eine visuelle Erinnerung. Das ist jedoch nicht das Wichtige daran, sondern es ist notwendig, dass es sich um ein spezifisches, *konkretes* inneres Kind handelt, das nicht nur aus Erzählungen von damals Erwachsenen erschlossen werden kann, sondern selbst erinnert wird. Das kann beispielsweise auch die Erinnerungsspur daran sein, als Kind etwas Bestimmtes gefühlt oder auch gedacht zu haben. Es muss also eine *prägnante Gestalt* der Erinnerung sein, die vom Gehirn als »dieses und kein anderes« Kind unterschieden und identifiziert wird und dann in Sicherheit gebracht werden kann. Dadurch ist es nach und nach auch möglich, die strukturelle Dissoziation, also die Abspaltung relativ großer Persönlichkeitsanteile bei Komplextraumatisierung, aufzulösen. Denn auch diese Persönlichkeitsspaltung entsteht durch Dissoziation einzelner, konkreter Kinder, wobei bei ähnlichen Traumatisierungen eine Regression auf das erste Mal geschieht. Dieses erste Mal entspricht dem Kern eines neuronalen Netzwerkes, sodass immer nur dieser frühe, abgespaltene Anteil gerettet werden muss, und alle genügend ähnlichen assoziativ »mitkommen«.

Sobald Klarheit darüber besteht, welches Kind jeweils in Sicherheit gebracht werden soll, ist der nächste Schritt zu überlegen, was dieses Kind zu seiner Heilung braucht: Welche Art von Hilfe, d.h. welche – in jedem Fall idealen – Helfer und welche Umgebung.

Es ist günstig, sich *passende* Helfer auszudenken, aber – wie beim kleinen Prinzen mit dem Wunsch nach dem gemalten Schaf – wird die Schwierigkeit, diesbezüglich die richtige Entscheidung zu treffen, dadurch umgangen, dass der oder die Helfer als für das betreffende Kind per definitionem »ideal« imaginiert wird; so wie St. Exupéry das genau richtige Schaf *in der Kiste* malte, sodass von außen nur die Kiste zu sehen war: Dies wird von der Psyche problemlos als Auftrag akzeptiert und ausgeführt.

Sobald auch der perfekt abgesicherte Kinderort ausgedacht ist, können alle notwendigen und von der Betroffenen jeweils gewünschten Rettungsaktionen durchgeführt werden, wobei der Ort jeweils vorher *von innen* um den für das betreffende Kind nötigen Bereich erweitert wird.

Bei manchen Klientinnen sind es nur einige wichtige traumatisierte Anteile, die in Sicherheit gebracht werden sollen. Andere wollen die Methode sehr häufig in Anspruch nehmen und lernen, sie selbst durchzuführen, sodass in der zeitlich begrenzten Therapie die schlimmsten Traumatisierungen geheilt werden, aber auch geringfügigere, nicht verarbeitete »innere Schäden« später von der Betroffenen selbst behoben werden können, indem schon während der Therapie geübt wird, die Rettungsmethode selbst durchzuführen.

4.1 Das Identifizieren der zu rettenden Kindanteile

Dieser Abschnitt sollte von Betroffenen sehr vorsichtig gelesen werden, denn es geht um traumatisierte Kindanteile, und es könnte passieren, dass die hier beschriebenen Kinder zu den Innenkindern von Leserinnen »Kontakt herstellen«, und diese sich daraufhin mit Symptomen »melden«, weil sie – verständlicherweise – auch in Sicherheit gebracht werden möchten.

Beim Auffinden der Kindanteile, die Rettung benötigen, geht es darum, möglichst genau die Innenkinder zu finden, die in der Kindheit dissoziiert werden mussten. Diese Dissoziation geschah – wie immer in unserer höchst ökonomisch vorgehenden Psyche – so sparsam wie möglich, d.h., ein Kind trug so viel vom traumatischen Erlebnis, wie es ihm möglich war. Erst wenn es überfordert war, bildete sich ein neues. Diese Innenkinder sind absolut individuell, denn es hängt von sehr vielen Faktoren ab, wie viel ein Kind ertragen kann. Wenn es sehr überfordert ist, dissoziiert es oft zunächst emotional. Wenn das nicht ausreicht, »verlässt« es den Körper, beobachtet die Szene aber evtl. noch von Weitem. Wenn das, was gerade geschieht, *absolut* unerträglich ist, »geht« es ganz weg (völlige Abspaltung). Alle diese Abspaltungen geschehen m.E. nach Gestaltgesetzmäßigkeiten[6]: Es werden ganzheitliche, individuell sinnvolle Bedeutungszusammenhänge abgespalten, die dann in der Therapie wieder aufgefunden werden können. Daher ist es nicht nötig, jede Wahrnehmungseinzelheit zu wissen und separat zu integrieren. Das Auffinden der zu rettenden Kindanteile klingt schwieriger, als es ist, weil die Selbstheilungskraft dafür sorgt, dass diese Kinder sich »melden«, denn sie »wollen« gerettet werden, sobald sie realisiert haben,

6 Die Gestaltpsychologie hat Gesetzmäßigkeiten gefunden, die unserer Wahrnehmung zugrunde liegen, z.B. die Prägnanztendenz, das Gesetz der Ganzheit, das Figur-Hintergrund-Gesetz u.a. Hier ist vor allem das Gesetz der Wahrnehmung ganzheitlicher, sinnvoller Einheiten, sog. guter Gestalten, von Bedeutung.

dass das funktioniert. Es bedarf nur einiger Übung, den Innenkindern »zuzuhören« oder sie zu »sehen«, zu erkennen.

Die Anzahl und die Reihenfolge der zu rettenden Kinder ergibt sich organisch aus dem Therapieprozess. Sobald einer betroffenen Klientin die Methode beschrieben wurde, beginnen ihre traumatisierten inneren Kinder, oft bereits im ersten Therapievorgespräch, sich mit dem Gedanken anzufreunden, und machen sich meist von selbst bemerkbar: nach und nach, manchmal mehrere gleichzeitig, möglicherweise durch Symptome, weil sie anders nicht auf sich aufmerksam machen können. Die Therapeutin kann oft von außen besser erkennen, dass bestimmte Reaktionen im Alltag der Betroffenen nicht sehr erwachsen wirken und dann nach beteiligten Kindanteilen fragen. Oft spürt es aber die Betroffene selbst.

> *Die neue Klientin Frau K. war nach dem Vorgespräch und der Beschreibung der Methode von dieser bewusst angetan, hatte jedoch gleichzeitig erhebliche Zweifel an der Wirksamkeit in ihrem speziellen Fall, was bei komplex Traumatisierten nicht selten vorkommt: »Alle anderen ja, aber ich nicht …« Es ging ihr schlagartig so schlecht, dass sie ihre Psychiaterin aufsuchen musste. Sie konnte kaum noch schlafen und hatte andere Körpersymptome, sodass sie vorübergehend ihre Medikation erhöhen ließ. Dies klingt nach starker Überforderung. Ich denke jedoch, dass diese heftige Reaktion der Innenkinder in diesem Fall nötig war, um die starken Zweifel der Erwachsenen an der Möglichkeit und Wirksamkeit der Methode zu beheben: Es leuchtete ihr jetzt ein, dass es sich nicht um etwas völlig Wirkungsloses handeln konnte. Inzwischen hat sie einige Innenkinder erfolgreich in Sicherheit gebracht und ist wieder arbeitsfähig, was sie sich sehr gewünscht hatte.*

Zur Rettung eignen sich nur reale Kindanteile, also Erinnerungsbilder, nicht Traum- oder Fantasiekinder, es sei denn, diese entsprechen deutlich realen Kindern, was manchmal der Fall ist. Es kam schon vor, dass real gefühlte und vermutete Kinder sich als Fantasiegestalten in imaginierten Szenerien zeigten, weil die Erinnerung noch nicht ertragen werden konnte. Dann hat es wenig Sinn, diese Kinder in Sicherheit bringen zu lassen; das innere Kind sollte ermutigt werden, nach und nach zu zeigen, was wirklich passiert ist, damit die Rettung dann mit dem real leidenden Kind durchgeführt werden kann und so tatsächlich Wirkung zeigt. Dafür müssen manchmal Ängste der Erwachsenen und/oder der inneren Kinder vorher beseitigt werden. Eventuell kann auch die Betroffene gefragt werden, ob sie zu diesem vermuteten Kind schon einmal einen Helfer schicken möchte.

Zu rettende Innenkinder lassen sich auf verschiedene Arten finden:

- Wenn aus der Lebensgeschichte klar ersichtlich ist, dass Kindanteile traumatisiert wurden, z. B. bei frühen Trennungen, dem Tod von nahen Angehörigen, Krankenhausaufenthalten, Unfällen, schweren Verletzungen, sexueller Misshandlung etc., ist es für die Rettung wichtig, dass die Ereignisse nicht nur aus Erzählungen gewusst, sondern selbst erinnert werden (zu sehr frühen Erlebnissen s. Kap. 4.1.3). Gibt es viele oder sehr frühe traumatische Ereignisse, ist es meist nicht sinnvoll, die ganze Lebensgeschichte im Sinne einer Anamneseerhebung auf einmal anzusehen, da dies zu belastend ist und deshalb verschiedene Symptome wie z. B. verstärkte Dissoziation auslösen kann. Vielmehr sollten sich die Traumatisierungen nach und nach zeigen dürfen. Dies ist einer der Gründe, warum ich grundsätzlich zunächst eine Kurzzeittherapie beantrage, die keine vollständige Anamnese für den/die Gutachter(in) erfordert.
- In einer anderen Art des Auffindens kann die Klientin anhand unstimmiger Gefühle oder Überreaktionen in ihrem Alltag erkennen, dass in bestimmten Situationen, die für sie problematisch sind, nicht nur die Erwachsene reagiert, sondern Kindanteile beteiligt sind. Sie findet heraus, aus welchen Situationen aus Kindheit oder Jugend die betreffenden Gefühle und/oder Reaktionen ursprünglich stammen (z. B. mit Unterstützung der Therapeutin, in leichtem Hypnoid bei geschlossenen Augen: »Spüren Sie nach innen und gehen anhand des Gefühls in die Vergangenheit, so weit zurück, wie es Ihnen *von Weitem* möglich ist, bis Sie sehen können, woher Sie dieses Gefühl kennen«). Dies sind mit großer Wahrscheinlichkeit (gefühls-)abgespaltene Anteile, die Rettung gebrauchen können. Es ist oft sinnvoll, auf diese Art gefundene Innenkinder als Erste zu retten, da sie relativ bewusstseinsnah sind und meist noch nicht die schlimmsten Traumatisierungen direkt betreffen.

- Wenn in der Therapie Schritte zum Positiven unternommen werden sollen, z. B. die Selbstfürsorge oder innere Sicherheit bestärkt werden sollen, und dieser Vorgang eine Abwehrhaltung hervorruft, bringt eine Erforschung dieser Abwehr ebenfalls oft innere Kindanteile ans Tageslicht, die Rettung brauchen. Dabei handelt es sich häufig um Traumafolgekinder.
  Frau B. hatte Mühe, den sicheren Ort zu installieren. Es stellte sich heraus, dass der Grund dafür starke Schuldgefühle waren; an der Oberfläche handelte es sich darum, dass sie als Erwachsene ihre realen Kinder »im Stich gelassen« hatte (was so nicht stimmte), in der Tiefe, weil sie sich am Missbrauch durch den Großvater mitschuldig fühlte, da sie es vor der ersten sexuellen Misshandlung als Kind gern zugelassen hatte, dass er ihr den Rücken kraulte. Diesem Kind, das sich deswegen irrational schuldig fühlte, wurde versprochen, dass es in Sicherheit gebracht würde. Bereits durch dieses Versprechen, das natürlich später eingehalten wurde, löste sich der Widerstand gegen den sicheren Ort auf. (Als konkretes Vorgehen, um die Ursache des Schuldgefühls der Erwachsenen herauszufinden, empfiehlt sich die Intervention: »Ja, das empfinden Sie sicher so, aber erfahrungsgemäß kommen solch starke Barrieren gegen Positives von inneren Kindanteilen. Könnte es sein, dass auch ein Kind sich irrational schuldig fühlte?« Ihr fiel sofort das Rückenkraulen ein.)
- Auch PTBS-Symptome wie Panik, Essstörungen etc. gehen auf abgespaltene Kindanteile zurück, die gerettet werden sollten. Oft sind diese jedoch nicht leicht zu erkennen, denn die Kompromissbildung des Symptoms ist auch ein Schutz vor Überforderung der Psyche, ein Kompromiss zwischen der Traumatisierung, die sich zeigen will – dem EP –, und der unterschiedlich begründeten Angst der Erwachsenen davor – dem ANP. Daher sollte das Auffinden dieser Kindanteile vorsichtig vorbereitet werden: Es können Hypothesen dazu gebildet und sich allmählich an das Wahrhaben von abgespaltenen Traumatisierungen gewöhnt werden; es kann sich innerlich damit beschäftigt und auf entsprechende Träume geachtet werden etc. Sobald die Klientin bereit ist herauszufinden, was hinter einem Symptom steckt, ist es möglich, die modifizierte Beobachtermethode anzuwenden (s. Kap. 4.2). Mit am schwierigsten

sind Kindanteile zu entdecken, die in Somatisierungen »stecken«. Dahinter verbirgt sich so Bedrohliches, dass es sehr bewusstseinsfern »untergebracht« werden musste. Daher ist große Vorsicht bei der Auflösung vonnöten.

➢ Wenn von der Methode erstmalig erzählt wird, sobald ein Innenkind identifiziert oder nachdem eines gerettet ist, meldet sich oft »automatisch« ein nächstes oder auch mehrere.

Frau B., die den Missbrauch durch den Großvater ansatzweise erinnerte, geriet in einem Konflikt mit einer Nachbarin in so starke Ohnmachtsgefühle, dass ihr sofort klar war, dass das nicht die Erwachsene sein konnte. Es war ihr in der Therapiesitzung nicht möglich, mit bloßer Rückerinnerung zu erkennen, welches Kind dies war. Sie war einverstanden, die Beobachtermethode anzuwenden, und sie »sah« ein kleines Kind, das den Finger auf den Mund legte, also nichts sagen durfte. Sie versprach ihm Rettung, sobald möglich, und sah sofort ein nächstes Kind, das weinte. Sie konnte erkennen, genauer gesagt spüren, dass dies ein Kind war, das meinte, es nicht verdient zu haben, in Sicherheit zu kommen. Auch diesem wurde Rettung versprochen. Wir beendeten hier die Beobachtermethode, und es wurden in späteren Sitzungen erst diese Missbrauchsfolgekinder gerettet, bevor weitere Erinnerungen gesucht wurden.

➢ Eine weitere Möglichkeit ist, dass sich durch das Herstellen von mehr Sicherheit, äußerer wie innerer, bis dahin abgespaltene Kindanteile zeigen. Die Therapeutin sollte darauf also gefasst sein, sowohl nach dem Abbrechen von retraumatisierenden Kontakten als auch nach der Installierung des sicheren Ortes. Dies wirkt zunächst so, als würde die Entlastung durch die neu erworbene Sicherheit nicht lange anhalten. Tatsächlich ist es aber ein positives Zeichen: Innenkinder trauen sich erst durch diese größere Sicherheit, sich zu zeigen, was oft nur durch Symptome oder Negativgefühle möglich ist.

Frau H., bereits therapieerfahren, jedoch nicht traumaspezifisch, konnte bereits in der zweiten Therapiesitzung den sicheren Ort herstellen und sofort in Benutzung nehmen. Daraufhin hatte sie viermal hintereinander denselben ihr bis dahin nicht bekannten Albtraum: Sie sollte hingerichtet werden. Beim Erzählen in der nächsten Sitzung legte sie immer wieder unbewusst den Finger auf den Mund, was ich davor nicht beobachtet hatte. Als ich es ansprach, war ihr sofort klar, was der Albtraum bedeutete: Ein Kind in ihr fürchtete, als Strafe umgebracht zu werden, wenn sie hier in der Therapie erzählen würde, was passiert war, wofür sie es erst einmal erinnern müsste. Wir stellten die Hypothese auf, dass dieses Kind zu Recht diese Angst hatte. Manchen Missbrauchern ist auch Mord zuzutrauen, und zumindest hatte das Kind berechtigte Angst vor körperlicher Misshandlung. Allerdings reicht weder der Albtraum noch die Vermutung eines solchen Kindes aus, um es zu retten. Das Kind, das diese Angst hatte, muss konkret aufgefunden werden. Vorher kann der Albtraum jedoch in einen Tresor distanziert werden.

Es gibt einige Möglichkeiten, die Erinnerung zu ermutigen, wenn das von der Klientin gewünscht wird:

- Es können Kinderfotos aus der in Frage kommenden Zeit angesehen werden. Wenn relativ viele Fotos gemacht wurden, ist häufig der Wechsel von »vor dem ersten sexuellen Trauma« zu »danach« sehr deutlich an der Ausstrahlung, der Körperhaltung, den Gesichtsausdrücken zu sehen. Kinder, die einigermaßen gut versorgt sind, wirken auf Fotos meist entspannt und neutral bis fröhlich, traumatisierte hingegen sind immer angespannt, verschlossen, haben oft einen »bösen« Gesichtsausdruck oder wirken nicht richtig anwesend.
- Es kann ein Foto, das ein wahrscheinlich traumatisiertes Kind zeigt, eingesetzt werden, um beim Ansehen vorsichtig Kontakt zu diesem Kind aufzunehmen, evtl. auch vorsichtig in seine Haut zu schlüpfen und schnell wieder heraus. Diese Methode empfiehlt sich nur, wenn die Erwachsene es möchte und sich so weit entfernt von jeder Traumatisierung fühlt (die aber aus Anzeichen bereits stark vermutet wird), dass sie sich nicht vorstellen kann, dass es passiert sein könnte. In allen anderen Fällen ist diese Identifikation nicht nötig und die Retraumatisierungsgefahr groß.
- Wenn zu einem erahnten Kind schon einmal ein Helfer hingeschickt wird, traut es sich eventuell eher, sich deutlicher zu zeigen. Dies ist

auch eine der wenigen Möglichkeiten, dem Innenkind zu helfen, solange die Erwachsene es noch nicht fertigbringt, den Täterkontakt zu beenden.

- Es kann vor dem Einschlafen eine Autosuggestion angewendet werden, dass das gesuchte Kind sich im Traum zeigen möge.
- Manchmal ist direkt nach dem Aufwachen, noch im »Zwischenzustand«, der Zugang zu Innenkindern erleichtert.
- Nicht erinnerte, aber stark vermutete, traumatisierte Innenkinder können nach vorbereitender Beschäftigung mit dem Widerstand, also mit Ängsten und eventuellen Täterintrojekten, mittels der modifizierten Beobachtermethode ausfindig gemacht werden. Denn das Gehirn hat alles jemals bewusst Erlebte gespeichert.

Wenn die Traumatisierung eine Kindheitssituation ist, die es vermutlich mehrfach in ähnlicher Form gab, ist es wichtig, dass das früheste erinnerbare Kind identifiziert wird, da dieses mit dem zentralen Kern eines neuronalen Netzwerkes in Verbindung steht und alle späteren, ähnlichen mit diesem zusammen gerettet werden. Es ist dann also nicht nötig, jede einzelne Traumatisierung durch eine Rettungsaktion aufzulösen.

Welche Kinder abgespalten wurden, ist sehr individuell, aber es gibt einige Erfahrungswerte:

Es gibt innere Traumakinder, die traumatische Erlebnisse, begleitende Gefühle oder Gedanken tragen, und es gibt Trauma*folge*kinder, die weniger gravierend im aktuellen Erleben sind, dafür nachhaltig und langfristig wirksam in der Behinderung von Potenzialen der Persönlichkeit. Die Traumafolgekinder sind oft schwer zu identifizieren, da sie über lange Zeiträume bestehen. Wenn ein Traumafolgegefühl, z. B. Angst vor Ausgeliefertsein, sehr um sich gegriffen hat, und der Ursprung schwer aufzufinden ist, kann es effektiver sein, es wie ein Täterintrojekt zu behandeln (das es teilweise ja auch ist, z. B. *»du entkommst mir nicht«*) und mittels der Täterintrojektübung aufzulösen oder mit Ego-State-Therapie (s. Kap. 3.4.2) zu arbeiten.

Im oben geschilderten Beispiel von Frau H. hatten beide abgespaltenen Traumafolge-Kindanteile (»ich darf nichts sagen« und »ich habe Rettung nicht verdient, weil ich selbst schuld bin«) erheblichen

Einfluss auf den Alltag der Betroffenen. Durch die irrationalen Schuldgefühle hatte Frau H. große Mühe, selbstfürsorglich zu sein. Und auch das Kind, das nichts sagen durfte, erwuchs wie bei vielen sexuell Traumatisierten zu einer allgemeinen Schwierigkeit, sich in der Öffentlichkeit zu äußern, vor allem, wenn es galt, für sich selbst einzustehen oder sich verbal gegen Grenzüberschreitungen zu wehren.

Die Reihenfolge der zu rettenden Kinder ist sehr individuell und meist nicht chronologisch. Als erstes sollte möglichst nicht das am schlimmsten Traumatisierte genommen werden, aber diesem erklärt werden, dass um seine Qual gewusst und sie gewürdigt wird, dass es eigentlich als Erstes »dran« wäre, es aber besonders sorgfältig behandelt und daher erst Erfahrung mit der Methode gesammelt werden soll. Danach zeigt sich im Prozess, welche Kinder als Nächstes die ideale Sicherheit des sicheren Kinderortes brauchen.

Es gibt zwei grundsätzliche Situationen: Die Traumatisierung wird erinnert oder sie wird nicht erinnert. Letzteres wird dissoziative Amnesie genannt.

Im ersten Fall ist Vorsicht vonnöten, damit die emotionale Dissoziation durch die Identifizierung der Kindanteile nicht aufgehoben wird und dadurch emotionale Überflutung droht. Es gibt Betroffene, die geübt und völlig »cool« durch die Wirksamkeit der Gefühlsabspaltung über ihre Traumata berichten, sodass schnell und gefahrlos klar wird, welche Kinder in Sicherheit gebracht werden müssen: das erste erinnerbare jeder neuartigen Traumatisierung.

Bei anderen Betroffenen wird spürbar, dass angesprochene Kindanteile sofort emotional aktiviert werden, sozusagen »näher kommen«. Das kann dazu gut sein, das Mitgefühl der Erwachsenen mit sich selbst zu stärken, falls daran noch Mangel besteht. Wenn jedoch die Gefahr einer Retraumatisierung besteht, d.h., die Erwachsene zu »verschwinden« und die ganze Person in Traumagefühlen zu »versinken« droht, ist es sinnvoll, bei der Identifizierung Vorsichtsmaßnahmen zu ergreifen: Die Erwachsene geht an ihren sicheren Ort, während nur die innere Beobachterin in die Praxis kommt, die möglichst ohne Gefühl registriert, was ist bzw. war, und die ganz von Weitem oder, noch abgesicherter, anhand eines vorher hergestellten Films herausfinden kann, welches Kind genau zu retten ist (s. Kap. 4.2).

Diese Vorsichtsmaßnahme kann mit fortschreitender Therapie eher noch wichtiger werden als zu Beginn, wo die Kindanteile durch Dissoziation noch viel »weiter weg« waren und daher Retraumatisierung leichter zu vermeiden war. In solch einem Fall die Beobachtermethode anzuwenden, ist ein weiteres Beispiel für den großen Wert positiver Dissoziation.

> *Wie viel Angst das Auffinden der Kindanteile machen kann, ist z. B. an der Frage von Frau N. abzulesen, die im betreffenden Fall bereits wusste, worum es in der Szene ging: »Soll ich das Kind vor oder nach der Verletzung nehmen?« Nein, wir suchen natürlich nach dem Kind* in *der Verletzung, denn dieses ist es, das vor allem Hilfe braucht.*

Im zweiten, oben erwähnten Fall, bei dissoziativer Amnesie, wenn also keine direkte Erinnerung vorhanden ist, erahnt die Betroffene ein Kind, das sich indirekt zeigt, z. B. in symbolischen Albträumen, in Angstsymptomatik und in anderen Symptomen, die eine Ursache haben müssen und deren Inhalt oft auf die Art der Traumatisierung hinweist.

Als Erstes sollte in diesem Fall erforscht werden, warum die Erinnerung *nicht mehr* bzw. *noch nicht wieder* da ist, also nach Widerstand und Gefühlsbarrieren gesucht werden. Häufig finden sich auf diese Weise Kinder, die nichts sagen durften (und das einfachste Mittel, um sich nicht zu »verplappern«, ist, sich nicht zu erinnern). Oft sind es auch sehr frühe Kindanteile (nicht selten Säuglinge), die Todesangst bekommen, wenn *»die Mutter vom Missbrauch erfährt und deshalb auf das Kind (!) böse wird«.*

Oder aber die Erwachsene hat Angst, sich zu erinnern, vielleicht, weil sie sich dadurch selbst noch mehr abwerten würde, oder auch, weil sie befürchtet, dann Amok zu laufen. Es könnte auch die Veränderung durch das neue Wissen zu groß werden oder sie könnte sich selbst Vorwürfe machen. Oder innere Täterintrojekte sind noch der Meinung, sie dürfe nicht heilen, was immer auch eine positive Bremsfunktion hat, oder andere Hindernisse für die Erinnerung.

Die Erwachsene sollte bereit sein, den abgespaltenen Anteil von sich selbst liebevoll anzunehmen und ihm im Verhalten Vorrang zu geben, also beispielsweise noch vorhandenen Täterkontakt, der bis dahin nicht als solcher eingeschätzt werden konnte, zu beenden.

Betroffene spüren, wann sie bereit sind, nach den abgespaltenen Kindanteilen mittels der ihnen beschriebenen modifizierten Beobachtermethode zu suchen.

Es mag so klingen, als seien es immer sehr viele Kindanteile, die in Sicherheit gebracht werden müssten. Bei Betroffenen, die die Methode mögen und lernen, sie selbst anzuwenden, könnten es tatsächlich viele sein. Warum auch nicht: Nichts daran ist schädlich, und eine Rettungsaktion dauert im Allgemeinen, bei einiger Übung und mit der entsprechenden Vorbereitung – Helfer ausdenken und sicheren Kinderort entsprechend verändern – nicht länger als eine Viertelstunde. Durch viele Rettungsaktionen erweitert sich der innere, sichere Kinderort, was sich sehr positiv anfühlt. Es gibt aber auch Betroffene, die die Methode als so große Herausforderung empfinden, dass sie sie nicht oft anwenden möchten, schon gar nicht allein. Auch dann ist das In-Sicherheit-Bringen einzelner schwerwiegender Innenkinder von großem Vorteil.

Frau O., eine aktive, eigentlich lebenszugewandte Frau, hatte immer wieder Einbrüche von plötzlicher Suizidalität, die sie auch nach einem längeren psychosomatischen Klinikaufenthalt kaum unter Kontrolle bekam. Aus der Analyse der Auslöser schlossen wir, dass es sich um das wenige Wochen alte Neugeborene in ihr handeln musste, das seine Mutter verloren hatte: Diese ging mit dem älteren Bruder weg, ließ sie bei der Großmutter und tauchte nie wieder auf. Es brauchte etwas Überzeugungskraft, Frau O. zur Rettung dieses verlassenen Babys zu bewegen. Sie war dazu erst bereit, nachdem eine innere Achtjährige erfolgreich in Sicherheit gebracht war, die versehentlich den dreijährigen Cousin aus der Schaukel geschubst hatte, der sich dabei ein Bein brach, wofür sie heftige Vorwürfe von der Tante gemacht bekam. Die Baby-Rettungsaktion war mit einiger Angst verbunden. Frau O. überzeugte sich nur einmal kurz, dass das Neugeborene im Arm der Idealmama am sicheren Kinderort angekommen war, und sah später nicht wieder hin. Sie brachte auch keine weiteren Kinder in Sicherheit, obwohl es einige noch ganz gut hätten gebrauchen können. Dennoch ist sie seitdem, seit zwei Jahren, nicht wieder suizidal geworden.

Zu einigen Arten von Innenkindern möchte ich detaillierte Erfahrungen beschreiben: Zu den schwer sexuell Traumatisierten, zu den Wutkindern, zu den sehr früh Betroffenen, zu den völlig Abgespaltenen und zu den erwachsenen Traumatisierten.

4.1.1 Schwer sexuell Traumatisierte

Oft zeigt sich in Fällen schwerer sexueller Traumatisierung, vor allem bei nicht mehr bewusster Traumatisierung, zuerst ein Missbrauchsfolgekind, das z.B. große Angst vor erneuter Traumatisierung hat. Ein solches Innenkind verursacht große Beeinträchtigungen des Erwachsenenalltags, Ängste und Überangepasstheit. Oder es erscheint ein völlig desolates, einsames Kind *nach* dem Trauma, eines, das sich nicht traut, darüber zu sprechen oder eines, das sich irrational schuldig fühlt, sich schämt usw.

Frau I. sah auf der Suche nach dem vermuteten Missbrauchskind zunächst eines, das sich sehr gequält fühlte und allein hinter der Garage des Elternhauses mit Erde spielte.

Diese(s) Missbrauchsfolgekind(er) sollte(n) in Sicherheit gebracht werden. Das erleichtert die Erinnerung an den eigentlichen Missbrauch, da zwischen einander nahestehenden »Innenkindern« neuronale Vernetzungen bestehen, die eine positive Seite der Traumabrücken sind.

In schweren, sexuellen Traumatisierungen werden beim ersten Mal fast immer mehrere Kindanteile abgespalten. Manchmal wird die zeitliche Abfolge in einzelne Kinder aufgeteilt, die jeweils einen Abschnitt »tragen«. Oft gibt es eine Aufteilung nach beteiligten, unerträglichen Gefühlen: (Todes-)Angst, Ohnmacht, Schmerz, Hass, Ekel, Trauer und andere. Manchmal gibt es eine Kombination von beiden Arten der Aufteilung. Oft finden sich nach und nach noch sehr versteckte Kindanteile im Trauma oder als Traumafolge, sehr häufig ein Kind, das sich selbst aus verschiedenen Gründen als (mit-)schuldig an der

Traumatisierung empfindet, etwa, weil es auch Lustempfinden bei der sexuellen Stimulierung hatte oder weil es zu Recht spürt, dass es etwas an sich hatte, das attraktiv für Pädophile ist, was es fälschlicherweise als Schuld interpretiert.

Auch die inneren Kinder mit diesen oder ähnlichen falschen Überzeugungen gilt es, in einer konkreten Situation aufzufinden. Es reicht nicht zu wissen, dass es so gewesen sein muss, weil die Erwachsene an einer entsprechenden Symptomatik leidet, z.B. an einer Abwehr der Sexualität mit einem diffusen Scham- und Schuldgefühl, sondern es muss herausgefunden werden, wann und wo *das Kind* sich so gefühlt hat. Das Gehirn braucht die konkrete Erinnerung, denn *abstrakte* innere Kinder gibt es nicht, folglich ist auch die Rettungsmethode erst möglich, wenn ein konkretes Kind zu finden ist.

Es sollte auch auf die Kindanteile ein starkes Augenmerk gelegt werden, die von der Mutter oder anderen Erwachsenen im Stich gelassen wurden, sodass die Traumatisierungen überhaupt möglich wurden. Diese Anteile sind oft noch stärker abgespalten als diejenigen, die den aktiven Täter betreffen, haben aber ebenso verheerende Auswirkungen: Es kann kein wirkliches Vertrauen mehr zu irgendeinem Menschen entwickelt werden, die Wahrnehmung wird verdreht und die Werteorientierung geht verloren oder wird stark verunsichert.

Vor allem, wenn die Traumata stets nachts stattfanden, gibt es den nicht ganz seltenen Fall einer inneren Aufspaltung (strukturellen Dissoziation) in ein »Tagkind«, für das alles »in Ordnung« ist (der ANP), und ein zunächst nicht bewusst zugängliches »Nachtkind« (der EP), das das Trauma trägt und sich nur später indirekt in Symptomen zeigt.

Das schlimmste Erlebnis bei sexueller Traumatisierung ist stets das erste Mal einer bestimmten Traumatisierungsart, weshalb dieses erste Mal sehr häufig völlig aus der Erinnerung dissoziiert wird.

Besonders vorsichtig muss mit der Erinnerung umgegangen werden, wenn Penetration stattgefunden hat, sei es oral, genital oder anal. Dabei entsteht beim ersten Mal m.E. immer – meist separat abgespaltene – Todesangst, weil die körperliche Integrität bedroht und/oder verletzt ist. Meiner Erfahrung nach gibt es bei Penetration auch stets einen völlig und dauerhaft abgespaltenen Anteil, der von sich aus keine Anstalten mehr macht zurückzukehren (s. Kap. 4.1.4). Die dabei entstandene

Wut entspricht dem, was Levine »Killerwut« nennt (s. Kap. 4.1.2, »Die Wutkinder«).

Zu den durch Missbrauch entstandenen falschen Überzeugungen können völlig abgespaltene gehören, wie *»ich bin jetzt die Frau des Missbrauchers«* oder *»ich bekomme ein Kind von ihm«* (als z. B. Fünfjährige). Es ist nicht schwer, sich vorzustellen, welch starke Veränderung der Psyche initiiert wird, wenn es gelingt, solche Anteile aufzuspüren und zu integrieren, wodurch sich die falsche Überzeugung auflöst.

4.1.2 Wutkinder

Es ist sinnvoll, zwischen der berechtigten Wut der heutigen Erwachsenen, die sich mit alter Wut aus den Traumata mischt, und inneren Wutkindern zu unterscheiden. Erstere sollte im therapeutischen Setting direkt zum Ausdruck gebracht werden können, z. B. durch Schreien, Treten und Schlagen – günstig ist es, im Therapieraum einen Schaumstoffklotz dafür zu haben –, aber auch zu Hause, im Wald, im stehenden Auto und an anderen Orten – dies stets mit der Auflage, sich selbst oder anderen nicht wehzutun. Erwachsenenwut kann auch in Wutfantasien ausgedrückt werden, die sich auf Täter sowie Mittäterinnen beziehen und ohne jegliche »moralische« Einschränkung sind: also auch sehr sadistische (Tötungs-)Fantasien sollten als (in der Fantasie) angemessen zugelassen werden. Günstig ist es, dazu individuelle innere Wutbilder zu finden.

Frau B. ging in der Vorstellung auf den Friedhof, wo der Großvater liegt, grub die Urne aus und warf sie gegen die Wand.

Wutfantasien können evtl. mittels EMDR oder Brainspotting unterstützt werden, dabei ist jedoch Vorsicht geboten, falls Traumata »hochkommen«. Dies ist eher für sehr selbsterfahrene Traumatisierte geeignet, sodass Retraumatisierung vermieden werden kann.

Sehr wirkungsvoll ist auch der kreative Ausdruck: Wutbilder malen. Dabei ist natürlich nicht der künstlerische Wert wichtig, sondern der Ausdruck. Gleiches gilt für das Aus-sich-Herausschreiben von Wut oder andere symbolische Ausdrucksformen.

Frau H. berichtete mit großer Befriedigung, dass sie das passende Wort »Drecksau« ganz neu entdeckt habe. Sie sprach es so dezidiert aus, dass die konzentrierte Wut darin deutlich spürbar wurde.

Die Wut*kinder* dagegen sollten am sicheren Kinderort Bereiche bekommen, wo sie ihre Wut kindgerecht und sowohl ungefährdet wie auch ungefährlich auslassen können (s. Kap. 4.3). Das Kind soll dort nicht den Täter zerstören, aus zwei Gründen: Erstens können Kinder nicht wie Erwachsene klar zwischen Fantasie und Realität unterscheiden; deshalb würden sie leicht Schuldgefühle bekommen, wenn sie den Täter zerstören.

Zweitens – und das ist noch wichtiger – sollen am sicheren Kinderort auf keinen Fall Täter auftauchen, allenfalls Fotos von ihnen, auf denen z. B. herumgetrampelt werden kann. Die Zerstörung von Gegenständen ist dagegen kein Problem.

Betroffene sollten immer genau auf die Art achten, *wie* die Kinder ihre Wut ausdrücken wollen: Innenkinder, die enorme, hilflose Wut auf die nicht wahrhaben wollende, nicht schützende Mutter haben, brauchen oft Möglichkeiten, »Krach zu schlagen«.

4.1.3 Sehr frühe Kindanteile

Es sind oft sehr kleine Kinder, Säuglinge oder Kleinkinder zu integrieren, die aus Berichten der Bezugspersonen erschließbar sind. Mittels der Beobachtermethode haben manche Klientinnen jedoch auch sehr frühe Erinnerungen aus dem ersten oder zweiten Lebensjahr ins Bewusstsein holen können – das Gehirn hat jedes bewusste Erlebnis gespeichert. Hier ist es nicht unbedingt nötig, ein erschlossenes oder erspürtes Kind zu erinnern (vermutlich, weil im ersten Lebensjahr noch keine feste Ich-Struktur besteht und daher auch keine Abspaltung im eigentlichen Sinn stattfinden konnte), die Rettungsaktionen gelingen dennoch.

Wenn Therapeutin und Klientin es sich zutrauen, ist es mit sorgfältiger Vorbereitung auch möglich, intrauterine oder perinatale Traumata durch die Rettungsmethode zu integrieren.

Oft zeigen sich solche frühen Kinder körperlich.

Frau Q., die an Morbus Crohn leidet, hatte bereits einige sehr überforderte Kinder in Sicherheit gebracht, zu früh alleingelassene und mit Leistungsdruck malträtierte. Dennoch blieb eine existenzielle, frühe Angst in ihr, die z. B. bewirkte, dass bei der, fast zu erwartenden, ersten Ablehnung ihres Rentenantrages die Entzündungswerte so in die Höhe schnellten, dass erneut hohe Cortisongaben nötig waren. Wir eruierten ein Baby während der Geburt, das die berechtigte Todesangst der Mutter aufgenommen hatte – und während ihrer Erzählung stellten sich, von ihr unbemerkt, ihre Füße wie bei einem Fötus oder Neugeborenen nach innen, sie schienen fast kleiner zu werden. Die Mutter hatte während der Geburt starke Krämpfe bekommen.

Diese frühen Kindanteile brauchen natürlich besonders sorgfältig und liebevoll ausgedachte Umgebungen am sicheren Kinderort.

Frau R. ließ ein wenige Tage altes Baby retten, das aus dem Schlaf gerissen und eilig durch Granatenhagel in den Straßen von Berlin zum Bunker getragen wurde. Es wurde in der Rettungsaktion von einem großen Vogel in ein weiches Nest auf der Kinderinsel gebracht, mit Decken, Kissen und Federn, wurde gestillt, schlief selig ein und rührte die Erwachsene (und ein wenig auch die Therapeutin) zu Tränen.

4.1.4 Die völlig Abgespaltenen

Es dauerte Jahre, bis ich diese Kindanteile in Klientinnen überhaupt entdeckte. Inzwischen bin ich mir sicher, dass sie in allen Schwersttraumatisierungen entstehen, wenn die Qual und der Todeswunsch übermächtig wurden.

Sie melden sich nie von selbst und machen auch nicht auf sich aufmerksam wie alle übrigen, sobald diese realisieren, dass Rettung möglich ist und die Erwachsene für sie bereit ist. Erst wenn die Erwachsene sie vermutet und dadurch »anspricht«, zeigen sie sich vorsichtig, meist durch Nicht-anwesend-Gefühle von Depersonalisation. Es ist zu vermuten, dass es bei allen Klientinnen mit starkem Depersonalisationssymptom ein oder mehrere völlig abgespaltene Anteile gibt, die in diesem Symptom sehr indirekt doch versuchen, auf sich aufmerksam zu machen. Sie sind so daran gewöhnt, »weg« zu sein und sich darin *gar* nicht – also auch nicht schlecht – zu fühlen, dass sie kein offenkundiges Bestreben mehr, sondern sogar große Angst davor haben, diesen Zustand zu ändern. Sie müssen eingeladen und überzeugt werden, dass sie willkommen sind, dass sich selbst zu empfinden möglich ist und sogar ein erfreuliches Gefühl sein kann.

Erst im Jahr 2008 machte ich die Entdeckung dieser ganz Abgespaltenen, daher gibt es noch nicht viel Erfahrung mit ihrer Rettung. Bei den wenigen Malen war es für die Betroffenen ein sehr sanftes, auf eher stille Weise beglückendes Erlebnis, dessen starke Wirkung sich erst allmählich entfaltet.

Solange sie noch nicht integriert sind, haben diese völlig Abgespaltenen auf sehr unauffällige Weise eine doch beträchtliche, die Therapie hemmende Wirkung, da sie quasi nicht daran teilnehmen, oder nur von ganz Weitem beobachten. Sie hegen große Bedenken gegen jede Veränderung. Deshalb ist es günstig, sie so früh wie möglich zu integrieren.

Als Frau C., die vermutlich noch einige nicht bewusste Traumatisierungen neben den vielen bewussten in sich trägt, und deren Hauptsymptome chronifizierte Somatisierungen und Schmerzen sind, mit einem völlig abgespaltenen Anteil in Kontakt kam, äußerte ich meine Vermutung, dass dieser »weit weg« ist, nichts empfindet und bei sich denkt: »Lass die Kahn doch quatschen.« Sie musste lachen und gestand, dass sie am selben Morgen ein »Kind« in sich hatte sagen hören: »Ob das überhaupt alles stimmt.«

4.1.5 Traumatisierte Erwachsene

Erwachsene Traumatisierte lassen sich nach dem gleichen Prinzip in Sicherheit bringen. Häufig besteht der Wunsch, vor allem der bereits geretteten Kinder am sicheren Kinderort, dass die erwachsenen Traumatisierten einen eigenen sicheren Ort bekommen sollen; zumindest sollten sie einen deutlich abgegrenzten Bereich am sicheren Kinderort haben.

Während der Rettungsaktion ist besonders sorgsam auf die positive Dissoziation zu achten, weil diese Traumatisierten der heutigen Erwachsenen zeitlich näher sind und daher die Gefahr des »Reinrutschens« noch größer ist.

4.2 Die modifizierte Beobachtermethode bei dissoziativer Amnesie

Wenn etwas völlig aus der Bewusstseinsfähigkeit entfernt wurde, war es offensichtlich sehr bedrohlich, und entsprechend große Angst besteht vor der Wiederkehr des Dissoziierten. Die positive Dissoziation durch eine innere Beobachterin nach Luise Reddemann ermöglicht eine emotionale Distanz, die jedoch zur Aufhebung von dissoziativer Amnesie meist nicht ausreicht. Um diese dennoch zu ermöglichen, habe ich eine Fülle von Sicherheitsvorkehrungen eingebaut, sodass die relativ angstfreie, neutrale Beobachtung sehr erleichtert wird. Selbst sehr stark abgespaltene Erinnerungen können auf diese Weise nach und nach vom Bewusstsein erreicht werden.

Zumindest die bedrohlichsten Traumatisierungen, also oft das erste Mal eines bestimmten Traumas, werden fast immer von der Erinnerung abgespalten. Die Erwachsene hat dann das unbestimmte Gefühl, dass noch etwas Wichtiges in ihrem Lebenskontinuum fehlt. Manchmal zeigt es sich in verschlüsselter Form in Träumen oder kann als Hypothese aus spezifischer Symptomatik gebildet werden, aber die Betroffene hat keinen bewussten Zugang dazu, so sehr sie sich auch darum bemühen mag. Ihr sollte geraten werden, diese vergeblichen Versuche zu lassen, die nur frustrieren und entmutigen.

Folgendes kann in solch einem Fall unternommen werden: Wenn ein traumatisiertes Kind erahnt wird, können schon einmal Helfer zu ihm geschickt werden, damit es spürt, dass tatsächlich Hilfe naht. Manchmal wird es dadurch auch bereits ermutigt, sich in Erinnerungen zu zeigen, oft zunächst durch szenische Erinnerungsfetzen.

Die Widerstände gegen und die Ängste vor dem Erinnern sollten bearbeitet werden. Dabei kann es sich um Ängste der Erwachsenen vor überbordenden Gefühlen handeln, wie etwa Schmerz oder Aggression. Täterintrojekte könnten Vorbehalte gegen das Erinnern haben oder das betreffende Kind könnte Angst haben, dass es durch die Erwachsene nicht akzeptiert oder gar abgewertet würde. Die Erwachsene könnte auch Angst vor notwendigen Konsequenzen in ihrem Leben haben oder vor dem Verlust von inneren, Halt gebenden Illusionen bzw. überhaupt vor Neuem oder anderen Überforderungen. Oder aber andere Innenkinder bekommen Angst, z.B. eines, dem Schlimmes angedroht wurde, sollte es etwas preisgeben.

Wichtig ist es, dass die noch nicht erinnerten, abgespaltenen Kindanteile als die schwächsten Glieder der Persönlichkeit mit ihren Bedürfnissen Vorrang bekommen, dass also die Erwachsene nichts tun wird, was für diese Innenkinder schädlich wäre. Wenn all diese Voraussetzungen geklärt sind und die Erwachsene dazu bereit ist herauszufinden, was wirklich damals geschehen ist, kann dafür die modifizierte Beobachtermethode eingesetzt werden, die viele Absicherungen enthält: Eine professionelle Beobachterin, einen ideal abgesicherten Aussichtsort, mehrere ideale, wachsame Helfer, Abstand und eine weitere Schutzschicht zum Traumafilm, ein »Hochsicherheitslabor«, wie ein Klient es nannte.

Manche Klientinnen möchten in dieser Phase der Therapie, also kurz vor der Bewusstwerdung abgespaltener Erinnerungen, am liebsten Hypnose ohne Bewusstheit anwenden, was vielleicht bei entsprechender Bereitschaft und nicht mehr gegebenem (Mit-)Täterkontakt auch funktionieren könnte, aber wohl nicht zu einer Integration in das Bewusstsein führt. Das Innere-Kinder-Retten, also die bewusste Integration des Abgespaltenen, ist nur möglich, wenn die Betroffene selbst, die heutige Erwachsene, die Erinnerung wiedergewonnen hat, was dann auch einen besseren Bezug zu sich selbst herstellt. Wenn vorher die Ängste und Widerstände gegen das Erinnern bearbeitet wurden, gelingt mit der modifizierten Beobachtermethode in erstaunlich großem Ausmaß nach und nach das Wiedergewinnen von verloren geglaubter Erinnerung.

Im folgenden Abschnitt wird das konkrete Vorgehen beschrieben, eine Zusammenfassung davon findet sich in Anhang 3.

4.2.1 Phase 1: Herstellen des Traumafilms

Zunächst wird ein imaginierter Film hergestellt, auf dem sich das Gesuchte mit Sicherheit befindet, um es in verträglicher Dosierung allmählich herauszufinden. Die Klientin entscheidet, welche Filme von der Beobachterin hergestellt werden sollen, z.B. ein Film, der alle jemals erlebten sexuellen Traumata enthält, ein Film mit allen Verratssituationen, ein weiterer mit allen anderen Traumata, oder ein Film, der eine bestimmte schädigende Person betrifft, einen traumatisierenden Krankheitsverlauf, der nicht mehr in allen Teilen erinnerbar ist o.Ä., je nach Biografie. Auch die Herstellung des Traumafilms geschieht am besten, d.h. am sichersten durch die innere Beobachterin, während alle fühlenden Anteile am sicheren Ort für die Erwachsene sind. Die Beobachterin wählt, wie bereits unter »Containments« (3.3.1) beschrieben, ein konkretes Medium, also DVD, Filmspule etc. und stellt einen Film her, der das Gesuchte enthält. Sie wählt ein Anfangsbild und ein Endbild, die beide positive, mindestens jedoch neutrale Erinnerungsbilder, eindeutig vor und nach den Traumata, sein sollten. Dazwischen befinden sich die nicht erinnerten Traumatisierungen, je nachdem, wie vorher beschlossen wurde, die Thematik dieses Films zu gestalten. Die Traumata werden jedoch noch nicht angesehen, sondern der Film wird in einen Tresor gelegt, der gut verschlossen wird. Dieses Vorgehen ist bereits recht früh in der Traumatherapie möglich.

4.2.2 Phase 2: Dosiertes Ansehen

Das Ansehen des Films geschieht gut dosiert in späteren Sitzungen, sobald die Betroffene sich stabil genug dafür fühlt und auf jeden Fall kein (Mit-)Täterkontakt mehr besteht. Es sollte nicht vor einer Therapiepause stattfinden, damit ein evtl. aufgefundenes Traumakind möglichst in einer nächsten Sitzung in Sicherheit gebracht werden kann.

Wenn es sich um schwerwiegende Traumata handelt, können zum Schutz vor Traumabrücken per Vorstellung zwischen einzelne Traumatisierungen positive, beruhigende Bilder »eingebaut« werden: das Meer, Blumenwiesen etc. Zum Ansehen des Films geht die Erwachsene wieder an ihren sicheren Ort und schickt nur die Beobachterin in die Praxis. Manche Klientinnen bestimmen ihr Alter und geben ihr einen Namen. Auf jeden Fall sollte sie eine »Berufs«-Rolle bekommen, um die Situation künstlicher zu gestalten (Detektivin, Göttin, Forscherin, Roboterin, Wissenschaftlerin, Menschenrechtsbeauftragte ...). Sie gestaltet sich einen Aussichtsplatz, der am günstigsten in einer gewissen Höhe liegt und der ebenso wie die sicheren Orte ideal abgesichert wird. Dort bekommt die Beobachterin ideale Helfer: Erfahrungsgemäß ist es gut, jemanden zu haben, der Kraft gibt, das Gesehene zu ertragen, und einen Helfer mit Wächterfunktion, um gut auf die Dosierung aufzupassen. Dieser soll sofort stoppen, wenn etwas zu viel zu werden droht. Diese Funktion muss manchmal von der Therapeutin mit übernommen werden. Manche denken sich noch einen Helfer aus, der die Beobachterin mit allem eventuell Nötigen versorgt. Gegenüber dem Aussichtsort wird hinter einer zweiten Schutzschicht ein Ort mit dem Tresor, der die Traumafilme enthält , und Monitor oder Leinwand installiert. Dort legt dann ein weiterer Helfer, ein Filmvorführer, den Film ein. Manchen hilft es, eine vorher ausgedachte, positive Kognition wie ein Laufband unterhalb des Films laufen zu lassen. Wenn schon klar ist, wonach man suchen will, kann man vorher an alle anderen Innenkinder die Botschaft »schicken«, dass sie sich noch gedulden mögen. – Sobald alles bereit ist, sieht die Beobachterin (bei Schwersttraumata evtl. die Beobachterin der Beobachterin) mittels ihrer Fernbedienung mit allen möglichen Modifizierungsfunktionen in Zeitlupe und gut dosiert so lange den Film an, bis es erst einmal genug ist; das kann schon nach einem Bild der Fall sein. Oft werden zunächst Erinnerungsbilder gesehen, die vor oder nach dem Missbrauch liegen, aber eindeutig darauf hinweisen, wodurch die Erwachsene die Möglichkeit hat, sich dosiert an den Gedanken zu gewöhnen. Sobald das Gesehene der Beobachterin bzw. der Wächterin genügt oder die Therapeutin findet, dass es erst einmal reicht, werden die Szenerien aufgelöst und dem/n entdeckten Innenkind(ern) Rettungsversprechen gegeben, die baldmöglichst eingelöst werden. Die Beobachterin verbindet sich am sicheren Ort wieder mit dem Rest der Erwachsenen, die zurück in die Praxis kommt und meist erstaunt ist über das Erfahrene, oft natürlich auch entsetzt, aber doch meist gefasst, da durch die Absicherungen die Erinnerung tatsächlich auf dem »alten Film« blieb und also Retraumatisierung vermieden werden konnte.

4.3 Der sichere Kinderort

Es ist sehr wichtig, dass der sichere Ort für die aufgefundenen und zu rettenden Kindanteile ein vom Ort der heutigen Erwachsenen verschiedener ist. Das hat zwei wesentliche Gründe: Wenn Kinder mit der Erwachsenen am selben Ort wären, hätten sie keine idealen Verhältnisse mehr, da die Erwachsene viele Anteile hat, und auch teils berechtigterweise behält, die nicht positiv sind, sondern sehr gemischt mit Aggression, Ängsten, Zweifeln und anderen Negativitäten. Sehr traumatisierte und abgespaltene Kindanteile würden bei der Aussicht auf eine solche Umgebung gar nicht »mitkommen«. Umgekehrt hätte die Erwachsene, wenn traumatisierte Kinder an *ihren* sicheren Ort kämen, kein »eigenes« Domizil mehr, wo sie sich völlig frei von jedem Druck fühlen kann. Sie würde sich zwangsläufig für ihre Kindanteile zuständig und verantwortlich fühlen und meinen, sich um sie »kümmern« zu müssen. Durch die idealen Helfer am sicheren Kinderort ist dies nicht notwendig.

Für die Heilung von traumatisierten Kindanteilen sind ideale Verhältnisse nötig, denn wenn diese »Kinder« auch nur die geringste negative Erfahrung befürchten müssen, bleiben sie lieber in ihrer Abspaltung. Dort befinden sie sich vor Negativerlebnissen in Sicherheit. Der Ort, der ihnen als besser angeboten wird, muss also absolut sicher *und* richtig schön sein und bleiben, damit er anziehend genug ist.

Die Sicherheit sollte, ebenso wie beim sicheren Ort der Erwachsenen, auf doppelte Weise hergestellt werden: als (schöne) Grenze für das Auge und dahinter als ideale Absicherung für den Verstand eine Schutzschicht, die evtl. unsichtbar sein kann, aber alle physikalischen Gesetze übersteigt. Für Kinder sollte auch die sichtbare Grenze deutlich Schutz vermitteln.

Der Ort, *der sich beim Ausdenken zunächst leer vorgestellt wird*, soll so schön wie möglich und kindgerecht sein. Manchmal »kommt« das Kind beim Ausdenken sofort »mit«. Dennoch sollte die Rettungsaktion auf jeden Fall sorgfältig mit der positiven Dissoziation durchgeführt werden, denn *dieses* spontane Kind ist lediglich der (wiederum dissoziierte) *Teil* des traumatisierten Kindes, der sich das – sozusagen auf einem Kundschafterposten – traut. Der eigentliche, traumatisierte Gefühlsanteil würde sich der noch tastend imaginierenden, meist unsicheren Erwachsenen niemals anvertrauen.

Für jedes zu rettende Kind wird ein Platz am sicheren Kinderort vorbereitet – *innerhalb* desselben, entsprechend erweiterten Ortes, sodass die Schutzschicht auch hier den Platz umgibt. Das Kind braucht einen eigenen Lebensraum und einen Schlafplatz, der natürlich auch im Freien sein kann, denn dort ist es bei den meisten Klientinnen immer warm. Das Kind kann sich seinen Platz, sobald es dort ist, nach eigenen Wünschen weiter ausgestalten, wobei ihm der/die Helfer alles Nötige sofort zur Verfügung stellt/stellen.

Schwer Traumatisierten fällt es anfangs schwer, sich einen solchen Ort vorzustellen; sie brauchen ein paar Anregungen, was Kinder im entsprechenden Alter meist mögen, auch Ermutigung, sich von inneren Einschränkungen, z.B. finanzieller Art, zu befreien. Hilfreich können manchmal auch schöne Bilder im Praxisraum sein. Klar muss sein, dass am Kinderort alles per Vorstellung herstellbar ist, keine Arbeit vonnöten ist, natürlich aber alle Möglichkeiten zur Kreativität vorhanden sind, wenn der Wunsch dazu besteht.

Mit jedem neu zu rettenden Kind verändert sich der Ort etwas, indem er von innen, und damit auch die Schutzschicht, erweitert wird. Und es sollte deutlich sein, wie er umstrukturiert wird, um neue Bereiche aufzunehmen.

Anfangs muss die Therapeutin aufpassen, dass sich keine Traumaassoziationen einschleichen. Das passiert nicht selten, da der Ort von der Erwachsenen erdacht wird, die noch traumatisierte Anteile und Täterintrojekte in sich trägt. Bei sexuell Traumatisierten ist häufig bei Betten Vorsicht geboten, oft werden lieber Hängematten oder dergleichen genommen. Alle Einfälle, zu denen zwiespältige Gefühle auftauchen, müssen vorsichtshalber so lange verändert werden, bis das Gefühl eindeutig positiv ist.

Wutkinder brauchen unbedingt einen Bereich, in dem sie ihre Wut auf ungefährliche Weise austoben können. Meist ist es günstig, für diese einen doppelten Lebensbereich zu haben: Im einen Teil gibt es die Möglichkeit, Wut auf altersgerechte Weise auszudrücken, ohne sich selbst oder andere zu verletzen. Im anderen Bereich lässt das Kind es sich gut gehen, wenn gerade keine Wut da ist, es kann aber jederzeit zum Wüten zurück.

Wichtig ist in diesem Fall auch ein Helfer, der kompetent im Umgang mit enormer Wut ist. Bei sexuellem Missbrauch ist sie bekanntlich im wahrsten Sinne mörderisch.

Bei sehr schwer körperlich verletzten Kindern oder seelisch so schwer verletzten, dass sie die Helligkeit und Schönheit des sicheren Kinderortes noch nicht aushalten, ist es günstig, sie zunächst in einen speziell geschützten Bereich innerhalb des sicheren Kinderortes oder in den heilsamen Zwischenbereich (s. Kap. 4.4) bringen zu lassen, der ihren Bedürfnissen angepasst ist; natürlich auch mit Helfern, die das Kind, sobald es ihm besser geht, in seinen eigentlichen Bereich bringen, wo es bleiben kann.

Für Kinder, die unbedingt schon gerettet werden wollen, bei denen aber unklar ist, was sie erlebt haben, ist ein Extrabereich (s. Kap. 4.4) notwendig.

Wenn viele Kinder gerettet werden, sollte für einen oder mehrere Bereiche gesorgt werden, wo sie miteinander spielen können, wenn sie möchten: Spielplätze, Gärten, Strände – der positiven Fantasie sind keine Grenzen gesetzt.

4.4 Der heilsame Zwischenbereich

Bei manchen Klientinnen ist es trotz starker Motivation sehr schwer, die Erinnerung an sexuellen Missbrauch, der aufgrund bestimmter Anzeichen stark zu vermuten ist, zurückzubekommen. Um den betroffenen, sich sehr gequält fühlenden Kindanteilen schon einmal helfen zu können, bevor sie eindeutig erkannt und dauerhaft gerettet werden können, habe ich in einigen Fällen (auch bei DIS) einen ideal abgesicherten Zwischenbereich einrichten lassen, wo diese Kinder vorübergehend »untergebracht« werden können und von Helfern Unterstützung bekommen.

> *Die erste Klientin, bei der ich dies versuchte, Frau Z., machte dazu eine äußerst wichtige Beobachtung und entwickelte eine sinnvolle Verfahrensweise: Sie fand heraus, dass es in diesem Zwischenbereich im Gegensatz zum eigentlichen sicheren Kinderort sehr wichtig ist, die dort untergebrachten Kindanteile mit* jeweils *sie umgebenden*

Schutzschichten klar voneinander getrennt zu halten, damit sie sich nicht gegenseitig kontaminieren. Sie tragen das Trauma zwangsläufig noch »bei sich«, denn es konnte noch nicht überwunden und hinter sich gelassen werden wie bei den übrigen Rettungsaktionen, da es nicht bekannt ist.

Diese Vorsichtsmaßnahme sollte beherzigt und die inneren Gefahren nicht unterschätzt werden. Mittels der modifizierten Beobachtermethode sollte möglichst herausgefunden werden, was diese Kinder erlebt haben, um sie dann zum endgültigen Verbleib an den sicheren Kinderort bringen lassen zu können.

Frau Z. fand z.B. ein Kind, das sich »völlig auflöste«, und wollte dieses unbedingt in Sicherheit bringen, obwohl nicht klar war, was der Grund für seinen Zustand war. Sie ließ es von Helfern – die Erwachsene war zu diesem Zeitpunkt natürlich an ihrem sicheren Ort – in den heilsamen Zwischenbereich bringen, wo es von goldenen Netzen umgeben wurde, die seine Teile wieder »einfingen«.

Auch hier sollten Helfer das Kind holen, während die Erwachsene an ihrem sicheren Ort ist. Natürlich sollen sie nur das Kind abholen und auf keinen Fall Täter mitnehmen, auch wenn das Trauma noch »bei« dem Kind ist, da es nicht wirklich abgetrennt werden kann, solange es nicht bewusst ist.

Herr HH. bemerkte beim Ausdenken des heilsamen Zwischenbereichs für einen schwer traumatisierten Fünfjährigen, dass es ihm viel schwerer fiel als bei den anderen Kindern, Positives zu imaginieren. Die Schutzschicht sah zunächst wie eine giftige Wolke aus, dann wie eine dicke Eisschicht, dann wie ein Blitzgewitter und schließlich wie ein sonnendurchflutetes Blätterdach, womit er zufrieden war. Um sich von der Ankunft des Jungen zu überzeugen, beschloss er, den inneren Beobachter zu schicken und selbst am sicheren Ort zu bleiben.

Dies ist eine sehr gute Idee und sollte als Vorsichtsmaßnahme übernommen werden, wenn es um den heilsamen Zwischenbereich geht, da zwangsläufig das Kind das Trauma mitgebracht hat, und die Erwachsene dem nicht nahe kommen sollte.

4.5 Die idealen Helfer

Die idealen Helfer sind – wie die Erwachsene weiß, auch wenn sie es in positiver Dissoziation oft nicht mehr so erlebt – Anteile ihrer selbst, Bilder für ihre konzentrierte und völlig unbeeinträchtigte Selbstheilungskraft. Dies ist wichtig, weil es bedeutet, dass sie sich bei der Rettungsaktion nicht auf irgendjemand Fremdes verlassen muss, oder ihre Kindanteile an jemanden »abgeben« muss.

Die Helfer entlasten die Erwachsene und übernehmen für die inneren Kinder auf ideale Weise alles, was die Erwachsene sich nicht zutraut, oder wovon sie sich überfordert und überanstrengt fühlen würde: die Kinder aus ihrem Leid zu befreien und sie danach zu beschützen, zu versorgen, zu unterstützen und zu fördern – ihnen also all das zu geben, was sie damals idealerweise gebraucht hätten und was ihnen auch der »wohlmeinendste« reale Erwachsene nicht geben könnte. Um das Grauen zu heilen, braucht es das eindeutig Gute als Gegengewicht.

Damit nicht die Gefahr besteht, dass die Erwachsene beim Ausdenken der Helfer für ein bestimmtes Innenkind diesem so nahe kommt, dass sie von seinem Trauma kontaminiert wird, sind zwei Vorsichtsmaßnahmen günstig: Nicht die Erwachsene, sondern die innere Beobachterin denkt sich die Helfer aus, und sie tut dies vom sicheren Kinderort aus, der vorher für dieses Kind vorbereitet wurde. Die Beobachterin fragt sich also, was für Helfer das Kind, sobald es gerettet ist, an diesem Kinderort brauchen wird.

Die Helfer sollen für jedes Kind spezifisch ausgedacht werden, aber drei Eigenschaften sind ihnen allen gemeinsam: Sie sind völlig selbstlos nur auf das Wohl des Kindes bezogen, was sie froh und zufrieden macht; sie sind liebevoll fürsorglich; und sie sind ideal einfühlsam, denn Kinder können oft nicht so gut wahrnehmen oder ausdrücken, was sie brauchen. Und hier soll es *nur* nach den jeweiligen Bedürfnissen des Kindes gehen.

Es ist natürlich nicht verkehrt, wenn der Erwachsenen klar ist, welche spezifischen Eigenschaften der oder die Helfer für ein bestimmtes Kind haben sollte(n). Aber auch dann sollte hinzugefügt werden: »Der Helfer soll ideal sein für *dieses* Kind.« Das Unbewusste kann diese Formulierung der Autosuggestion leicht dechiffrieren und umsetzen.

Durch diese allgemeine Formulierung ist es auch möglich, dass die Helfer unterschiedliche Botschaften an das Kind übermitteln und ihr Verhalten mit dessen Heilung weiterentwickeln.

> *Frau CC. hatte ein Missbrauchsfolgekind retten lassen, das große Angst hatte, dass wieder etwas Ähnliches passieren könnte. Der Helfer vermittelte ihm zunächst, dass seine Wahrnehmung richtig war, dass das Geschehene großes Unrecht war. Das war für dieses Kind sehr wichtig. Dann beruhigte er seine Angst und versicherte ihm, dass ihm nie wieder ein Unrecht passieren würde, was sofort zu einer großen Entspannung der chronisch angespannten Schultern der Erwachsenen führte.*

Es ist gleich, ob die Helfer für jedes Kind äußerlich dieselben sind (Feen, Engel oder beliebig andere) oder unterschiedliche. Es geht hier nicht um Kreativität, sondern um Effektivität. Wichtig ist, dass die Helfer ideal sind, deshalb sollten auch Helfergestalten, die durch Bücher, Filme, Mythologie etc. angeregt sind, immer noch idealisiert werden.

Jedes gerettete Kind hat eigene Helfer, die es nie wieder hergeben oder teilen muss. Wenn ein anderes Kind einen ähnlichen Helfer braucht, wird er eben geklont, sodass es problemlos mehrere Herkulesse oder Pippi Langstrumpfs geben kann, oder es gibt ideale Zwillingsschwestern und -brüder der Helfer.

Manche Betroffene nehmen für die Rettung immer den- oder dieselben Helfer und zum Verbleib am sicheren Kinderort andere; die meisten lassen Rettung und Versorgung durch dieselben wahrnehmen; manche haben für jedes Kind eine ganze Schar Helfer, von denen einer oder einige die Rettung durchführen – das bleibt im Belieben des Einzelnen und muss vor der Rettungsaktion geklärt werden.

Beliebte Helfer sind Helden aus Kinderliteratur oder -filmen – Pippi, Michel, Karlsson, Pumuckl, Flipper, Fuchur, Winnetou etc. –, Helden aus Science-Fiction – Superman und -girl, Star-Wars-Figuren, X-Men, die Unglaublichen, Gargoils, Helden aus der Scheibenwelt etc. –, Helden aus der Mythologie – Herkules, Amazonen, griechische Götter etc. –, aus Märchen – Feen, Zauberer, gute Hexen etc. –, Figuren aus der Bibel – Jesus, Maria, Christophorus, Engel etc. –, idealisierte sprechende Tiere; idealisierte menschliche Figuren (keine lebenden oder gestorbenen), manchmal auch ideale Eltern, doch dieser Begriff ist bei sexuell Traumatisierten sehr belastet und sollte daher für Helfer nicht verwendet werden. Die Therapeutin muss die Helfer nicht alle kennen, wichtig ist, dass die Klientin sie als eindeutig hilfreich empfindet. Falls Helfer aggressive Züge haben, werden sie so verändert, dass sie *nur* schützen.

Die Helfer sollen nie reale Menschen sein, zum einen, weil sie dann nicht ideal gedacht werden können, zum anderen, weil keine Vermischung der Welten stattfinden soll, der physischen und der Vorstellungswelt. Vermischung von Ebenen ist für sexuell Traumatisierte wegen der Vermischung der Generationen grundsätzlich triggernd. Wenn den Betroffenen als Vorbilder für Helfer Menschen aus ihrem Leben einfallen, sollten deren positive Eigenschaften genommen und durch weitere bis zum Ideal ergänzt werden; außerdem sollten sie auch äußerlich verändert werden.

4.6 Das Innere-Kinder-Retten – Die Rettungsaktion

Im Vorfeld der Rettungsaktion (s. auch Anhang 4), die in fünf Schritten erfolgt, müssen verschiedene Punkte beachtet werden. Sobald ein Innenkind identifiziert ist und ein Rettungsversprechen bekommen hat, ist es dadurch zwar beruhigt, aber dennoch aktiviert, und sollte möglichst nicht allzu viel später in Sicherheit gebracht werden. Außerdem muss den Klientinnen vor der Rettungsaktion der genaue Ablauf beschrieben und erklärt werden, dass das wichtigste Ziel dabei ist, das Kind zunächst *ohne* (bewusste) Beteiligung der Erwachsenen retten zu lassen. Das geschieht aus zwei wichtigen Gründen:

Zum einen soll die Erwachsene vor einer Retraumatisierung geschützt werden, die schlimmer als ein spontaner Flashback sein kann. Der Helfer hat den Auftrag, das Kind zu *holen*, d.h., er geht in ganz direkten Kontakt mit dem Trauma, also auch mit allen Empfindungen, die dieses Kind trägt, die der Erwachsenen aber nicht zugemutet werden dürfen.

Zum anderen – und das ist für den Erfolg der Rettungsaktion noch wichtiger – kann sich das Kind idealen Helfern leicht anvertrauen und es wird nur froh sein, dass es endlich gefunden und aus dem Trauma befreit wird. Würde sich jedoch die Erwachsene mit ihren Ängsten,

Aggressionen und Zweifeln einmischen, könnte es passieren, dass das Kind sich teilweise irritiert wieder zurückzieht (dissoziiert) und also nur zu einem Teil »mitkäme«.

4.6.1 Schritt 1: Sicheren Ort aufsuchen

Als erstes geht die Erwachsene an *ihren* sicheren Ort.

Die Therapeutin beginnt mit dem EMDR durch Tapping (leichtes bipolares Klopfen auf die Knie), damit die Klientin, wenn sie möchte, die Augen schließen und dadurch leichter imaginieren kann. Klientinnen, die Berührung nicht vertragen, werden von der Therapeutin angeleitet, es selbst zu machen – am leichtesten mit Tapping auf die Oberschenkel oder »Butterfly Hug« (mit gekreuzten Armen auf die Oberarme tappen). Es sollte dabei das langsame, parasympathische, beruhigende EMDR verwendet werden. Dieses EMDR mit Fokussierung auf den sicheren Ort verstärkt einerseits die beruhigende Wirkung des Ortes und gibt andererseits Halt und Struktur. Es kann jedoch bei Schwierigkeiten damit (z. B. übermäßig aktivierender Wirkung) oder Unkenntnis der Methode auch weggelassen werden.

4.6.2 Schritt 2: Helfer beauftragen

Als Nächstes gibt die Erwachsene *vom sicheren Ort aus* den vorher dafür bestimmten Helfern den Auftrag, das Kind an den sicheren Kinderort zu bringen.

Das Erteilen des Auftrags kann geschehen, indem die Helfer an den sicheren Ort geholt werden oder auch einfach gedanklich kontaktiert werden. Der Auftrag kann laut oder leise ausgesprochen werden, z. B.: »Holt bitte das Kind aus seinem Leid heraus, bringt es an den sicheren Kinderort und gebt Bescheid, wenn ihr angekommen seid.« Wichtig ist, dabei zu vermeiden, die traumatische Situation noch einmal zu beschreiben; die Betroffene sollte nur von »diesem Kind« sprechen – um welches es geht, wissen die Helfer, denn sie wurden speziell für dieses ausgedacht –, oder auch von »der Dreijährigen«, oder sie kann ein harmloses Stichwort verwenden.

Denn durch eine Beschreibung der Traumaszene könnte die Erwachsene getriggert werden – es kam dabei zum Beispiel vor, dass sich der sichere Ort der Erwachsenen bei der Beschreibung verdunkelte.

4.6.3 Schritt 3: Helfer retten das Kind – die Erwachsene bleibt an ihrem sicheren Ort

Die Helfer (oder ein einzelner) machen sich nun auf den Weg zu dem Kind, das gerettet werden soll, während die Erwachsene an ihrem sicheren Ort *bleibt*. Die Therapeutin sollte darauf achten, nur positive Sprachformulierungen zu benutzen, um nicht den sprichwörtlichen rosa Elefanten zu aktivieren (Aufforderungen wie »sehen Sie *nicht* hinterher« oder »sehen Sie *keinen* rosa Elefanten« bewirken bekanntlich das Gegenteil).

Das Wichtigste in dieser Phase ist, die *Erwachsene* am sicheren Ort darin zu unterstützen, dort *kontinuierlich* zu bleiben, bis die Helfer mit dem Kind am sicheren Kinderort angekommen sind. Da viele immer an derselben Stelle an ihrem sicheren Ort auf den Erfolg der Rettungsaktion warten, benötigen sie etwas, das ihre Aufmerksamkeit beschäftigt. Am besten ist es, wenn sie dort etwas Bewegtes beobachten können, z. B. das Glitzern der Sonne auf dem Meer oder Wölkchen mit verschiedenen »Bildern« darin, spielende Tiere, oder etwas zu essen und zu trinken haben etc. Viele Klientinnen lenken sich gern ab mit Aktivitäten an ihrem sicheren Ort, auf die sie gerade Lust haben. Dadurch ergeben sich oft Erweiterungen dieses Ortes, die ihn noch schöner und attraktiver für die Erwachsene machen. Wenn es schwierig ist, dort zu bleiben, können auch ideale Helfer speziell für diese Aufgabe aktiviert werden. Geht es um Rettung aus einer Extremtraumatisierung, darf die Erwachsene keine Sekunde von der Therapeutin »allein gelassen« werden. Diese sollte durch Nachfragen ständigen Kontakt halten. Das Einfachste ist es, sich den Strom der Wahrnehmung berichten zu lassen (»was ist jetzt?«).

Wenn es Assoziationen zu anderen Erwachsenensituationen gibt, können diese begleitet und dann wieder an den sicheren Ort zurückgeführt werden. Manche Klientinnen erinnerten sich z. B. an Reisen, die sie unternommen haben, oder Bücher, die sie gelesen haben. Die Hauptsache ist, dass die Erwachsene davon abgehalten wird, den Helfern bei ihrer

Rettungsarbeit zuzusehen, weil dies zu Retraumatisierung führen würde. Der sichere Ort für die Erwachsene bietet jedoch eindeutig den günstigsten, weil am meisten beruhigenden Aufenthaltsort für die Erwachsene während der Rettungsaktionen. Eventuell muss gegenüber der Klientin noch einmal betont werden, dass die Helfer Teil der Erwachsenen sind, sie also nicht wirklich die Rettung »anderen« überlässt und dass die Helfer ideal sind, ihre Aufgabe also ganz leicht erfüllen können und es nur noch ein wenig Geduld erfordert, bis die Aktion gelungen ist.

In Ausnahmefällen, wenn der sichere Ort noch nicht lange ertragen wird, obwohl kein Täterkontakt mehr besteht, habe ich die Erwachsene dort sein lassen, solange es ging, dann die Augen öffnen lassen und die Praxis als sicheren Ort genommen, bis der eigentliche Ort wieder möglich war. Das Wichtigste ist, dass die Erwachsene nicht den in Sicherheit bringenden Helfern hinterhersieht. Das muss Klientinnen immer wieder gesagt werden, sie »vergessen« es, weil die Versuchung, hinterherzusehen, groß ist.

Die Erwachsene sollte auch nicht hinsehen, wenn der Helfer mit dem Kind *auf dem Weg* ist, was nicht ganz so schlimm ist, aber auch beeinträchtigen kann. Sie sollte *nur* in Sicherheit bleiben, erst an *ihrem* sicheren Ort, dann an dem der Kinder.

Es ist wahrscheinlich, dass sie in dieser Warteposition nicht völlig entspannt sein kann, aber es sollte ihr auf jeden Fall nicht schlecht gehen – eine gute Gelegenheit, um die Fähigkeit zur Wahrnehmung der eigenen Bedürfnisse und deren Umsetzung, die am sicheren Ort ideal möglich ist, mit Unterstützung der Therapeutin zu festigen.

4.6.4 Schritt 4: Kontaktaufnahme zwischen Erwachsener und Kind

Das Kind ist jetzt mit seinen Helfern am sicheren Kinderort angekommen und die Erwachsene überzeugt sich von seiner Rettung.

Es ist sinnvoll, bei der Auftragserteilung die Helfer darum zu bitten, ein Zeichen zu geben, wenn sie angekommen sind; die Erwachsene sollte dennoch nicht irritiert sein, falls sie es nicht »bekommt« – das liegt an der gut funktionierenden positiven Dissoziation. Oft haben Klientinnen nach einigen Minuten den Impuls nachzusehen oder die innere Frage, ob das

Kind schon angekommen ist. Wenn dies nicht passiert, die Therapeutin aber denkt, es könnte schon angekommen sein, sollte sie die Klientin einfach am sicheren Kinderort nachsehen lassen. Schlimmstenfalls ist der vorgesehene Platz noch leer, und die Klientin muss sich noch etwas gedulden, entweder wieder an *ihrem* sicheren Ort oder am Kinderort, wie sie möchte. Oft stellt sich kurz vor der Ankunft ein unruhiges Gefühl ein oder sogar leichte Körpersymptomatik, was bedeutet, dass es nicht mehr lange dauern kann, bis sie da sind und die Klientin hinsehen kann.

Wenn der/die Helfer mit dem Kind angekommen ist/sind, schaut die Erwachsene von Weitem oder Nahem hin, um sich von der Rettung zu überzeugen, und ist oft überrascht von dem, was sie sieht. Bei leichteren Traumata oder Traumafolgekindern sind diese sofort so glücklich über ihre neue Umgebung und Begleitung, und vor allem über die ideale Sicherheit, die sie im Gegensatz zur Erwachsenen völlig problemlos annehmen, dass sie sich sofort lebensfroh ans Spielen oder Toben oder das Erkunden der Umgebung machen.

> *Frau H.: »Ich wollte es erst nicht glauben, dass das mein inneres Kind ist, weil es ihm so gut geht, aber als ich die Zöpfe sah, wusste ich, sie ist es.«*

Manchmal beginnt bereits spontan weitere Integration, indem die Erwachsene zeitweise dieses Kind *wird*, dem es jetzt sofort gut geht. Das kann z.B. bei Babys, die gestillt werden, eine ziemlich ungewöhnliche und beglückende Erfahrung sein, aus der die Erwachsene sich dann wieder lösen sollte.

Schwerer traumatisierte Innenkinder sind meist noch erschöpft nach der Rettung und wollen sich zunächst nur erholen, entweder an einem sehr ruhigen Ort in beschützender Begleitung oder im Arm einer Helferin. Bei einem solchen Kind ist es besser, es einfach ausruhen zu lassen und sich nur von Weitem von seiner Rettung zu überzeugen.

4.6.5 Schritt 5: Abschluss der Rettungsaktion

Im letzten Schritt wird die Rettungsaktion beendet. Dem Kind geht es gut, die Erwachsene ist beglückt durch die gelungene Rettung, von deren Erfolg sie sich vergewissert hat, und erholt sich danach entweder noch etwas an ihrem sicheren Ort oder kehrt mit Beendigung des EMDR in die Praxis zurück.

Auch wenn die Aktion sich in keiner Phase anstrengend oder unangenehm angefühlt hat, sollte doch nicht unterschätzt werden, welche enorme psychische Leistung hier vollbracht wurde: die Aufhebung des Abwehrmechanismus der Dissoziation und die Integration eines Trauma- oder Traumafolgekindanteils, der über Jahre, oft Jahrzehnte abgespalten war. Es verwundert daher gar nicht, dass etliche Betroffene sich danach zu Hause hinlegen und einige Stunden schlafen.

4.7 Integration

Sobald ein ursprünglich traumatisiertes Kind in idealer Begleitung am sicheren Kinderort angekommen ist, ist der wichtigste Schritt zu seiner Integration bereits getan. Die Erwachsene kann jetzt und sollte es mindestens ein Mal *erleben*, dass es ihr keinerlei Mühe macht – im Gegensatz zu *vor* der Rettung –, dieses Kind zu sehen; dass keine Panik mehr aufkommt, keine Retraumatisierung erfolgt, da sie nur mit dem *Kind*, nicht aber mit dem *Trauma* in Berührung ist. Das Trauma konnte am Ort des traumatischen Geschehens zurückgelassen werden, während das durch die rettende, positive Dissoziation körperlich und seelisch unversehrte Kind vom Trauma abgelöst und in Sicherheit gebracht wurde. Seine weitere Assimilierung ist jetzt ungestört möglich, weil keine Dissoziation zur Erwachsenen mehr besteht. Die Integration kann bewusst geschehen, durch Beschäftigung mit diesem Kind, wenn gewünscht auch durch Einfühlung, Identifikation mit ihm, die dann wieder aufgehoben wird. Dies beschleunigt möglicherweise den Prozess. Wenn dies eine Überforderung wäre – Betroffene spüren das – kann die Assimilation auch (großenteils) unbewusst geschehen, denn sie ist in jedem Fall nur emotional nötig, nicht unbedingt durch bewusste Imagination. Vom inneren Bild her bleibt das Kind an diesem sicheren Kinderort, damit das Versprechen erfüllt wird, dass es nie wieder ein Leid erfährt.

Es sollte evtl. nach einer gewissen Zeit noch einmal überprüft werden, ob dort alles in Ordnung ist. Selten, aber doch gelegentlich kommt es vor, dass das Kind zwar sicher ist, aber sich noch nicht völlig wohl fühlt. Gerettete Traumakinder sind oft längere Zeit in einer Regenerierungsphase, bleiben passiv und erholen sich. Wenn sich das gut anfühlt, können sie einfach zufrieden gelassen werden. Es kann bis zu ein paar Monaten dauern, bis sie allmählich »aufwachen«. Wenn jedoch die Erwachsene beim Nachsehen am Kinderort feststellt, dass ein Kind sich nicht wohl fühlt, weil ihm etwas fehlt, weswegen sie vermutlich den Impuls spürte, dort nachzusehen, dann sollte dies unbedingt herausgefunden und ihm gegeben werden. Meist hat es damit zu tun, dass ein ausgedachter Helfer mit seinem Spektrum an Eigenschaften etwas Gewünschtes nicht geben kann; beispielsweise gibt es dort eine sehr fürsorgliche Helferin, aber das Kind möchte außerdem mit Gleichaltrigen spielen oder hätte gern ein Tier. Dann müssen ihm ideale Freundinnen etc. besorgt werden.

Die Auswirkungen der Rettungsaktionen sind vielfältig:

Die Symptome, die mit einem Kind verbunden waren, d. h., in denen es sich zu zeigen versuchte, sind nicht mehr nötig und fallen weg. Der Betroffenen fällt oft erst später auf, dass sie beispielsweise eine bestimmte Angst oder ein anderes irrationales Negativgefühl schon länger nicht mehr hatte. Manchmal sind positive Auswirkungen aber erstaunlich konkret und sofort spürbar, oft sogar mit veränderten Körperempfindungen, z. B. chronische Verspannungen, die sich gelöst haben.

Frau I. hatte seit Wochen den Impuls, ihre wunderschönen, langen, lockigen Haare abzuschneiden. Ich hatte das deutliche Gefühl, dass in diesem Fall ein Kindanteil mit einer Bedeutung dahinter steckte, die vor dem Handeln verstanden werden sollte. Die Motivation schien mir bei ihr eine völlig andere zu sein als bei den vielen Frauen, deren Impuls, sich die Haare kurz schneiden zu lassen, den nur zu unterstützenden Wunsch beinhaltet, brave Mädchenhaftigkeit abzulegen und wehrhafter zu werden. Nach einigem Suchen wurde herausgefunden, dass es sich dabei um eine innere Neunjährige handelte, deren hüftlanges Haar durch einen defekten Fernseher in eine Steckdose gezogen worden war und verschmorte. Die Erinnerung war zwar eigentlich vorhanden, aber so gefühlsdissoziiert, dass die Klientin zunächst nicht den Zusammenhang erkannte, dass sich in ihrem Impuls diese Kleine zeigte, die sich in Sicherheit bringen wollte, indem sie die Haare abschnitt. Nachdem diese an den sicheren Kinderort gerettet war, konnte die Erwachsene sich wieder an ihrem schönen, langen Haar erfreuen.

Sehr häufig empfinden Betroffene bewusst, dass ein innerer Anteil erst nach der Rettung wieder »dazu gehört«. Es werden Formulierungen benutzt wie: *»Wo vorher eine Lücke war, ist es jetzt angenehm ausgefüllt.«*

Frau L., die ein sehr wichtiges Kind in Sicherheit hatte bringen lassen – es hatte mit zwei Jahren den Vater »verloren«, der in den Krieg musste und den sie erst mit zwölf Jahren wieder sah – beschrieb, dass sie seit der Rettung dieser Zweijährigen in sich ein ganz neues, dauerhaft positives Gefühl habe, wie eine innere Wärmequelle.

Manchmal setzen sich nach der Rettung innere Prozesse durch die Helfer fort.

Frau W. hatte ein Traumafolgekind gerettet, das große Angst vor allen Menschen hatte. Es hielt die Hand des Helferengels ganz fest, und dieser machte spontan mit dem Kind sozusagen eine ideale, systematische Desensibilisierung: Er ging mit dem Kind immer so nah an »Menschen« heran (ideale natürlich, wir befinden uns am sicheren Kinderort), wie es ihm keine Angst machte, hielt sofort an, sobald Angst nicht aufkam, sondern hätte aufkommen können, *ging ein kleines Stück zurück mit dem Kind, bis es sich wieder nähern wollte (denn es wollte ja eigentlich die Nähe von Menschen) und so fort. Die Erwachsene sah nur ein Weilchen zu, denn sie wusste, dass dieser Prozess noch eine ganze Weile dauern würde, hatte aber die Gewissheit, dass er erfolgreich sein würde.*

So schön es sein kann, das gerettete Kind zu beobachten, so froh und entlastet fühlt sich doch die Erwachsene, dass sie für das Kind nicht verantwortlich ist, sondern es in der idealen Obhut der Helfer lassen kann, *»die ihre Sache besser machen, als ich es je könnte«*, wie eine Klientin (Frau DD.) sagte.

Wie viel, wie nah, wie häufig, wie lange die Erwachsene sich mit den Innenkindern am sicheren Kinderort beschäftigt, ist sehr unterschiedlich, und sollte ganz nach dem Bedürfnis der Betroffenen geschehen.

Meiner Erfahrung nach macht es für die Heilung keinen Unterschied, ob die weitere Integration und Assimilation bewusst durch häufiges Imaginieren der geretteten Kinder geschieht oder unbewusst. Manche Klientinnen, die als Kinder eher überfordert wurden, evtl. auch mit kleineren Geschwistern, empfinden es als fast lästige Verpflichtung, zu dem Ort hinzuschauen.

Frau Q., die dazu neigt, sich selbst unter Druck zu setzen, fand es nicht günstig, öfter hinzusehen. Sie machte jedoch die Erfahrung, dass nach einer Weile eine positive, gefühlsmäßige Wirkung der Rettung von selbst ankam, wenn sie sich in Ruhe ließ.

Andere erfreuen sich enorm an den schönen Szenerien, die in der sicheren Kinderwelt entstehen, und daran, wie gut es den Innenkindern dort geht. Es reicht ihnen jedoch meist, sie dort zu beobachten; sie haben nicht das Bedürfnis, in ihrem äußeren Erwachsenenleben für diese Kinder Sorge zu tragen, ihnen etwa Kuscheltiere oder Kinderbücher zu kaufen. Solche Impulse treten eher in einer früheren Phase gelegentlich auf, wenn bestimmte traumatisierte Innenkinder innerlich näher kommen, erahnt werden, aber noch nicht erkannt sind. Nach deren Identifikation und Rettung reicht ihnen die imaginative (und daher bestmögliche) Erfüllung ihrer Bedürfnisse vollkommen.

Frau A., die eine Zeitlang intensiven Kontakt zu ihren geretteten Innenkindern pflegte, ohne sich für sie verantwortlich zu fühlen, was sie sehr entlastend fand, berichtete, dass ihr der Bezug zu diesen Kindern im Kontakt mit anderen Menschen helfe, sie besser zu verstehen und nachsichtiger mit ihnen zu sein.

Je mehr der Kontakt zur inneren Kinderwelt bewusst aufgenommen wird, umso sinnvoller ist es, diesen Ort ein wenig zu gestalten, z.B. Bereiche einzurichten, wo die Kinder, wenn sie möchten, miteinander spielen können: Spielplätze, Gärten, Strände, Kreativräume und dgl.

Dennoch ist es nicht nötig, vielleicht sogar besser, es zu unterlassen, einen genauen Überblick über einzelne, gerettete Kinder zu behalten. Wenn dies viele sind, ist das ohnehin nicht möglich. Meist ergibt es sich jedoch von allein, dass Kinder aus ähnlichen Erfahrungen oder Altersstufen in gegenseitige Nähe gebracht werden. Es genügt dann, die Bereiche ungefähr im Auge zu haben und bei Bedarf fokussieren zu können. So hat das Unbewusste die Möglichkeit, zusammengehörige Kinder in eins verschmelzen zu lassen, ähnlich wie in der Therapie mit DIS-Klientinnen in der Integrationsphase. Vermutlich sind das einerseits integrative Weiterentwicklungen zu größeren Kind-Ego-States, zum anderen wohl auch Korrekturen durch das Gehirn, denn es ist unwahrscheinlich, dass die Erwachsene beim Identifizieren von Weitem immer genau die Kindanteile herausfindet, die vom realen Kind damals abgespalten wurden. Zum Glück ist unsere Psyche sehr flexibel und die Verhältnisse »rücken sich« mithilfe der großenteils unbewussten Selbstheilungskraft so »zurecht«, wie es am jeweils günstigsten ist.

> *Frau W. brachte einige Kinder aus Missbrauchsszenen in ein Haus am Meer. Sie hatten teilweise zunächst das Bedürfnis nach abgedunkelten Räumen, in denen sie sich erholen konnten. Später wurde beschlossen, alle Missbrauchskinder zwecks positiver Gegenerfahrung in ein wunderschönes Schloss mit traumhaften Kinderzimmern zu bringen. Sie spielten, manchmal zusammen, im Innenhof und Garten des Schlosses. Dort gab es auch einen Heilgarten für Neuankömmlinge und unterirdische Bereiche, um Wut auszutoben. Noch später wurde das gesamte Schloss direkt an den Meeresstrand gerückt, damit die Kinder im Sand und im sehr flachen Wasser spielen konnten.*

Damit die geretteten Innenkinder in ihren idealen Verhältnissen bleiben können, wird die Aufteilung in sicheren Kinderort und sicheren Erwachsenenort dauerhaft beibehalten. Der sichere Kinderort wird in den meisten Fällen immer seltener gebraucht. Manchmal gibt es auch längere Phasen von Nur-Stabilisierung und dann wieder Traumaintegration durch Rettungsaktionen. Nach und nach rückt der Kinderort in den Hintergrund, weil es für die Erwachsene zunehmend interessanter wird, ihre neu entwickelten Potenziale in ihrem äußeren Erwachsenendasein auszuleben.

Es kommt gelegentlich vor, dass ein Kind nach der Rettung ein anderes Geschlecht hat als die/der Erwachsene. Es ist dann meist in einem Alter, in dem die Wahrnehmung der Geschlechtsunterschiede noch nicht gefestigt ist.

Eine Klientin, Frau W., bei der nach der Rettung aus einem vierjährigen »Angstkind« ein Junge geworden war, stellte nach innen die Frage: »Warum?«, und bekam das Bild der Mutter ihres damaligen besten Freundes, die zu ihrem Sohn sagte: »Ein Junge hat keine Angst«, was die Klientin als Kind offenbar nicht als manipulative Suggestion auffasste, sondern als beneidenswerte Tatsache.

Jedes in Sicherheit gebrachte Kind ist für immer »erlöst«, wie Frau M. sagte, und die mit ihm verbundenen Symptome treten nicht mehr auf. Wenn in den Tagen nach einer Rettung innere Probleme oder Symptome auftauchen, ist es mit Sicherheit ein nächstes Kind (evtl. mehrere), das sich meldet, weil es auch gerettet werden möchte. Es sollte genau identifiziert werden und ein Rettungsversprechen bekommen, dieses jedoch nie zeitlich festgelegt (man weiß nie, was kommt), sondern immer mit der Formulierung »sobald es möglich ist«.

Manche Betroffenen, die keine ganz deutlichen oder detaillierten Erinnerungen hatten, wollen nach der Rettung der beteiligten Traumakinder die Szenen genauer wissen. Einerseits wollen sie wissen, was genau geschehen ist, um das eigene Leiden besser würdigen zu können, andererseits möchten sie in der Therapeutin dafür eine Zeugin haben. *Nach* den Rettungen ist das Ansehen des Traumafilmes weit weniger belastend und es besteht im Allgemeinen keine Retraumatisierungsgefahr mehr. Jedoch ist noch Vorsicht geboten, denn es kommt nicht ganz selten vor, dass dabei doch noch Traumata auftauchen, die völlig von der Erinnerung abgespalten waren.

4.8 Probleme und Fragen

Bei Anwendung der Methode (und unter Beachtung der Voraussetzungen dafür) treten erstaunlich wenige Probleme auf; am häufigsten noch – wie wohl bei allen Traumatherapiemethoden für Komplextraumatisierung – solche der verträglichen Dosierung. Hier gibt es zwei Fälle von Überforderungsgefahr.

Im ersten Fall »zeigt« sich direkt nach der Rettung eines Innenkindes ein nächstes, das offensichtlich auch gerettet werden möchte und auch soll – wunderbar, dass es sich gleich zeigt. Allerdings ist das für die Erwachsene etwas anstrengend, weil es sich natürlich meist mit seinem Leiden zeigt (wie sonst sollte es erkannt werden), das die Erwachsene zunächst als eigenes Leid empfindet, bis sie, u. U. erst mithilfe der Therapeutin, erkennt, dass es sich dabei um ein nächstes *Kind* handeln muss. Da im Allgemeinen nicht in jeder Sitzung ein Kind gerettet werden sollte, muss es sich etwas gedulden, bis die Erwachsene genügend auf die nächste Rettung vorbereitet ist. Wenn es jedoch spürt, dass es gesehen wurde, am besten, indem es ein Rettungsversprechen bekommt, macht es meist keine weiteren Probleme, sondern beruhigt sich wieder. Bei emotionalen Problemen, die sich als »nicht lösbar« anfühlen, ist grundsätzlich davon auszugehen, dass es sich um ein inneres Kind handelt, denn die Erwachsene *kann* mit ihren realen Problemen umgehen.

Der zweite Fall ist etwas schwieriger: Wenn traumatisierte Anteile zeitlich und/oder inhaltlich sehr nah beieinander liegen, wird das zweite Innenkind durch die Rettung des ersten aktiviert und kann Probleme machen, vor allem, wenn es sich um schwere Traumata handelt. Wenn dies vorher schon absehbar ist, kann versucht werden, gegenzusteuern, z. B. kann das folgende Vorgehen hilfreich sein:

> *Herr FF. kam mit der Symptomatik einer PTBS zur Therapie, nach schwerer Erkrankung und Operation zwei Jahre zuvor. Die Krankheit war erst erkannt worden, als sie lebensgefährlich war und es wurde sofort eine Notoperation durchgeführt. Wir identifizierten zwei verschiedene Anteile, die gerettet werden sollten: die Bestätigung der durch den Arzt vermuteten Diagnose und das Aufwachen aus der Narkose wenige Stunden danach. Ich hatte bei der Vorstellung, diese Anteile separat zu retten, wegen der gegenseitigen Aktivierungsgefahr sofort ein ungutes Gefühl, was ich Herrn FF. mitteilte. Der Klient war froh, dass ich alles ernst nahm. Er selbst neigte früher zum Bagatellisieren und nach der Erkrankung schwankte er häufiger zwischen teilweisem Bagatellisieren und heftiger, verständlicher Angst. Es wurde gemeinsam eine Möglichkeit entwickelt, hier mehr Sicherheit einzubauen, indem die Zeit auf dem Traumafilm »erweitert« wurde: Der innere Beobachter veränderte von seinem Aussichtsplatz aus mittels Fernbedienung den Film. Er nahm jeweils einen Zwischenschnitt zwischen dem Anfang des Films*

und dem ersten Trauma vor, zwischen dem ersten und dem zweiten Trauma und danach. Hier wurden beruhigende Bilder, in diesem Fall ruhiges Meer, eingeschoben, so breit, dass, wenn ein Trauma auf dem Monitor erschien, rechts und links davon nur dieses wunderschöne, sich leicht bewegende Meer zu sehen war. In dieser Form wurde der Film wieder in den Tresor gelegt und in einer nächsten Sitzung der erste Traumatisierte gerettet. Es funktionierte wunderbar, auch in der Folge völlig problemlos.

Ein Fall, der mir nicht begegnete, aber von einer Kollegin berichtet wurde, war, dass ein Kind nach der Vorbereitung und bereits *im* Ablauf der Rettung nicht mitkommen wollte. Dies könnte zweierlei Gründe haben: Entweder es handelte sich nicht um ein dissoziiertes, also traumatisiertes Kind, sondern um ein eher neurotisches, ambivalentes, das neben dem durch einen Erwachsenen verursachten Leiden auch sehr anhänglich war und die Szene nicht wirklich verlassen wollte, sondern die Hoffnung hatte, sie verändern zu können. Solche Innenkinder sind tatsächlich nicht für die Rettungsmethode geeignet, sondern eher für EMDR oder andere Verarbeitungsmethoden, etwa die Ego-State-Therapie. Um gerettet zu werden, muss das Kind (und die Erwachsene) das auch *wollen*. Das ist bei dissoziierten Kindanteilen immer der Fall, denn Dissoziation *ist* Flucht nach innen, und das IKR bietet dasselbe an, nur Erfolg versprechender – ohne »Kosten« und unerwünschte Nebenwirkungen. Eine zweite mögliche Erklärung bei nicht vollziehbarer Rettung ist, dass die positive Dissoziation nicht aufrechterhalten wurde, sodass entweder die Erwachsene mit ihren Zweifeln sich einmischte und die Rettung störte, oder das Kind wieder Angst bekam; denn wenn es in Kontakt mit der Erwachsenen kommt, ist das Versprechen von idealen Verhältnissen schon gebrochen. Die Aufrechterhaltung der positiven Dissoziation zwischen Erwachsener und traumatisiertem Kind *während* der Rettungsaktion ist extrem wichtig.

In meiner Praxis ist das IKR (von inzwischen mehreren hundert Rettungen) zweimal nicht (ganz) gelungen:

Frau A. ließ eine Jugendliche retten, die verzweifelt und vergebens versucht hatte, den Vater davon abzuhalten, eine jüngere Schwester schwer zu schlagen. Diese Jugendliche teilte sich am sicheren

Kinderort nach der Rettung auf – in eine, die das Leben dort genoss und blieb, und eine andere, die zurückkehrte, weil ein innerer Kindanteil von ihr selbst, ca. vierjährig, noch nicht in Sicherheit war (er war bisher nur erahnt), und sie sich für dessen Schutz verantwortlich fühlte. Es war für sie klar, dass erst dieses kleine Kind Rettung brauchte.

Im zweiten Fall lag das Misslingen daran, dass die Rettung verfrüht versucht wurde, als noch nicht alle Vorbedingungen zur äußeren und inneren Sicherheit erfüllt waren.

Gelegentlich tritt der Fall ein, dass eine Klientin das Problem hat, dass in der traumatischen Szene ein Geschwisterkind beteiligt ist, und sie dieses am liebsten mit retten würde. Eine solche Vermischung von realen Personen in der Innenwelt ist nicht möglich. Damit das solidarische Bedürfnis des Kindes dennoch erfüllt wird, habe ich in solchem Fall gute Erfahrungen damit gemacht, dass die Klientin vor der Rettung des eigenen Innenkindes einen Helfer zu seinem Geschwister schickte, der dieses auf bestmögliche Weise unterstützt.

Eine Frage, die bisher nicht von Betroffenen, aber von Traumatherapeutinnen im Workshop zu der Methode gestellt wurde, ist, ob man den Helfern nicht den Auftrag geben sollte, beim Retten des Kindes zuerst die Täter zu »bestrafen«, sie zu verletzen oder zu vernichten? Die Antwort lautet: Nein, auf keinen Fall. Das würde nur eine Verwicklung, Verunsicherung und Verzögerung der Rettungsaktion bedeuten. Es geht hier nicht um Racheimpulse (zu diesen siehe Kap. 3.4.3 und 4.1.2), sondern um das Herstellen von innerer Sicherheit für den betroffenen Kindanteil, um die Dissoziation von Kind und Trauma. Diese würde durch Kampffantasien *während* der Rettungsaktion nur gestört und behindert.

5. Wirkungsweise

Alle bisherigen Traumaverarbeitungsmethoden versuchen auf die eine oder andere Art, die Dissoziation der Klientinnen aufzuheben – und haben es mit entsprechendem Widerstand dagegen zu tun, denn die Dissoziation war (psychisch) lebensrettend. Die »Aufforderung«, sie aufzugeben, macht entsprechende Angst. Das Innere-Kinder-Retten arbeitet *mit* der Dissoziation, nicht gegen sie. Sie perfektioniert sie sogar (positive Dissoziation), z.B. in der modifizierten Beobachtermethode, um abgespaltene Kindanteile aufzuspüren, und nutzt sie vor allem während der Rettung der Innenkinder, bis sie überflüssig wird und von allein wegfällt.

Der zweite wesentliche Unterschied zu Expositionsverfahren ist, dass die Methode nicht mit der schmerzlichen Erinnerung arbeitet, sondern mit konstruktiver Vorstellung (wie bisher schon viele Stabilisierungstechniken z.B. durch Helfer, sicheren Ort etc.). Wie u.a. Luise Reddemann herausfand, ist es für die Klientinnen wie auch für die Therapeutinnen weit günstiger, positive Persönlichkeitsanteile zu erweitern und zu bestärken, als sich mit den Traumatisierungen direkt zu befassen. Bei der Methode des Innere-Kinder-Rettens wird die Imagination jedoch nicht nur zur allgemeinen Stabilisierung eingesetzt, sondern ganz gezielt zur Auflösung von konkreten Traumatisierungen und ihren Folgen. Die Erinnerung an das Trauma ist lediglich kurz, rein rational und nicht in jedem Detail nötig; nicht zum »Durcharbeiten«, sondern nur zum Erkennen, zum Identifizieren des Kindanteils, der damals so überfordert war, dass er abgespalten werden musste. Der alte Schmerz muss *nicht* nochmals durchlebt werden. Schmerz hat lediglich eine Hinweisfunktion auf ein Ungleichgewicht in Körper und/oder Psyche. Sobald dies bewusst und aufgelöst ist, ist der Schmerz überflüssig.

Der dritte wesentliche Unterschied der Methode des IKR zu Expositionsmethoden besteht darin, dass der heutigen Erwachsenen nur indirekt geholfen wird; die eigentliche Hilfe bekommt der traumatisierte Kindanteil, der seit seinem Trauma danach »verlangt« und, weil er die Hilfe nicht bekommen hat, noch heute im Traumaerleben »festhängt«, es permanent (unbewusst) wiederholt.

Das IKR benötigt für seine Wirkung nicht, wie die üblichen Expositionsmethoden, das Wiedererleben der Traumata in sicherer Umgebung (zweifellos wirkungsvoll, aber teilweise retraumatisierend), um alte Gefühle loslassen zu können. Vielmehr bewirkt diese Methode durch die Vorstellung der Rettung *im heutigen Erleben* eine Auflösung der dissoziativen Gefühlsblockade von damals und bringt dadurch das ganzheitliche Erleben wieder in seinen natürlichen Fluss, der seit damals auf verschiedenste Weise gehemmt war. Die Methode bewirkt also sozusagen das Schließen einer seit den Traumatisierungen offen gebliebenen Gestalt, und zwar auf ideale Weise, wie sie bekanntlich nur in der Vorstellung möglich ist.

Dass positive Vorstellungen sich heilsam auswirken, ist seit Langem erwiesen; ob nun Spiegelneuronen dafür verantwortlich sind und/oder andere neuronale Strukturen, wird sich noch herausstellen. Eine Tatsache ist, dass positive Vorstellung sich praktisch genauso im Gehirn auswirkt wie eine entsprechende reale Handlung.

Trotz inzwischen fundierter Bücher über Dissoziation wissen wir noch immer relativ wenig über diesen Abwehrmechanismus. Meiner Erfahrung nach lassen sich traumatisierte, dissoziierte Kindanteile sehr genau herausfinden. Sobald ein »Kind« erkannt ist, oft in einem konkreten inneren Bild, manchmal auch eher in einem Gedanken oder einem Gefühl, das jedoch konkret mit einem Erlebnis assoziiert ist, spürt die Klientin, dass es *dieses* ist, wonach zunächst hypothetisch gesucht wurde. Oft »zeigt« es sich auch in Gefühlsreaktionen, ist »angerührt«, weil es gefunden wurde (wobei kaum noch zu unterscheiden ist, wer angerührt ist, der Kindanteil oder die Erwachsene; hier beginnt bereits die Aufhebung der Dissoziation). Aus der Möglichkeit der Auffindung einer konkreten, ganzheitlichen Situation schließe ich, dass die Dissoziation (ebenso wie die Wahrnehmung und andere psychische Prozesse) nach Gestaltgesetzmäßigkeiten funktioniert, d. h., es wird eine subjektiv sinnvolle Ganzheit, eine alle Erlebnisqualitäten umfassende Sequenz einer Szene abgespalten, vermutlich der Teil, der als »Einzelerlebnis« gerade noch psychisch verkraftbar ist. Diese ins Unbewusste abgespaltenen »prägnanten Gestalten«, die stets als Hauptakteur das Subjekt, das Kind von damals, beinhalten, können aufgefunden und mittels der Rettungsmethode integriert werden. Dabei handelt es sich also nicht um »anthropomorphisierte Metaphern«, sondern um den subjektiv individuellen Erlebnisanteil von abgespaltenen Szenen, also um im Gehirn abgespeicherte, innere Realitäten, um Erinnerungen (bewusste oder unbewusste). Allerdings wurden sie, soweit wir wissen, wegen der Dissoziation nicht oder nur teilweise im Langzeitgedächtnis abgespeichert, sondern blieben unverarbeitet auf der intuitiven, emotionalen (bei Rechtshändern rechten) Seite des Gehirns. Diese »Erlebnisgestalten«, Szenenausschnitte, Erinnerungen werden von der Betroffenen in der heutigen Erinnerung als »ich selbst als *dieses* damalige Kind« erlebt (abgekürzt: »das innere Kind«), das die jeweilige (traumatische) Szene erlebt hat, und nicht ein allgemeines »inneres Kind«, das es tatsächlich so nicht geben kann. Die Erinnerung kann, bei teilweiser (Gefühls-)Dissoziation, spontan vorhanden sein oder, bei kompletter Dissoziation, mit verschiedenen Mitteln (s. Kap. 4.2) wiedergewonnen werden.

Die Abspeicherung im Gehirn erfolgt in neuronalen Netzwerken, die bei ähnlichen Wiederholungen assoziativ angereichert werden. Dadurch ist es möglich, viele spätere, genügend ähnliche Szenen mit zu integrieren, wenn die im Kern (oder nahe dem Kern) gespeicherte Szene erreicht ist.

Die Methode des Innere-Kinder-Rettens sieht auf den ersten Blick sehr einfach – ich möchte fast sagen: simpel – aus, ist jedoch ein sehr komplexes Geschehen mit vielen Wirkfaktoren, teils als Imagination in Kombination mit positiver Dissoziation, teils als Autosuggestionen.

Die erste Suggestion erfolgt bereits durch den Namen der Methode und erreicht mindestens unbewusst tief in uns gespeicherte Bilder oder Botschaften aus der christlichen Tradition, die wir auch ohne direkte christliche Erziehung kulturell aufgenommen haben: Rettung ist möglich, auch wenn es sich noch so aussichtslos anfühlt. Diese Botschaft, von der die Betroffenen realisieren, dass es keine leere Versprechung, sondern Erfahrung ist, wendet die innere Stimmung hin zum Positiven, Hoffnungsvollen, selbst wenn die Erwachsene große Zweifel hat und innere Täterintrojekte sich über die in Aussicht gestellte Möglichkeit lustig machen. Auch in Schwersttraumatisierten gibt es eine Seite, die nie ganz aufgegeben hat und deshalb z. B. weiter Therapie suchte. Diese Seite zeigt sofort Resonanz. Und es wurde in mehreren Untersuchungen nachgewiesen, dass die Erwartungshaltung einen großen Einfluss auf den Heilerfolg in der Therapie hat.

Das jeweils zu rettende »Kind« trägt einen kompletten, ganzheitlichen Szenenabschnitt in sich. Deshalb ist es nicht nötig, jedes Detail der entsprechenden Szene zu erinnern und zu benennen, sondern lediglich das spezifische Element zu erkennen, also den Grund, warum die Szene (oder der Szenenabschnitt) so überfordernd war, dass sie abgespalten werden musste. Aber auch dies ist nicht gefühlsmäßig nötig, es geht lediglich um das Wissen, was dieses spezifische Kind erlebt hat (das »Kind« weiß genau, was es gefühlt hat bzw. heute noch fühlt); es sei denn, die Erwachsene will, wie oben beschrieben, die erinnerte Szene noch nicht wahrhaben. Dann ist eventuell ein wenig Gefühlserinnerung vonnöten, bis sie es glaubt.

In der Rettungsaktion sind mehrere positive Dissoziationen am Werk: Zwei innere sichere Orte werden dissoziiert, ideale Helfer werden dissoziiert, die Erwachsene und das traumatisierte Kind werden zunächst gezielt dissoziiert gehalten und das Kind wird durch Helfer aus der traumatischen Szene herausdissoziiert. Diese letzten beiden Dissoziationen sind die wichtigsten. Die Erwachsene soll – vor allem bei schweren Traumata ist das sehr wichtig – auf keinen Fall mit dem Trauma in Berührung kommen; nicht nur, um nicht retraumatisiert zu werden, was zwar negativ, aber von komplex Traumatisierten zu bewältigen ist, da sie diese Art von Leid gewöhnt sind. Wesentlicher noch ist, dass die Erwachsene den wichtigsten Teil der Aktion nicht stört, nämlich den Prozess der »säuberlichen« Dissoziation vom »ganzen« Kind aus dem traumatischen Geschehen heraus, das völlig hinter ihm bleiben soll. Abgespaltene »Kinder« sind verständlicherweise äußerst misstrauisch und störanfällig. Sich vorzustellen, dass es ideale Helfer gibt (keine Menschen natürlich), und sich einem solchen Helfer anzuvertrauen, macht ihnen keinerlei Mühe, aber wenn die Erwachsene sich mit ihren Ängsten, Zweifeln und anderen Negativitäten einmischt, kann es passieren, dass das Kind nur zum Teil »mitkommt«, sich nochmals aufspaltet und ein Teil wieder dissoziiert und sich zurückzieht. Die Erwachsene muss also den idealen, ausgedachten Helfern vertrauen, was insofern nicht sehr schwer ist, als sie weiß, dass dies keine Fremden sind, sondern sozusagen der »beste Teil« ihrer selbst, Bilder für ihre eigene, konzentrierte und völlig ungetrübte Selbstheilungskraft. Die Helfer sind ideal abgestimmt auf das jeweilige Kind – dies ist eine leicht durchzuführende Autosuggestion (das Attribut »ideal für *dieses* Kind« reicht aus, das Unbewusste führt sie dann problemlos aus). Da die Helfer ideal imaginiert werden, können sie auch ganz leicht und zügig das Kind befreien.

Dies ist der raffinierteste Zug an der ganzen Rettungsaktion, der ihren Erfolg erst möglich macht: Durch Autosuggestion, nämlich den Auftrag an den/die Helfer, das Kind *eigenständig* herauszuholen, ist es möglich, auch schwersttraumatisierte Kindanteile durch diese unbewusst ablaufende, von der Erwachsenen *nicht* verfolgte Aktion in Sicherheit zu bringen, sodass die Erwachsene, die damit völlig überfordert wäre, in keiner Weise beteiligt ist.

Der sichere Kinderort ist ideal abgesichert und enthält bzw. bekommt alles, was den jeweiligen Kindern guttut. Dafür sorgen die Helfer. Der eigentliche und wichtigste Heilungsschritt geschieht jedoch durch das In-Sicherheit-Bringen an sich. Während dieser wichtigsten Dissoziation muss der Erwachsenen durch Ablenkung und Konzentration ihrer Aufmerksamkeit auf andere Dinge geholfen werden, am besten auf das, was sie gerade wahrnimmt, denn der Wahrnehmungsfluss ist absorbierend und unerschöpflich. Auch sie befindet sich an einem sicheren Ort, nämlich dem für die heutige Erwachsene, und muss daher keine Angst vor Kontamination mit traumatischem Material haben. Nach dem praktisch immer erfolgreichen Vollzug der Rettung ist es notwendig, dass die Erwachsene sich wenigstens einmal (evtl. von Weitem) überzeugt hat, dass die Rettung abgeschlossen ist. Die weitere Assimilation des betreffenden Kindanteils kann sie dem Unbewussten überlassen, wenn sie möchte, oder auch weiter beobachten, was das Kind am sicheren Kinderort macht. Dies ist eine eigenartige Mischung aus bewusstem Ausdenken und intuitivem Geschehenlassen, wobei Letzteres deutlich überwiegt. Das ist auch gut so, denn die Selbstheilungskraft (in Form der Helfer) sorgt dafür, dass das gerettete Kind genau das bekommt, was es braucht, worüber die Erwachsene manchmal erstaunt ist, weil sie nicht auf die Idee gekommen wäre, *dass das Kind z. B. gerade am liebsten grünen Wackelpudding möchte.*

Es ist eine ungeheure Entlastung für die Erwachsene, dass sie zu diesen Kindern zwar Kontakt haben kann, aber durch die ideal versorgenden Helfer von der Verantwortung für sie entbunden ist, ohne ein schlechtes Gewissen sich selbst gegenüber haben zu müssen. In seltenen Fällen muss die Erwachsene insofern ein wenig nachhelfen, als noch eine Helferqualität fehlt. Sie spürt dann genau, dass noch etwas nicht ganz in Ordnung ist, weil das Kind sich zwar sicher, aber noch nicht ganz wohl fühlt. Dann muss ein entsprechender Helfer »dazugeholt« werden, oder mehrere, oft z.B. ideale Freunde.

Die »Kinder« bleiben mit ihren Helfern »für immer« an diesem geschützten und ideal schönen Platz. Dies darf nicht verwechselt werden mit erneuter, innerer Abspaltung wie bei der strukturellen Dissoziation. Es ist keine Abspaltung, sondern ein Containment, das schützt und heilt. Es ist für die Erwachsene jederzeit zugänglich und wird (bewusst oder unbewusst) aufrechterhalten, damit den Kindern das Versprechen eingelöst werden kann, dass ihnen nie wieder ein Leid geschieht. Deshalb sollen sie keinen Kontakt zur Außenwelt haben, da das dort bekanntlich nicht zu garantieren ist. Traumatisierte Kinder können nur durch das ideal Gute heilen. Bekämen sie wieder etwas Gemischtes wie die Realität angeboten, »kämen« sie – zu Recht – gar nicht erst mit, sondern blieben lieber in ihrer gewohnten, Sicherheit bietenden Dissoziation. Rettungen von inneren Traumatisierten sind stets eine große Ermutigung für noch aus der Erinnerung Abgespaltene, sich zu zeigen (oft zunächst in Träumen), damit sie auch in Sicherheit gebracht werden können. Mir ist keine andere Traumaverarbeitungsmethode bekannt, die es ermöglicht, völlig abgespaltene Anteile (die nicht nur nicht mehr leben wollten, sondern tatsächlich dauerhaft »gegangen« sind), wieder heranzuholen und zu integrieren.

Die Rettungsaktion ist sozusagen eine psychophysische Gehirnoperation, indem sie eine neuronale Verbindung zwischen einem Kindanteil und einem traumatischen Erlebnis kappt und eine neue Verbindung dieses Kindanteils mit neuronalen Netzwerken mit dem Prinzip »Sicherheit« herstellt: durch den sicheren Kinderort, der vorher als Containment bereitgestellt wurde und der durch das ideale Absichern, das sehr wichtig ist, die Verbindung zu anderen Sicherheitskonzepten bekommen hat. Diese Wirkung ist dauerhaft, da der einmal stattgefundene Vollzug der Rettung nicht rückgängig gemacht wird.

Es gibt (außer dem Erfolg der Symptomauflösung) indirekte Belege dafür, dass durch das Innere-Kinder-Retten im Gehirn tatsächlich eine Veränderung stattfindet. Einige Klientinnen hatten danach leichtes Kopfweh oder Schwindelgefühl, was ich zwar als leichte Überforderungsreaktion ansehe, was aber dennoch belegt, dass im Kopf etwas passiert ist. Viele sind danach müde, was nicht verwundert, denn auch wenn die Aktion sich nicht sehr anstrengend angefühlt hat, ist es doch eine enorme psychische Leistung. Menschen, die in der Selbstwahrnehmung sehr geübt (und/oder begabt) sind, spüren die deutliche Veränderung des Gesamtsystems, die daher rührt, dass ein vorher abgespaltener Anteil, der sich als »psychisch betäubt in angespannter Erstarrung« beschreiben ließe, durch das Sicherheitsempfinden wieder zum Leben erwacht und sich gleichzeitig entspannt.

Durch die Rettungsaktionen löst sich die mit dem jeweiligen Kind verbundene Symptomatik »von allein« auf. Das liegt daran, dass die Symptome (Panik, Flashbacks, Albträume, Intrusionen, Reinszenierungen) keine »unsinnigen«, konditionierten Wiederholungen von Traumatisierungen sind, die es gilt, den Betroffenen wieder »abzugewöhnen«. Vielmehr haben sie einzig und allein den Zweck, die Erwachsene darauf aufmerksam zu machen, dass es in ihr noch (ganz oder gefühlsmäßig) abgespaltene Anteile gibt, die integriert werden sollten, um die Ganzheit der Psyche wiederherzustellen. Sobald diese Anteile integriert sind, haben die Symptome ihren Zweck erfüllt und verschwinden. Das bedeutet umgekehrt: Wenn es noch Symptome gibt, gibt es auch noch Abspaltungen, die aufgefunden und integriert werden sollten.

Die dauerhaft heilsame Wirkung entsteht auch dadurch, dass sich die strukturelle Dissoziation mit den wichtigsten Rettungen aus Traumatisierungen nach und nach auflöst. Denn sie besteht ja aus immer wieder stattgefundenen einzelnen Abspaltungen. Da nicht jede einzelne Traumatisierung aufgelöst werden muss, sondern mit der jeweils ersten alle genügend ähnlichen »mitgeheilt« werden, löst sich mit den Rettungen die Persönlichkeitsspaltung in großen Schritten auf. Zu einem gewissen Teil löst sie sich bereits durch Rettungsversprechen (sobald mindestens eine Rettung vollzogen wurde, damit an das Versprechen geglaubt werden kann), da sich der innere Konflikt dadurch löst. Die Selbstheilungskraft hat schon lange »verstanden«, dass es auch für den ANP (langfristig) viel günstiger ist, wenn die Traumaanteile (der EP) integriert werden können. Und da die Selbstheilungskraft aus der Erfahrung der erfolgreichen Rettungsaktionen »mitbekommt«, dass dies auf ungefährliche (fast unspektakuläre) Weise geschehen kann, sträubt sie sich nicht länger dagegen, nach und nach die traumatisierten Anteile der »anderen Seite« (EP) der strukturellen Dissoziation zuzulassen, hilft aber noch beim Abbremsen, damit nichts zu viel wird.

Frau M. beschrieb den dadurch einsetzenden, tief greifenden Prozess der Persönlichkeitsheilung treffend als »Entgiftung«. Vorher hatte sie, wie die meisten komplex Traumatisierten, alle Lebensbereiche als vom Trauma und dessen Abwehr »verseucht« empfunden.

Eine der beglückendsten Veränderungen durch die Anwendung des IKR ist für die betroffene Erwachsene die allmähliche Wiedergewinnung dessen, was ich im Unterschied zum Selbstvertrauen Selbstgewissheit nennen möchte. Viele Traumatisierte wussten schon lange, dass sie ein großes Potenzial besitzen, aber auf sehr quälende Weise konnten sie sich nie darauf verlassen, dass es ihnen zur Verfügung stehen würde, wenn sie es brauchten und wollten. Immer wieder hatten sie die Erfahrung machen müssen, dass *»gar nichts mehr ging«*, gerade wenn sie es besonders benötigten. Denn äußere Notwendigkeit oder innerer Wunsch erzeugten oft einen solchen Druck, dass das Persönlichkeitssystem völlig blockierte *(»nie wieder müssen«)*. Und die Wut auf sich selbst aus solchen Erlebnissen verfestigte die strukturelle Dissoziation. Dies hat jetzt ein Ende, denn selbst wenn immer noch Blockierungen oder leichte Symptome auftreten – die Betroffene hat jetzt ein Instrument zur systematischen Selbstheilung an der Hand, mit dem sie den inneren, noch leidenden, verletzten Kindern auf sehr einfache und effektive Weise geben kann, was sie schon immer gebraucht hätten: Schutz, Geborgenheit, liebevolle Fürsorge und einfühlsamen Kontakt, der immer bestehen bleibt, auch wenn der Erwachsenen das viel zu viel wäre.

Zusammengefasst hat das Innere-Kinder-Retten folgende Auswirkungen:

- Die Symptome lösen sich von allein auf, nachdem ihre Hinweise aufgenommen wurden und damit ihre Funktion erfüllt ist.
- Die traumatisierten Persönlichkeitsanteile beruhigen sich, weil sie in Sicherheit und ideal versorgt sind.
- Die strukturelle Dissoziation löst sich auf, weil der innere (Schein-)Konflikt überflüssig wird.
- Der innere Fluss der (Selbst-)Wahrnehmung und Bedürfniserfüllung ist wieder ohne disruptive Unterbrechungen durch Traumaassoziationen (Trigger) möglich.
- Die Betroffene gewinnt ihre Selbstgewissheit zurück, ihr Vertrauen in die eigene, ungestörte oder höchstens normalneurotisch eingeschränkte Lebens- und Handlungsfähigkeit.

Anhänge

Anhang 1: Die Einführung des sicheren Ortes

»Ich werde Sie jetzt anleiten, in Ihrer Innenwelt einen sicheren Ort herzustellen. Das wird kein realer Ort sein, denn dann könnte er ja gar nicht völlig sicher sein, sondern ein Ort, den es nur in Ihrer Vorstellung gibt, und den Sie so ideal absichern werden, dass es Ihr ganz persönlicher Ort ist, an dem Sie sich erholen und Kraft schöpfen können.

Machen Sie es sich bequem. Nehmen Sie wahr, wie Sie sitzen, den Stuhl, die Lehne, den Boden unter den Füßen. Sie können die Augen schließen oder einen Punkt suchen, an dem die Augen ausruhen können. Beobachten Sie ein paar Atemzüge lang, wie Ihr Atem ganz von allein ein- und ausströmt. (Hypnotherapeutinnen können hier, wenn die Klientin es möchte, eine spezielle Hypnoseinduktion einfügen.) Spüren Sie, wie Ihr Körper sich weiter entspannt und Sie sich wohler fühlen. Jetzt lassen Sie die Vorstellung von Sicherheit und Geborgenheit in sich aufsteigen und nehmen wahr, wie sich das körperlich anfühlt, wenn Sie sich wohlig geborgen fühlen. Es kann sein, dass das für Sie kein vertrautes Gefühl mehr ist, aber wir alle haben diese Vorstellung in uns, denn mindestens früh im Mutterleib haben wir uns völlig wohl und geborgen gefühlt. Wenn Sie ansatzweise spüren können, wie sich für Sie Sicherheit und Geborgenheit anfühlt, schauen Sie, was für eine Umgebung zu diesem Körpergefühl passt. Wie soll das Licht sein, die Luft? Ist es eher in einem Raum oder im Freien oder soll es beides an Ihrem sicheren Ort geben? Nehmen Sie sich jetzt etwas Zeit, angenehme Bilder kommen zu lassen, von Dingen oder Umgebungen, die Sie an Ihrem Ort haben möchten. Alles, was Ihnen von Ihren Einfällen wirklich gefällt, bauen Sie ein. Was Ihnen nicht eindeutig gefällt, verändern Sie oder nehmen es wieder heraus. An diesem Ort bestimmen *Sie*, wie alles sein soll, so dass es für alle Ihre Sinne angenehm ist. Sie sind darin völlig frei, sich alles so schön wie nur möglich vorzustellen, vielleicht auch Dinge, die es in der physischen Welt nicht gibt oder nicht in dieser Zusammenstellung. Sie können den Ort auch später jederzeit nach Ihren Wünschen verändern. Fürs Erste reicht es, dass jetzt dort alles angenehm für sie ist. Was noch fehlt, können Sie später hinzufügen.

Jetzt geht es darum, den Ort ideal abzusichern, sodass Sie *wirklich* ein Gefühl von Sicherheit bekommen. Es hat wenig Sinn, dies mit technischen Mitteln zu versuchen, denn Ihr zu Recht misstrauischer Verstand könnte sofort Gegenmittel ersinnen. Deshalb schlage ich vor, dass Sie die Absicherung auf zweierlei Weise vornehmen: Eine Grenze fürs Auge, damit Sie wissen, bis wohin Ihr Ort geht. Sie reicht rund um Ihren sicheren Ort herum, sie kann schön sein, vielleicht zu Ihrem Ort passen, vielleicht ein gewisses Gefühl von Schutz schon vermitteln. Und dahinter installieren Sie für Ihren wachen Verstand eine *ideale* Schutzschicht, die alle physikalischen Gesetze übersteigt und so konstruiert ist, dass sie *nur* Sie hindurch lässt. Das kann eine Art magische Schutzschicht sein wie im Märchen oder ein Energieschirm wie im Science-Fiction-Film, vielleicht unsichtbar oder nur ein Schimmern. Denken Sie sich *Ihre* persönliche Schutzschicht aus. Das Wichtigste ist, dass sie *nur* für Sie durchlässig und überall um Ihren sicheren Ort herum ist, auch in der Höhe, wie eine Art riesige Kuppel, die aber natürlich Licht und Luft hindurchlässt. Manche möchten sicherheitshalber diese Schicht auch unterirdisch haben, sodass eine Art riesige Kugel entsteht. Sie sollte so groß sein, dass sie drinnen das Gefühl haben, sich frei bewegen zu können. – Jetzt entscheiden Sie, wie Sie an Ihren sicheren Ort gelangen, ob es eine Art Eingang gibt, der nur Sie hindurch lässt, oder ob Sie sich durch Gedankenkraft in Ihren Ort hinein»beamen« – auch das kann sich verändern, wie es für Sie jeweils am besten ist.

Nun nehmen Sie sich etwas Zeit, um wahrzunehmen, wie sich das anfühlt, wenn Sie *in* Ihrem sicheren Ort sind und spüren können, in völliger Sicherheit zu sein – vielleicht ein Gefühl, das Sie schon lange nicht mehr hatten und an das Sie sich erst allmählich und mit zunehmender Freude wieder gewöhnen können.

Nun haben Sie etwas sehr Wichtiges erreicht: Sie haben sich Ihren eigenen, wirklich sicheren Ort erschaffen, den Sie weiter gestalten und verändern können. Sie können ihn jederzeit aufsuchen, jedoch in der Anfangszeit vielleicht besser nur, wenn Sie sich einigermaßen wohl fühlen. Wenn er so eingeprägt ist, dass er Ihnen vertraut ist und schnell erreichbar, können Sie ihn auch zum Schutz vor negativen Empfindungen, etwa Ängsten, aufsuchen.

Ich danke Ihrem Unbewussten für die angenehmen Bilder, die es Ihnen gesandt hat, vielleicht möchten Sie das auch tun und dann in Ihrer Zeit wieder zurückkehren in den Praxisraum, tief durchatmen, sich ein wenig strecken, Ihre Umgebung wahrnehmen und wieder ganz hier sein.«

Anhang 2: Die Täterintrojektübung

Die im Folgenden beschriebene Täterintrojektübung basiert auf der Drachentöterübung von Reddemann. In einer Übung sollten nicht mehr als ein oder zwei Introjekte bearbeitet werden. Ein Täterintrojekt wird zunächst konkret identifiziert, beispielsweise ein Anteil, der die Klientin in der Selbstfürsorge boykottiert *(»ich weiß, was mir gut tut, kann es aber oft dennoch nicht tun«)*. Im nächsten, sehr wichtigen Schritt werden alle positiven Seiten und Funktionen dieses Introjekts, eine nach der anderen, herausgefiltert und *behalten* (hier z. B. Schutz vor Überforderung durch zu starke Veränderung). Entweder fällt der Klientin spontan ein, wie eine positive Funktion eines Introjekts auf konstruktivere Weise übernommen werden kann (z. B. innere Warnlämpchen bei Überforderung oder eine innere Wächterin, die speziell darauf achtet), oder dem Unbewussten wird der Auftrag gegeben, konstruktivere Wege für diese Funktion zu suchen (Augen schließen, nach innen diesen Auftrag geben).

Wenn von dem bearbeiteten Introjekt alles Positive behalten wurde und nur das rein Destruktive herausdestilliert ist, denkt sich die Klientin für Letzteres eine Form aus. Meist ist dies etwas ziemlich Abstoßendes; ist die spontane Form ästhetisch, deutet dies darauf hin, dass noch Positives darin verborgen ist. Manchmal handelt es sich dabei um allgemeine Züge wie Schönheit, Lebendigkeit oder die Kraft, die in das Introjekt investiert wurde, was alles unbedingt zu behalten ist. Wenn dieses noch entdeckte Positive erkannt und herausgeholt wird, verändert sich auch die Form ins Negative. Es sollte also nicht einfach die Form verändert, sondern zuerst der Hinweis aufgenommen werden, dass sich noch Positives versteckt.

Sobald auch die Form zeigt, dass nichts Bewahrenswertes mehr in dem Introjekt enthalten ist, werden sehr starke Helfer imaginiert, die auf jeden Fall mit dem/den Introjekt(en) fertig werden, sinnvollerweise ideale Helfer mit übernatürlichen Kräften, etwa Zauberer, Engel, Superman o. Ä. Bei *sehr* negativen und angstbesetzten Introjekten sollten zuerst die Helfer ausgedacht werden, dann erst die Form für das Introjekt.

Den Helfern wird sodann von der Klientin der Auftrag gegeben, das Introjekt *unschädlich* zu machen. Es sollte eine sorgfältige Beurteilung stattfinden, ob das Introjekt bereits völlig unschädlich ist. Meist muss es dafür völlig aufgelöst oder in kleinsten Partikeln verteilt werden. Wichtig ist, dass die Klientin – anders als beim Innere-Kinder-Retten – bei dem, was die Helfer tun, zuschaut. Wenn es Probleme gibt, ist entweder noch Positives darin (hier ist ein immer vorhandener, unbewusster Schutz davor am Werk, Wertvolles zu vernichten), oder ein weiteres Introjekt ist schon an der Oberfläche des Bewusstwerdens und »möchte« noch an der Übung teilnehmen, was seltener vorkommt.

An die Stelle des aufgelösten oder umgewandelten Introjektkerns tritt der »Schatz«, den es blockiert hat. Oft taucht er, sobald er angesprochen ist, spontan als Bild auf, manchmal auch als Begriff. Nach dem jeweils anderen sollte die Therapeutin fragen; denkt die Klientin beispielsweise an Lebensfreude, kann eine Sonnenblume als Bild erscheinen. Manche bringen solche Schätze an den sicheren Ort in eine Schatztruhe. Es ist günstig, sich auch einen realen Gegenstand oder ein Bild davon zu besorgen, um die (zurück-)gewonnene Eigenschaft oder Fähigkeit in den Alltag zu verankern.

Wenn eine Sitzung nicht ausreicht, um die Übung zu Ende zu führen, sollten die bereits benannten Täterintrojekte unbedingt in einer vorläufigen Form visualisiert und bis zur Fortführung in einen inneren Tresor gelegt werden. Nach einer gewissen Zeit kann die Übung natürlich mit anderen Introjekten wiederholt werden.

Anhang 3: Die modifizierte Beobachtermethode

Diese Methode dient dem geschützten Auffinden von aus der Erinnerung Abgespaltenem. Sie besteht aus zwei Phasen.

Phase 1: Die Klientin geht an ihren sicheren Ort. Von dort aus schickt sie die Beobachterin in die Praxis, um einen (oder später mehrere) Traumafilm(e) herzustellen, ohne sie anzusehen. In vielen Fällen hat es sich als günstig erwiesen, einen Film zum Trauma A, der sexuellen Traumatisierung, und einen mit Trauma B und C, Verrat und Schuldzuweisung, anzufertigen. Auf beiden Filmen wird es mit großer Wahrscheinlichkeit wichtige Anteile geben, die von der Erinnerung abgespalten sind, häufig das erste Mal eines Traumas.

Die Therapeutin kann zur Klientin, die die Augen am besten schließt, in etwa sagen:

> »Wenn Sie an ihrem sicheren Ort angekommen sind, suchen Sie sich einen gemütlichen Platz, wo Sie eine Weile bleiben und sich wohl fühlen können. Dann schicken Sie ihre innere Beobachterin in die Praxis. Wenn Sie die Augen wieder öffnen, weiß ich, dass Sie jetzt die Beobachterin sind.«

Diese Beobachterin kann begrüßt werden, was die positive Dissoziation bestärkt. Sie entscheidet, welches Medium für den Film verwendet werden soll. Dann stellt sie zunächst nur ein positives oder mindestens neutrales Anfangsbild her, auf jeden Fall eine Erinnerung, die *vor* der ersten betreffenden Traumatisierung liegt – notfalls ein Foto oder ein wahrscheinlich erlebtes Bild –, und ein ebensolches Schlussbild, *nach* dem letzten entsprechenden Trauma. Sie bringt das erste Bild auf den Film, spult ihn, *ohne ihn anzusehen*, im Schnelldurchlauf vor und bringt das Abschlussbild darauf. Der Film wird herausgenommen, mit einem Titel beschriftet, der den Inhalt wiedererkennbar macht, und in einen Tresor gelegt. Auch schon diese Herstellung von Filmen ist etwas anstrengend, daher eher nur einen auf einmal anfertigen lassen.

Phase 2 (in einer neuen Sitzung, eventuell sehr viel später): Die Erwachsene geht an ihren sicheren Ort und schickt die innere Beobachterin in die Praxis, während alle fühlenden Anteile am sicheren Ort bleiben. Es ist für die positive Dissoziation günstig, wenn die Beobachterin sich eine künstliche Rolle gibt (Wissenschaftlerin, Detektivin, Roboter etc.). Auch Name, Aussehen und Alter kann bestimmt werden.

In der Praxis geht die Beobachterin in eine imaginierte Umgebung, von der aus sie den Film betrachten wird, günstig ist eine Position, von der aus sie das Geschehen von oben herab betrachten kann, das bietet ihr einen Überblick und das nötige Sicherheitsgefühl. Dieser Platz wird mit einer idealen Schutzschicht umgeben. Die Beobachterin holt sich ideale Helfer zur Unterstützung, mindestens jemanden, der Kraft gibt, das zu Sehende zu ertragen, und eine Wächterin, die gut auf die Dosierung aufpasst. Sie überlegt, was sie eventuell noch braucht, um sich ideal sicher, wohl und geschützt zu fühlen, häufig einen Helfer, der für das leibliche Wohlergehen Sorge trägt.

Dann wird ein weiterer Ort imaginiert, an dem der Filmausschnitt gezeigt werden soll, der von ihrem Beobachterposten aus gut zu sehen ist. Hier befinden sich die Tresore und zwei Leinwände oder Monitore nebeneinander, für den Traumafilm und für einen Film mit beruhigenden Ressourcenbildern, die die Klientin bestimmt. Um diesen Ort herum wird eine weitere, ideale Schutzschicht gezogen, sodass sich zwischen Beobachterin und Film zwei Schutzschichten befinden, und zwischen diesen noch ein wenig Niemandsland. Hinter der zweiten Schutzschicht wird durch einen ausgedachten Helfer der Film aus dem Tresor geholt und eingelegt. Sobald sie sich gut vorbereitet fühlt, fängt die Beobachterin an, den Film sehr langsam zu bewegen, bis sie zu einem Bild kommt, das mit dem Gesuchten in Zusammenhang steht. Manchmal ist es nur *ein* Bild (oft zunächst von damaligen Traumavorzeichen oder -folgen), manchmal sind es mehrere, je nachdem, wie viel auf einmal zu verkraften ist. Wenn es reicht (manchmal muss das die Therapeutin nach ihrem Eindruck vorschlagen), wird der Film vom helfenden Filmvorführer bis zum nächsten Mal in den Tresor gelegt. Nach Beendigung der Aktion wird allen Helfern und der Beobachterin gedankt, und sie verbindet sich am sicheren Ort wieder mit der Erwachsenen. Dieses Vorgehen wird in späteren Sitzungen so oft wiederholt, bis das Gesuchte aufgeklärt ist. Wichtig dabei ist, dass aufgefundene traumatisierte Kindanteile sofort ein Rettungsversprechen erhalten, das, sobald es möglich ist, eingelöst wird.

Anhang 4: Das Innere-Kinder-Retten (Ablauf)

Voraussetzungen:

- Kein Täterkontakt, auch nicht zu Mittäterinnen,
- einigermaßen stabile äußere und innere Verhältnisse,
- der sichere Ort für die Erwachsene (kein realer Ort, ideal abgesichert),
- der sichere Kinderort (kein realer Ort, ideal abgesichert), für das zu erwartende Kind vorbereitet,
- ideale Helfer, spezifisch für jedes Kind,
- das zu rettende Kind, konkret identifiziert (bei wiederholten, ähnlichen Traumatisierungen möglichst das früheste erinnerbare),
- wenn möglich, mit EMDR vertraut,
- ein günstiger Zeitpunkt.

Die Rettungsaktion:

Das langsame EMDR wird begonnen und die Erwachsene geht an ihren sicheren Ort.

Von dort aus gibt sie dem/den Helfern den Auftrag, das Kind aus seinem Leid herauszuholen (ohne Beschreibung des Leides!), es an seinen Platz am sicheren Kinderort zu bringen, bei ihm zu bleiben, ihm alle Bedürfnisse sofort und ideal zu erfüllen und der Erwachsenen Bescheid zu geben, wenn sie angekommen sind, wofür ein Zeichen vereinbart werden kann (es reicht eine Kurzformel an den Helfer, etwa: »Bring bitte das Kind an den sicheren Kinderort und gib Bescheid, wenn ihr angekommen seid«).

Während der Rettung bleibt die Erwachsene mit konzentrierter Aufmerksamkeit an ihrem sicheren Ort. Die Therapeutin hilft ihr dabei durch ständiges Nachfragen, was sie wahrnimmt oder tut.

Sobald die Botschaft von der Ankunft eintrifft (falls das lange dauert: am *Kinderort* nachsehen), sieht die Erwachsene von Weitem oder Nahem zum Kinderort hin und überzeugt sich davon, dass es dem Kind gut geht, und beobachtet es evtl. längere Zeit.

Danach geht sie, wenn sie möchte, noch einmal an den sicheren Ort der Erwachsenen, um sich etwas zu erholen, dann kommt sie zurück in die Praxis und das EMDR wird beendet.

Auch nach der Rettungsaktion kann gelegentlich hingesehen und sich versichert werden, dass sich das Kind am sicheren Kinderort wohlfühlt. Das ist jedoch nicht notwendig, wenn kein Wunsch danach besteht. Falls Symptome oder Negativgefühle in den Tagen danach auftreten, ist es ein nächstes Kind, das sich meldet. Dieses muss identifiziert und ihm ein Rettungsversprechen gegeben werden.

Literatur

Alman, Brian M. & Lambrou, Peter (2009): Selbsthypnose. Ein Handbuch zur Selbsttherapie. Heidelberg (Carl-Auer Verlag), 1993.

Bass, Ellen & Davis, Laura (2001): Trotz allem. Wege zur Selbstheilung für sexuell missbrauchte Frauen. Berlin (Orlanda Frauenverlag).

Bauer, Joachim (2006): Warum ich fühle, was du fühlst: Intuitive Kommunikation und das Geheimnis der Spiegelneuronen. München (Heyne Verlag).

Beaulieu, Danie (2005): Impact-Techniken für die Psychotherapie. Heidelberg (Carl-Auer Verlag).

Boos, Anne (2005): Kognitive Verhaltenstherapie nach chronischer Traumatisierung. Ein Therapiemanual. Göttingen (Hogrefe Verlag).

CR (2009): Unicef-Report: Kampf gegen sexuelle Gewalt verstärken. Deutsches Ärzteblatt. PP. Heft 7. Juli 2009.

Davis, Laura (2008): Verbündete. Ein Handbuch für Partnerinnen und Partner von Überlebenden sexueller Gewalt. Berlin (Orlanda Frauen-Verlag).

Fischer, Gottfried & Riedesser, Peter (2009): Lehrbuch der Psychotraumatologie. 4. Aufl. Stuttgart (UTB Verlag).

Grand, David (2003): Emotional Healing at Warp Speed. The Power of EMDR. USA (Present Tents).

Grawe, Klaus (2005): Empirisch validierte Wirkfaktoren statt Therapiemethoden. Report Psychologie 7/8, S. 311.

Hartmann, Heinz (1970): Ich-Psychologie und Anpassungsproblem. Stuttgart (Klett-Verlag).

Herman, Judith L. (1994): Die Narben der Gewalt. Traumatische Erfahrungen verstehen und überwinden. Paderborn (Junfermann Verlag).

Hirsch, Mathias (2004): Psychoanalytische Traumatologie – Das Trauma in der Familie. Psychoanalytische Theorie und Therapie schwerer Persönlichkeitsstörungen. Stuttgart (Schattauer Verlag).

Holzinger, Brigitte (2007): Anleitung zum Träumen. Träume kreativ nutzen. Stuttgart (Klett-Cotta Verlag).

Huber, Michaela (1995): Multiple Persönlichkeiten. Überlebende extremer Gewalt. Ein Handbuch. Frankfurt am Main (Fischer Verlag).

Huber, Michaela (2003): Trauma und die Folgen. Trauma und Traumabehandlung, Teil 1 & 2. Paderborn (Junfermann Verlag).

Huber, Michaela (2004): Der Innere Garten. Paderborn (Junfermann Verlag).

Kahn, Gabriele (2008): Das Innere-Kinder-Retten. Trauma & Gewalt 1, 48–52.

Lamprecht, Friedhelm (Hg.) (2007): Wohin entwickelt sich die Traumatherapie? Bewährte Ansätze und neue Perspektiven. Stuttgart (Klett-Cotta Verlag).

Levine, Peter A. (2007): Vom Trauma befreien. München (Kösel Verlag).

Levine, Peter A. (2008): Trauma-Heilung. Das Erwachen des Tigers. Essen (Synthesis Verlag).

Maltz, Wendy (1993): Sexual Healing. Reinbek (Rowohlt Verlag)

Parnell, Laurel (2003): EMDR-Therapie mit Erwachsenen. Stuttgart (Pfeiffer bei Klett-Cotta Verlag).

Peichl, Jochen (2007a): Die inneren Trauma-Landschaften. Borderline, Ego-State, Täter-Introjekt. Stuttgart (Schattauer Verlag).

Peichl, Jochen (2007b): Innere Kinder, Täter, Helfer & Co. Ego-State-Therapie des traumatisierten Selbst. Stuttgart (Klett-Cotta Verlag).

Peichl, Jochen (2009): Teilearbeit bei traumaassoziierten Störungen. Trauma & Gewalt 2, 160–169.

Peter, Burkhard (2006): Einführung in die Hypnotherapie. Heidelberg (Carl-Auer Verlag).

Phillips, Maggie & Frederick, Claire (2003): Handbuch der Hypnotherapie bei posttraumatischen und dissoziativen Störungen. Heidelberg (Carl-Auer Verlag).

Reddemann, Luise (2001): Imagination als heilsame Kraft. Stuttgart (Pfeiffer bei Klett-Cotta Verlag).

Reddemann, Luise (2004a): Psychodynamisch Imaginative Traumatherapie. PITT – Das Manual. Stuttgart (Pfeiffer bei Klett-Cotta Verlag).

Reddemann, Luise (2004b): Eine Reise von 1000 Meilen beginnt mit dem ersten Schritt. Seelische Kräfte entwickeln und fördern. Freiburg (Herder Verlag).

Reddemann, Luise (2007): Ego-States und Traumatherapie. Hypnose. Zeitschrift für Hypnose und Hypnotherapie. Ego-Statetherapie. München (MEG-Stiftung).

Reddemann, Luise (2008): Würde – Annäherungen an einen vergessenen Wert in der Psychotherapie. Stuttgart (Klett-Cotta Verlag).

Rothschild, Babette (2004): Der Körper erinnert sich: Die Psychophysiologie des Traumas und der Traumabehandlung. Essen (Synthesis Verlag).

Sachsse, Ulrich (2008): Imaginative Psychotherapie in der traumazentrierten Behandlung. Trauma & Gewalt 1, 64–69.

Sack, Martin (2010): Schonende Traumatherapie: Ressourcenorientierte Behandlung von Traumafolgestörungen. Stuttgart (Schattauer Verlag).

Scaer, Robert (2005): The Trauma Spectrum. Hidden Wounds and Human Resiliency. New York (Norton & Company).

Schubbe, Oliver (Hg.) (2004): Traumatherapie mit EMDR. Ein Handbuch für die Ausbildung. Göttingen (Vandenhoeck & Ruprecht Verlag).

Seidler, Günther H. (2003): Aktuelle Entwicklungen in der Psychotraumatologie: Theorie – Krankheitsbilder – Therapie. Gießen (Psychosozial-Verlag).

Shapiro, Francine (1998): EMDR. Grundlagen und Praxis: Handbuch zur Behandlung traumatisierter Menschen. Paderborn (Junfermann Verlag).

Van der Hart, Onno; Nijenhuis, Ellert R.S. & Steele, Kathy (2008): Das verfolgte Selbst. Strukturelle Dissoziation und die Behandlung chronischer Traumatisierung. Paderborn (Junfermann Verlag).

Vogt, Ralf (2007): Psychotrauma, State, Setting: Pschoanalytisch-handlungsaktives Modell zur Behandlung von Komplex-Traumatisierten. Gießen (Psychosozial-Verlag).

Watkins, John G. & Helen H. (2003): Ego-States. Theorie und Therapie. Ein Handbuch. Heidelberg (Carl-Auer Verlag).

Wirtz, Ursula (1989): Seelenmord. Inzest und Therapie. Zürich (Kreuz Verlag).